Solução de Problemas
# Oncologia

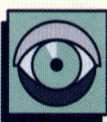
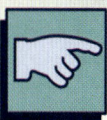

# Solução de Problemas
# Oncologia

**DEARBHAILE O' DONNELL**, MD
Department of Medical Oncology, St James's Hospital, Dublin, Ireland

**MICHAEL LEAHY**, PhD, FRCP
Department of Medical Oncology, Christie Hospital NHS Trust, Manchester, UK

**MARIA MARPLES**, MD
Cancer Research UK Clinical Centre, St James's University Hospital, Leeds, UK

**ANDREW PROTHEROE**, MBBS, MRCP, PhD
Cancer Research UK, Department of Medical Oncology, Churchill Hospital, Oxford, UK

**PETER SELBY**, CBE, MA, MD, FRCP, FRCR, FMedSci
Cancer Research UK Clinical Centre, Leeds Institute of Molecular Medicine, St James's University Hospital, Leeds, UK

Revisão Técnica
**ROBERTO GOMES**
Professor-Adjunto IV e Coordenador da Disciplina de Oncologia da
Universidade Federal do Espírito Santo
Especialização em Cancerologia e Mastologia pelo Hospital A. C. Camargo, SP
Ex-Presidente da Sociedade Brasileira de Cancerologia

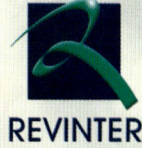
REVINTER

*Solução de Problemas – Oncologia*
Copyright © 2010 by Livraria e Editora Revinter Ltda.

ISBN 978-85-372-0305-7

Todos os direitos reservados.
É expressamente proibida a reprodução
deste livro, no seu todo ou em parte,
por quaisquer meios, sem o consentimento
por escrito da Editora.

**Tradução:**
EDIANEZ CHIMELLO
*Tradutora, SP*

**Revisão Técnica:**
ROBERTO GOMES
*Professor-Adjunto IV e Coordenador da Disciplina de Oncologia da
Universidade Federal do Espírito Santo
Especialização em Cancerologia e Mastologia pelo
Hospital A. C. Camargo, SP
Ex-Presidente da Sociedade Brasileira de Cancerologia*

> **Nota:** A medicina é uma ciência em constante evolução. À medida que novas pesquisas e experiências ampliam os nossos conhecimentos, são necessárias mudanças no tratamento clínico e medicamentoso. Os autores e o editor fizeram verificações junto a fontes que se acredita sejam confiáveis, em seus esforços para proporcionar informações acuradas e, em geral, de acordo com os padrões aceitos no momento da publicação. No entanto, em vista da possibilidade de erro humano ou mudanças nas ciências médicas, nem os autores e o editor nem qualquer outra parte envolvida na preparação ou publicação deste livro garantem que as instruções aqui contidas são, em todos os aspectos, precisas ou completas, e rejeitam toda a responsabilidade por qualquer erro ou omissão ou pelos resultados obtidos com o uso das prescrições aqui expressas. Incentivamos os leitores a confirmar as nossas indicações com outras fontes. Por exemplo e em particular, recomendamos que verifiquem as bulas em cada medicamento que planejam administrar para terem a certeza de que as informações contidas nesta obra são precisas e de que não tenham sido feitas mudanças na dose recomendada ou nas contraindicações à administração. Esta recomendação é de particular importância em conjunto com medicações novas ou usadas com pouca frequência.

Título original:
*Problem Solving in Oncology*
Copyright © by Atlas Medical Publishing Ltd.

Livraria e Editora REVINTER Ltda.
Rua do Matoso, 170 – Tijuca
20270-135 – Rio de Janeiro – RJ
Tel.: (21) 2563-9700 – Fax: (21) 2563-9701
livraria@revinter.com.br – www.revinter.com.br

# Sumário

Agradecimentos ........................................................... viii
Prefácio ..................................................................... ix
Colaboradores ............................................................ x
Abreviaturas .............................................................. xi

SEÇÃO 1   Quimioterapia

**1** Quimioterapia – Avaliação de Resposta .......................... 1
   C Mitchell
**2** Toxicidade da Quimioterapia – Extravasamento de Cisplatina .... 8
   M Krebs
**3** Toxicidade da Quimioterapia – Náusea Tardia ..................... 11
   A Armstrong
**4** Toxicidade da Quimioterapia – Neutropenia Febril ................ 15
   E Dean
**5** Toxicidade da Quimioterapia – Reação à Droga ................... 19
   M Krebs
**6** O Papel dos Fatores de Crescimento em Quimioterapia .......... 23
   E Dean

SEÇÃO 2   Questões Gerais em Oncologia

**7** Tumor Primário Desconhecido – Exame Clínico Completo e Tratamento ... 27
   A Armstrong
**8** Grande Massa Abdominal ............................................ 31
   S Baka
**9** Ascite no Paciente Idoso ............................................. 36
   C Yeoh
**10** Câncer em Adolescentes e em Adultos Jovens – Questões Especiais ... 39
   A Proctor
**11** Compressão da Medula Espinal ..................................... 44
   S Jagdev

SEÇÃO 3   Oncologia Urológica

**12** Tumores Primários de Células Germinativas ..................... 49
   J Adams
**13** Câncer Avançado do Testículo ...................................... 54
   A Protheroe
**14** Câncer da Bexiga ..................................................... 58
   I Karydis
**15** Câncer Avançado da Bexiga ........................................ 63
   I Karydis
**16** Opções de Tratamento em Câncer de Próstata Precoce ......... 67
   J Samol

**17** Opções de Tratamento em Câncer de Próstata Localmente Avançado . . . . . . . . . . 71
   J Samol

**18** Opções de Tratamento em Câncer de Próstata Recidivante . . . . . . . . . . . . . . . . 74
   J Samol

**19** Opções de Tratamento em Câncer de Próstata Refratário à Terapia Hormonal . . . . . 77
   J Samol

**20** Triagem em Câncer de Próstata . . . . . . . . . . . . . . . . . . . . . . . . . . . . . . . 81
   J Samol

**21** Terapia de Ablação Local em Câncer Renal . . . . . . . . . . . . . . . . . . . . . . . . 84
   J Adams

**22** Câncer Peniano . . . . . . . . . . . . . . . . . . . . . . . . . . . . . . . . . . . . . . . 88
   I Karydis

## SEÇÃO 4   Cânceres Gastrointestinais

**23** Câncer Esofágico . . . . . . . . . . . . . . . . . . . . . . . . . . . . . . . . . . . . . . 93
   O Khan

**24** Quimioterapia para Câncer Gástrico . . . . . . . . . . . . . . . . . . . . . . . . . . . . 99
   O Khan

**25** Câncer Pancreático . . . . . . . . . . . . . . . . . . . . . . . . . . . . . . . . . . . . 104
   O Khan

**26** Tratamento do Câncer Colorretal após Cirurgia . . . . . . . . . . . . . . . . . . . . . 110
   M Braun

**27** Quimioterapia para Câncer Colorretal Metastático . . . . . . . . . . . . . . . . . . . 115
   S Goyle

**28** Ressecção Hepática para Câncer Colorretal Metastático . . . . . . . . . . . . . . . . 120
   S Fraser, MA Hilal

## SEÇÃO 5   Melanoma

**29** Tratamento do Melanoma Primário . . . . . . . . . . . . . . . . . . . . . . . . . . . . 127
   S Sim

**30** Melanoma na Gravidez . . . . . . . . . . . . . . . . . . . . . . . . . . . . . . . . . . 132
   S Sim

**31** Tratamento Clínico do Melanoma Metastático . . . . . . . . . . . . . . . . . . . . . 135
   F Al-Terkait

## SEÇÃO 6   Câncer de Pulmão

**32** Câncer de Pulmão – Diagnóstico Inicial e Exame Clínico Minucioso . . . . . . . . . . 139
   E Takeuchi

**33** Tratamento Adjuvante para Câncer de Pulmão de não Pequenas Células Ressecadas  145
   C Siller

**34** Câncer de Pulmão de não Pequenas Células Avançado . . . . . . . . . . . . . . . . 148
   N Rohatgi

**35** Carcinoma de Pequenas Células do Pulmão . . . . . . . . . . . . . . . . . . . . . . 153
   J Naik

SEÇÃO 7   Câncer de Mama e Ginecológico

**36** Indicações para Quimioterapia Adjuvante em Câncer de Mama. . . . . . . . . . . . . . . . 157
   *R O'Cearbhaill*
**37** Tratamento do Câncer de Mama HER-2 Positivo . . . . . . . . . . . . . . . . . . . 163
   *D Power*
**38** Câncer de Mama Avançado em Pacientes Idosas . . . . . . . . . . . . . . . . . . . . . 167
   *S Waters*
**39** Abordagem da Paciente com Câncer de Mama com História
   Familiar Positiva. . . . . . . . . . . . . . . . . . . . . . . . . . . . . . . . . . . . . . . . . . . . .171
   *F Collinson*
**40** Tratamento de Primeira Linha para Câncer de Ovário . . . . . . . . . . . . . . . . . . 176
   *D Power*
**41** Quimioterapia para Câncer de Ovário Recorrente . . . . . . . . . . . . . . . . . . . . 179
   *F Collinson*
**42** Quimiorradioterapia para Câncer do Colo do Útero. . . . . . . . . . . . . . . . . . . . 183
   *R O'Cearbhaill*

SEÇÃO 8   Cânceres Raros

**43** Tumores do Estroma Gastrointestinal – Seleção de Pacientes para
   Tratamento com Imatinibe . . . . . . . . . . . . . . . . . . . . . . . . . . . . . . . . . . . .189
   *M Krebs*
**44** Quimiorradioterapia em Câncer de Cabeça e Pescoço . . . . . . . . . . . . . . . . . . 193
   *A Siva*
**45** Coriocarcinoma . . . . . . . . . . . . . . . . . . . . . . . . . . . . . . . . . . . . . . . . . . .197
   *S Darby*
**46** Tumor das Células de Merkel. . . . . . . . . . . . . . . . . . . . . . . . . . . . . . . . . .201
   *A Young*
**47** Tumores do Cérebro . . . . . . . . . . . . . . . . . . . . . . . . . . . . . . . . . . . . . . .205
   *R Prestwich*
**48** Timoma . . . . . . . . . . . . . . . . . . . . . . . . . . . . . . . . . . . . . . . . . . . . . . .209
   *N Vasudev*
**49** Câncer Adrenocortical – Cuidados Clínicos . . . . . . . . . . . . . . . . . . . . . . . . .213
   *S Baka*

SEÇÃO 9   Questões Psicossociais e Controle de Sintomas

**50** Abordagem aos Aspectos Psicológicos do Tratamento de Câncer . . . . . . . . . . . . 217
   *AM O'Dwyer*
**51** Transmissão de Más Notícias. . . . . . . . . . . . . . . . . . . . . . . . . . . . . . . . . .220
   *U Hofmann*
**52** Questões Sociais Envolvendo Pacientes com Câncer. . . . . . . . . . . . . . . . . . . 225
   *P Wright*
**53** Dor – Abordagem Geral . . . . . . . . . . . . . . . . . . . . . . . . . . . . . . . . . . . .229
   *L Nicholson*
**54** Alívio da Dor – Um Problema Especial . . . . . . . . . . . . . . . . . . . . . . . . . . . 234
   *R Sheils*

Índice Remissivo . . . . . . . . . . . . . . . . . . . . . . . . . . . . . . . . . . . . . . . . . . . .239

# Agradecimentos

Os autores e editores agradecem, sinceramente, o apoio recebido na preparação deste livro. Nicole Goldman conferiu e supervisionou a preparação do texto, além de organizá-lo e formatá-lo. Yvonne Doyle ajudou a Dra. O'Donnell em seu trabalho. A Dra. Fiona Hicks aconselhou nos capítulos sobre cuidados paliativos e a Dra. Louise Hanna no capítulo sobre tumor no cérebro. Por fim, Jane Pennington e a *Clinical Publishing* foram editores pacientes e valiosos, cuja visão para a série de livros *Solução de Problemas* orientou e estimulou a todos nós. Sem esta valiosa ajuda, este texto jamais teria sido escrito.

# Prefácio

Atualmente, a reunião de fatos e dados sobre qualquer aspecto dos cuidados do câncer ou da ciência da oncologia não é difícil. Cinco minutos diante de um teclado podem produzir resumos notáveis sobre qualquer tópico. Alguns textos excelentes, de peso intelectual e físico, são encontrados nas estantes da maioria dos oncologistas. Por que, então, escrever um livro sobre solução de problemas em oncologia? A resposta é a necessidade de sintetizar informações de maneira mais rápida e fácil e que estas sejam relevantes aos problemas encontrados nas atividades clínicas profissionais do dia a dia. Muitas fontes eletrônicas e escritas são excelentes para fornecer informações específicas, mas que não ocorrem no contexto dos casos clínicos da vida real.

*Oncologia – Solução de Problemas* chegou para fornecer as evidências atuais sobre um tópico, reunidas em formato real e clinicamente relevante, tendo por base a anamnese. Este texto foi desenvolvido para atender às necessidades tanto de *trainees* em oncologia quanto de médicos praticantes. Cada capítulo foi desenvolvido por meio de um intercâmbio entre um *trainee* de oncologia e um médico; a extensão dos tópicos abrange a maioria dos, senão todos, aspectos da oncologia. Cada capítulo se refere a um tipo de caso que os profissionais veem diariamente e apresenta evidências recentes sobre o tratamento para cada caso. Os capítulos são individuais e podem ser lidos com rapidez e facilidade, além de serviren tanto para a formação profissional e treinamento quanto para atualizar o leitor. Elaboramos o livro em formato suficientemente pequeno e resumido para ser carregado e manuseado com facilidade, levando em conta que este tipo de leitura pode ser feito no ônibus, no avião, no consultório ou em casa.

A equipe editorial é formada por centros de oncologia líderes no Reino Unido e na Irlanda, que combinam práticas clínicas significativas com *expertise* reconhecida internacionalmente tanto na ciência biomédica quanto na pesquisa focada no paciente. Esperamos que os leitores cheguem à conclusão de que este texto é uma fonte particularmente útil de suporte em seu treinamento e desenvolvimento profissional, em formato agradável e acessível.

*Os Editores*

# Colaboradores

Joss Adams, Oxford
Faisal Al-Terkait, Leeds
Anne Armstrong, Manchester
Sofia Baka, Manchester
Mike Braun, Leeds
Fiona Collinson, Leeds
Sue Darby, Sheffield
Emma Dean, Manchester
Sheila Fraser, Leeds
Sandeep Goyle, Leeds
Mohammad Abu Hilal, Leeds
Uschi Hofmann, Leeds
Satinder Jagdev, Leeds
Ioannis Karydis, Oxford
Omar Khan, Oxford
Matt Krebs, Manchester
Claire Mitchell, Manchester
Jay Naik, Leeds
Lucy Nicholson, Leeds

Roisin O'Cearbhaill, Dublin
Anne Marie O'Dwyer, Dublin
Derek Power, Dublin
Robin Prestwich, Leeds
Andrew Proctor, Leeds
Andrew Protheroe, Oxford
Nitesh Rohatgi, Leeds
Jens Samol, Oxford
Rachel Sheils, Leeds
Catherine Siller, Leeds
Sheryl Sim, Leeds
Asha Siva, Leeds
Elena Takeuchi, Leeds
Nav Vasudev, Leeds
Simon Waters, Leeds
Penny Wright, Leeds
Cheng Yeoh, Leeds
Alison Young, Leeds

# Abreviaturas

| | | | |
|---|---|---|---|
| 5-HIAA | 5-ácido hidroxi-indoleacético | CTZ | Zona de desencadeamento de receptor químico |
| 5-HT₃ | 5-hidroxitriptamina | | |
| AC | Adriamicina e ciclofosfamida | CVC | Cateter venoso central |
| ACC | Carcinoma adrenocortical | DMSO | Dimetilsulfoxida |
| ACIS | Sistema automatizado de investigação celular por imagens | DRE | Exame digital do reto |
| | | DTIC | Dacarbazina |
| ACTH | Hormônio adrenocorticotrópico | EBRT | Radioterapia por feixe externo |
| ADT | Tratamento sem androgênio | ECF | Epirrubicina, cisplatina e 5-fluorouracil |
| AFP | α-fetoproteína | | |
| AJCC | *American Joint Committee on Cancer* | ECG | Eletrocardiograma |
| | | ECOG | *Eastern Cooperative Oncology Group* |
| ALPI | *Adjuvant Lung Cancer Project Italy* | | |
| ANC | Contagem absoluta de neutrófilos | ECX | Epirrubicina, cisplatina e capecitabina |
| ANITA | *Adjuvant Navelbine International Trialists Association* | EDTA | Ácido etilenodiaminotetraacético |
| | | EGFR | Receptor do fator de crescimento epidérmico |
| ASCO | *American Society of Clinical Oncology* | | |
| | | ELND | Dissecção eletiva de linfonodos |
| ASTRO | *American Society for Therapeutic Radiology and Oncology* | EMA/CO | Etoposida, metotrexato, dactinomicina, ciclofosfamida e vincristina |
| AUC | Área sob a curva | | |
| BEP | Belomicina, etoposida e cisplatina | EOF | Epirrubicina, oxaliplatina e 5-fluorouracil |
| BSO | Salpingo-oforectomia bilateral | | |
| CAB | Bloqueio completo de androgênio | EORTC | *European Organization for Research and Treatment of Cancer* |
| CALGB | Câncer e leucemia grupo B | | |
| CAS | Cuidados ativos de suporte | EOX | Epirrubicina, oxaliplatina e capecitabina |
| CBOP | Carboplatina, bleomicina, vincristina e cisplatina | | |
| | | EP/EMA | Etoposida, cisplatina, metotrexato e dactinomicina |
| CBR | Resposta de benefício clínico | | |
| CEA | Antígeno carcinoembriônico | ER | Receptor de estrogênio |
| CF | Cisplatina e 5-fluorouracil | FAC | Fluorouracil, doxorrubicina e ciclofosfamida |
| CGA | Avaliação geriátrica abrangente | | |
| CHOP | Ciclofosfamida, hidroxidaunomicina [doxorrubicina], oncovin [vincristina] e prednisona | FAMTX | 5-Fluorouracil, doxorrubicina e metotrexato |
| | | FEVE | Fração de ejeção ventricular esquerda |
| CHR | Reação de hipersensibilidade à carboplatina | FIGO | *International Federation of Gynecology and Obstetrics* |
| CISCA | Cisplatina, ciclofosfamida e doxorrubicina | FISH | Hibridização *in situ* por fluorescência |
| CK | Citoqueratina | G-CSF | Fator estimulador de colônias de granulócitos |
| CMF | Ciclofosfamida, metotrexato e fluorouracil | | |
| | | GFR | Taxa de filtração glomerular |
| CSA | Ablação criocirúrgica | GIST | Tumor do estroma gastrointestinal |
| CTU | Urografia por TC | GITSG | *Gastrointestinal Tumor Study Group* |

| | | | |
|---|---|---|---|
| GM-CSFs | Fatores estimuladores de colônias de macrófagos e granulócitos | NSE | Enolase específica para neurônios |
| GP | Clínico Geral | NSGCT | Tumor de células germinativas não seminomatoso |
| GTN | Neoplasia gestacional trofoblástica | OGD | Esofagogastroduodenoscopia |
| Hb | Hemoglobina | PA | Nodos para-aórticos |
| hCG | Gonadotrofina coriônica humana | PVC | Procarbazina, lomustina e vincristina |
| hCSF | Fator estimulador de colônias hematopoéticas | PD | Doença progressiva |
| HD | Intensidade de alta dose | PDGFR | Receptor do fator de crescimento derivado de plaquetas |
| HIFU | Ultrassom de alta frequência | | |
| HR | Proporção de risco | PET | Tomografia com emissão de pósitrons |
| IALT | *International Adjuvant Lung Cancer Trial* | PFS | Sobrevida sem progressão da doença |
| ICC | Células intersticiais de Cajal | | |
| IGCCC | *International Germ Cell Consensus Classification* | PSA | Antígeno prostático específico |
| | | PSTT | Tumor trofoblástico do sítio placentário |
| IGCCCG | *International Germ Cell Cancer Collaborative Group* | RCC | Carcinoma de células renais |
| ICE | Ifosfamida, platina, etoposida | RECIST | *Response Evaluation Criteria in Solid Tumours* |
| IL | Interleucina | | |
| IMRT | Terapia de radiação modulada por intensidade | RFA | Ablação por radiofrequência |
| | | rHuEPO | Eritropoetina humana recombinante |
| IRM | Investigação por imagens de ressonância magnética | RPLND | Dissecção de linfonodo retroperitoneal |
| LACE | *Lung Adjuvant Cisplatin Evaluation* | RR | Risco relativo |
| LCR | Liquido cefalorraquidiano | RT | Radioterapia |
| LDH | Lactato desidrogenase | RTOG | *Radiation Therapy Oncology Group* |
| LHRH | Hormônio liberador de hormônio luteinizante | SAGE | Análise em série de expressão de genes |
| MASCC | *Multinational Association of Supportive Care in Cancer* | SLN | Linfonodo sentinela |
| | | SMA | Actina de músculo liso |
| MEA | Metotrexato, etoposida e dactinomicina | SNC | Sistema nervoso central |
| | | SNB | Biópsia de linfonodo sentinela |
| MRC | *Medical Research Council* | SWOG | *Southwest Oncology Group* |
| MSCC | Compressão metastática da medula espinal | TAC | Docetaxel, doxorrubicina e ciclofosfamida |
| MVAC | Metotrexato, vincristina, doxorrubicina e cisplatina | TC | Tomografia computadorizada |
| | | TCC | Carcinoma de células de transição |
| MUGA | Ventriculografia nuclear | TIA | Ataque isquêmico transitório |
| NCCN | *National Comprehensive Cancer Network* | TIP | Paclitaxel, ifosfamida e cisplatina |
| NCIC | *National Cancer Institute of Canada* | TNF | Fator de necrose tumoral |
| | | UFT | Uracil e tegafur |
| NHS | *National Health Service* | UKP | Tumor primário desconhecido |
| NK-1 | Neuroquinina-1 | VEGF | Fator de crescimento endotelial vascular |
| NPC | Carcinoma nasofaríngeo | | |
| NSABP | *National Surgical Adjuvant Breast and Bowel Project* | VIP | Vimblastina, etoposida e cisplatina |
| | | WCC | Contagem de leucócitos |
| NSCLC | Câncer de pulmão de células não pequenas | WLE | Excisão local ampla |

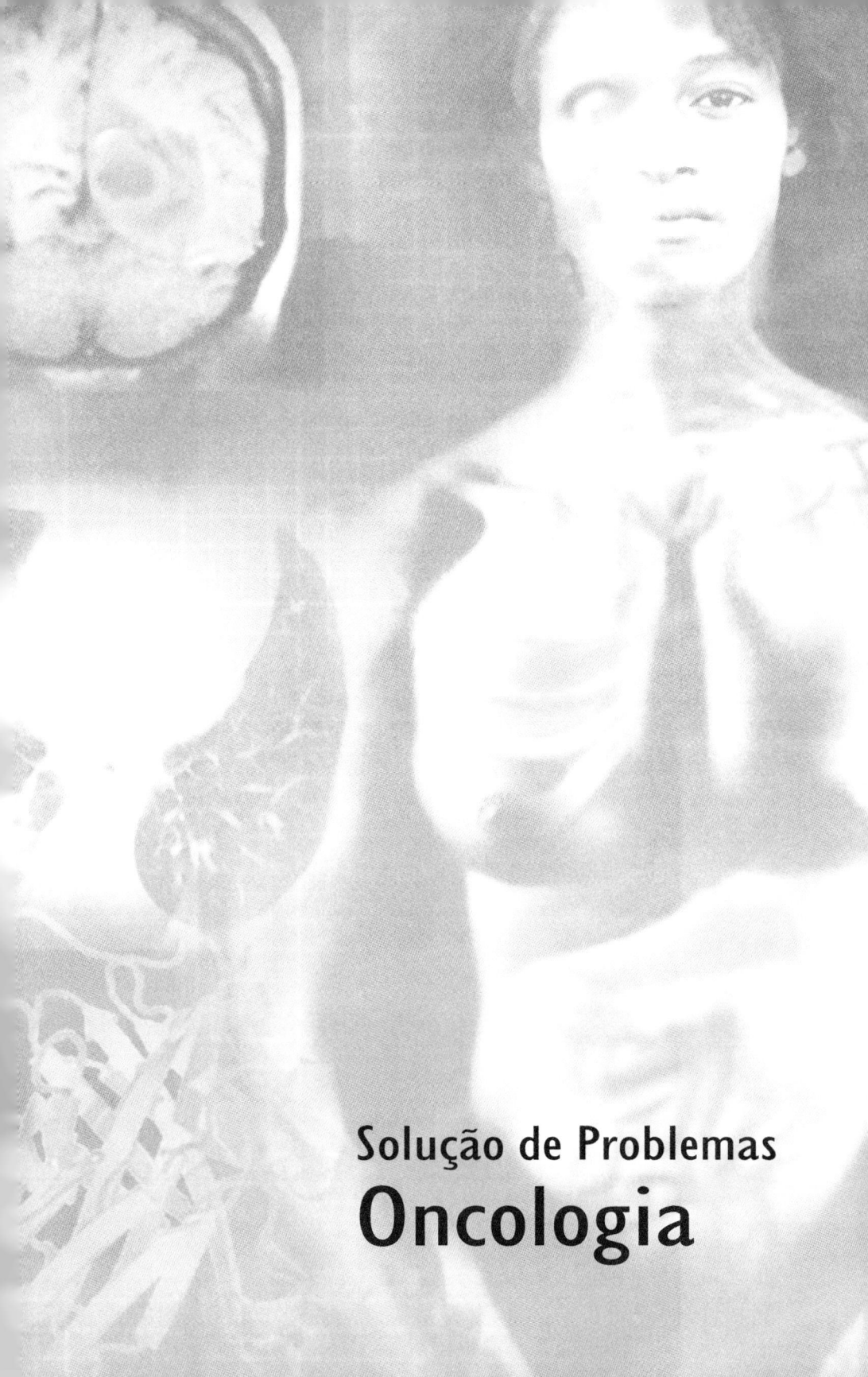

Solução de Problemas
**Oncologia**

# SEÇÃO UM

# Quimioterapia

1. Quimioterapia – Avaliação de Resposta
2. Toxicidade da Quimioterapia – Extravasamento de Cisplatina
3. Toxicidade da Quimioterapia – Náusea Tardia
4. Toxicidade da Quimioterapia – Neutropenia Febril
5. Toxicidade da Quimioterapia – Reação à Droga
6. O Papel dos Fatores de Crescimento em Quimioterapia

## PROBLEMA

## 1 Quimioterapia – Avaliação de Resposta

 **Caso Clínico**

Um paciente completou um curso de quimioterapia e comparece ao consultório com resultados de sua tomografia computadorizada (TC) efetuada após o tratamento. Diz o relatório: No tórax, ambas as metástases observadas anteriormente reduziram de tamanho. A lesão na zona média direita mede agora 4,5 cm × 2,0 cm, em comparação com os 5 cm × 3,5 cm anteriores. O nódulo apical esquerdo, anteriormente medindo 7 mm × 5 mm, não é mais visualizado. Entretanto, no abdome superior, observa-se agora uma lesão de 2 cm no fígado, que não fora detectada na investigação anterior ao tratamento.

**Como você avalia a resposta do paciente à quimioterapia?**
**Como os métodos se aplicam ao paciente?**
**O que dizer ao paciente?**

 **Fundamentos**

### Como você avalia a resposta da paciente à quimioterapia?

Em um paciente com doença metastática, a resposta à quimioterapia pode ser avaliada por meio de várias abordagens que incluem métodos subjetivos e objetivos de avaliação de resposta à doença. Quando um paciente inicia o tratamento, é importante, no começo, determinar como a doença será monitorada, considerando o método de controle (que pode ser uma combinação de métodos), a frequência do monitoramento e a implicação dos resultados para a conduta complementar.

*Avaliação clínica*

Os pacientes que recebem quimioterapia serão submetidos a revisões clínicas regulares antes, durante e após a conclusão dessa terapia. Essas revisões fornecem uma oportunidade de se avaliar clinicamente a resposta do paciente ao tratamento. Pode-se perguntar ao paciente sobre a melhora sintomática que pode ter ocorrido após a conclusão da quimioterapia, por exemplo: dor, anorexia, falta de ar, fadiga. Deve-se considerar sempre que existe a possibilidade de parcialidade tanto nas informações do paciente sobre suas condições quanto na interpretação das informações pelo médico.

Na tentativa de se padronizar a avaliação da resposta clínica, foram desenvolvidos sistemas de escore, inicialmente para uso em estudos clínicos experimentais, mas hoje normalmente usados na prática médica, como, por exemplo, os sistemas de escore usados para avaliar o desempenho de pacientes. As ferramentas mais usadas são: a classificação de Karnofsky e o escore de desempenho da Organização Mundial de Saúde (WHO)/*Eastern Cooperative Oncology Group* (ECOG) (Apêndice 1.1).

Em estudos clínicos, a qualidade de vida dos pacientes também foi avaliada na determinação da resposta ao tratamento. Estudos mostraram que existe, com frequência, uma correlação significativa entre a qualidade de vida informada pelo paciente, a melhora dos sintomas e a regressão objetiva do tumor.[1] A avaliação com os sistemas de escore pode ser um meio valioso de se monitorar a resposta de um paciente. O uso rotineiro na prática clínica pode, algumas vezes, ser difícil, pois, com frequência, o tempo de consulta é limitado, e os pacientes podem encontrar dificuldade em preencher questionários algumas vezes complexos. Os estudos, entretanto, demonstraram que a integração de questionários sobre qualidade de vida na prática rotineira é viável e afeta positivamente não só a comunicação paciente-médico como também o bem-estar funcional e emocional do paciente.[2]

O exame clínico também pode fornecer meios de monitorar a resposta ao tratamento. A medição direta de massas tumorais palpáveis pode ser possível em alguns casos, como nas linfadenopatias. Ao descrever as lesões, deve-se observar o mais precisamente possível: o sítio, o tamanho e a aparência, para reduzir a variabilidade entre os observadores. A fotografia também pode ser um meio útil de monitorar a resposta à doença quando for difícil determinar as dimensões exatas do tumor, ou na presença de lesões múltiplas, como no caso do câncer de mama inflamatório. Essa técnica permite a documentação precisa da doença e fornece uma ferramenta útil para a comparação de lesões antes e após o tratamento.

*Marcadores bioquímicos de tumor*

Os marcadores tumorais são substâncias ou liberadas diretamente por um tumor ou liberadas por tecido normal em resposta à presença de um tumor maligno. Essas substâncias podem ser: antígenos, proteínas, enzimas, hormônios ou outras substâncias moleculares e têm papel variável na prática clínica. Por exemplo, o antígeno prostático específico (PSA) é amplamente usado para monitorar a doença e está sendo investigado como marcador de triagem, enquanto outros marcadores como o antígeno carcinoembrionário (CEA) pode ser usado para detectar a recidiva da doença. A Tabela 1.1 mostra alguns dos marcadores tumorais mais usados, junto com as causas benignas do aumento e suas sensibilidades.

Os marcadores tumorais e suas sensibilidades podem ser usados para avaliar a resposta à quimioterapia. A taxa de queda dos marcadores tumorais pode ser usada para determinar a resposta ao tratamento, por exemplo, no tratamento de tumores de células germinativas. Estudos demonstraram que a normalização da $\alpha$-fetoproteína (AFP) e da $\beta$-gonadotrofina coriônica humana ($\beta$-hCG) em pacientes com tumores de células germinativas corresponde à remissão completa com quimioterapia e sobrevida.[3]

| Tabela 1.1 | Marcadores tumorais usados mais comumente | | |
|---|---|---|---|
| Marcador | Malignidade associada | Condições benignas | Sensibilidade (%) |
| CA27.29 | Mama | Distúrbios da mama, do fígado e dos rins | 33 – estádio inicial 67 – estádio tardio |
| CEA | Colônica | Em fumantes: úlcera péptica, colite ulcerativa, doença de Chron | 25 – estádio inicial 75 – estádio tardio |
| CA19.9 | Pancreática e trato biliar | Pancreatite, cirrose | 80-90 em pâncreas |
| AFP | Tumores hepatocelulares e de células germinativas não seminomatosas | Hepatite viral, cirrose, gravidez | 80 – em tumores hepatocelulares |
| β-hCG | Tumores de células germinativas não seminomatosas | Estados de hipogonadismo, uso de maconha | 20 – estádio inicial 85 – estádio tardio |
| CA125 | Ovariana | Gravidez, ascite, cirrose | 50 – estádio inicial 85 – estádio tardio |
| PSA | Próstata | Prostatite, hipertrofia prostática benigna | 75 – em doença confinada ao órgão |

hCG = Gonadotrofina coriônica humana; AFP = α-fetoproteína; CEA = antígeno carcinoembrionário; PSA = antígeno prostático específico.

No câncer de ovário, estudos mostraram que respostas definidas de CA125 podem ser usadas como meio de avaliar a resposta ao tumor e que esses dados são tão confiáveis quanto uma TC, em série de pacientes sabidamente responsivos ao CA125.[4] A definição de qual alteração numérica no nível de CA125 é classificada como resposta é passível de debate, e várias definições já foram propostas. Um exemplo, já validado, é o de que aumentos em série de 25% em quatro amostras, 50% em três ou níveis persistentemente elevados em até mais de 100 μ/mL se relacionavam com a progressão da doença.[5] Para que isto seja usado na prática clínica, para manter a precisão, é necessário usar um programa de computador, o que nem sempre é viável nas atividades de rotina. Definições mais simples já foram desenvolvidas, como, por exemplo: o dobro confirmado da taxa de CA125 a partir do nadir, prognosticou progressão da doença com sensibilidade de 94% e especificidade de quase 100% em pacientes submetidos à quimioterapia de segunda linha.[6]

Como o debate continua quanto ao papel definido dos marcadores tumorais, na prática esses marcadores são usados com frequência em conjunto com índices clínicos e radiológicos de resposta do tumor. A variação entre centros na medição desses marcadores também pode dificultar sua interpretação, pois essas técnicas ainda não foram totalmente padronizadas.

## Avaliação radiológica

O método mais comum de avaliação de resposta do tumor no cenário clínico é a abordagem radiológica. A comparação entre imagens pré-tratamento, durante ou após o tratamento pode fornecer evidência de resposta à quimioterapia. A modalidade usada depende de qual lesão-alvo do marcador esteja sendo acompanhada para controlar a resposta ao tratamento. Onde possível, são preferíveis as radiografias simples ou a ultrassonografia, pois seu uso reduz a quantidade de radiação ionizante à qual o paciente é exposto; além disso, na maioria dos centros, esses recursos são mais facilmente acessíveis.

As radiografias são simples e rápidas de se obter e podem ser interpretadas por não radiologistas, e as informações obtidas podem ser úteis para determinar a resposta ao tratamento, por exemplo, em lesões do pulmão em câncer de não pequenas células. Entretanto, as informações são sempre limitadas. Novamente, a ultrassonografia também está rapidamente disponível, mas depende do operador, que pode introduzir imprecisão na medição do tumor e dificultar a interpretação das imagens em série. A reprodutibilidade desses métodos não é tão precisa quanto a da TC e da ressonância magnética (RM). Portanto, pode ser necessário executar a avaliação por TC ou, em alguns casos, por RM para avaliar com precisão a resposta da doença.

Em um esforço para padronizar a avaliação da resposta do tumor, tanto nos ensaios clínicos quanto nos demais, foi desenvolvido um conjunto de parâmetros de avaliação de resposta em tumores sólidos – o *Response Evaluation Criteria in Solid Tumors* (RECIST)[7], em 2000, fornecendo critérios unidimensionais para avaliação de tumores. O sistema RECIST substituiu os critérios para resposta de tumor da OMS[8] de 1981, que tinham sido originalmente desenvolvidos principalmente para uso em relação às radiografias e à TC inicialmente e que usava critérios bidimensionais. Os critérios do RECIST também definem o uso de marcadores tumorais e achados clínicos na avaliação da resposta do tumor, embora o foco principal seja a avaliação radiológica de tumores. Esses critérios classificam as lesões em:

- **Lesões mensuráveis** – Lesões que podem ser medidas com precisão em pelo menos uma dimensão, com o diâmetro maior ≥ 20 mm, usando técnicas convencionais, ou ≥ 10 mm pela TC helicoidal.
- **Lesões não mensuráveis** – Todas as outras lesões, incluindo as pequenas (diâmetro maior < 20 mm com as técnicas convencionais ou < 10 mm com a TC helicoidal), ou seja, lesões ósseas, doença leptomeníngea, ascite, efusão pleural/pericárdica, doença inflamatória da mama, linfangite, lesões císticas e também massas abdominais que não são confirmadas.

Após a identificação dessas lesões, define-se o máximo de cinco lesões por órgão ou dez lesões no total como lesões-alvo, calculando-se a seguir a soma dos seus diâmetros mais longos. A resposta ao tratamento é determinada pela avaliação dessas lesões. A Tabela 1.2 mostra as definições de resposta de acordo com os critérios do RECIST para as lesões-alvo, e a Tabela 1.3 mostra as definições para as demais lesões (não alvo).[9] O RECIST é a ferramenta mais comum para avaliação da resposta da doença. Esse sistema fornece definições padronizadas de resposta para os estudos clínicos, embora seu uso na prática clínica rotineira talvez seja menos estruturado.

**Tabela 1.2 Definições de resposta de lesões-alvo**

| | |
|---|---|
| Resposta completa (RC) | Desaparecimento de todas as lesões-alvo |
| Resposta parcial (RP) | Redução de pelo menos 30% na soma dos maiores diâmetros (MD) das lesões-alvo, tendo como referência o MD da soma da linha de base |
| Doença progressiva (DP) | Aumento de pelo menos 20% na soma do MD das lesões-alvo, tendo como referência a menor soma do MD registrada desde o início do tratamento ou do aparecimento de uma ou mais lesões novas |
| Doença estável (DE) | Nem diminuição suficiente para ser classificada como RP e nem aumento suficiente para ser classificada como DP, tendo como referência a menor soma do MD desde o início do tratamento |

### Tabela 1.3 Definições para lesões não alvo

| | |
|---|---|
| Resposta completa | Desaparecimento de todas as lesões não alvo e normalização dos níveis dos marcadores tumorais |
| Resposta incompleta/Doença estável | Persistência de uma ou mais lesões não alvo e/ou manutenção dos níveis dos marcadores tumorais acima dos limites normais |
| Doença progressiva | Aparecimento de uma ou mais lesões novas e/ou progressão evidente das lesões não alvo existentes |

# Discussão

## Como os métodos se aplicam ao paciente?

O caso clínico apresentado é um exemplo da dificuldade de aplicação, na prática clínica de rotina, das ferramentas usadas em estudos clínicos. Existe uma lesão mensurável, a massa pulmonar na zona média direita (a lesão-alvo), e uma lesão não mensurável, o nódulo apical à esquerda (a lesão não alvo), na tomografia computadorizada obtida antes do tratamento. Pelos critérios do RECIST, a tomografia após o tratamento mostra doença estável da lesão-alvo com o diâmetro longitudinal máximo reduzido em 10%. A lesão não alvo regrediu completamente, indicando resposta completa (embora não haja nenhuma informação sobre marcadores tumorais). A presença da nova lesão no fígado, neste caso, não afetaria a melhor resposta total, pois o fígado não tinha sido investigado anteriormente, de modo que existe a possibilidade de que a lesão já estivesse presente antes e não se sabe se ela foi alterada com o tratamento. Para se determinar a melhor resposta total, ambas as respostas são consideradas (Tabela 1.4) e pelos critérios do RECIST o paciente seria declarado como tendo doença estável.

Caso se aplicassem os critérios da OMS, o resultado seria diferente daquele do RECIST. A OMS usa a soma das medições longitudinal e perpendicular das lesões e não especifica o número máximo de lesões a ser incluído na avaliação. Neste exemplo, a avaliação da resposta pela OMS concluiria que o paciente teria atingido resposta parcial. Isso destaca a necessidade de padronização dos critérios de resposta, especialmente quando se comparam medições dos resultados, em estudos clínicos de vários centros.

### Tabela 1.4 Avaliação de resposta com o RECIST

| Lesões-alvo | Lesões não alvo | Novas lesões | Resposta total |
|---|---|---|---|
| RC | RC | Não | RC |
| RP | Resposta incompleta/DE | Não | RP |
| RP | Não DP | Não | RP |
| DE | Não DP | Não | DE |
| DP | Qualquer uma | Sim ou Não | DP |
| Qualquer uma | DP | Sim ou Não | DP |
| Qualquer uma | Qualquer uma | Sim | DP |

RC = Resposta completa; RP = resposta parcial; DP = doença progressiva; DE = doença estável.

O exemplo também ilustra a necessidade de se considerar todos os índices de resposta. Se o paciente sentiu redução dos sintomas neste caso, estaríamos mais inclinados a pensar que ele teve uma resposta parcial ao tratamento.

**O que dizer ao paciente?**

O caso demonstra a dificuldade de se transmitir as informações aos pacientes. É importante tentar informá-los o mais completa e claramente possível sobre sua condição, desde o início. Neste caso, o paciente poderá considerar a nova informação sobre a metástase no fígado como indicação de piora da doença, quando isso pode não ser necessariamente verdade.

Ao discutir os resultados pós-tratamento com os pacientes, o médico deverá dedicar algum tempo para explicar as implicações desses resultados e seu impacto no tratamento futuro, além de responder a quaisquer perguntas que o paciente possa apresentar.

## Conclusão

A avaliação de resposta tumoral é um processo complexo que envolve o uso de várias modalidades. As decisões feitas com base nesses resultados têm implicações diretas para os cuidados ao paciente.

A avaliação de tumores é uma área que continuará a ser cada vez mais complexa. O desenvolvimento de novos agentes-alvo significou que os métodos atuais de avaliação da resposta tumoral parecem ser insensíveis a esses agentes. Isto levou ao desenvolvimento de novos biomarcadores moleculares e radiológicos que visam determinar, com mais precisão, a resposta dos tumores ao tratamento. Estes novos métodos serão, sem dúvida, transferidos para a prática clínica, no futuro.

 **Leituras Complementares**

1. Geels P, Eisenhauer E, Bezjak A, Zee B, Day A. Palliative effect of chemotherapy: objective tumour response is associated with symptom improvement in patients with metastatic breast cancer. *J Clin Oncol* 2000; **18**: 2395-405.
2. Velikova G, Booth L, Smith AB, Brown PM, Lynch P, Brown JM, Selby PJ. Measuring quality of life in routine oncology practice improves communication and patient well-being: a randomized controlled trial. *J Clin Oncol* 2004; **22**: 714-24.
3. Fizazi K, Culine S, Kramar A, Amato RJ, Bouzy J, Chen I, Droz JP, Logothetis CJ. Early predicted time to normalization of tumour markers predicts outcome in poor-prognosis non-seminomatous germ cell tumours. *J Clin Oncol* 2004; **22**: 3868-76.
4. Bridgewater JA, Nelstrop AE, Rustin GJ, Gore ME, McGuire WP, Hoskins WI. Comparison of standard and CAl25 response criteria in patients with epithelial ovarian cancer treated with platinium or paclitaxel. *J Clin Oncol* 1999; **17**: 501-8.
5. Rustin GJ, Nelstrop A, Stilwell J, Lambert HE. Savings obtained by CA-125 measurements during therapy for ovarian carcinoma: The North Thames Ovary Group. *Eur J Cancer* 1992; **28**: 79-82.
6. Rustin GJ, Marples M, Nelstrop AE, Mahmoudi M, Meyer T. Use of CA 125 to define progression of ovarian cancer in patients with persistently elevated levels. *J Clin Oncol* 2001; **19**: 4054-7.

7. Therasse P, Arbuck SG, Eisenhauer EA, Wanders J, Kaplan RS, Rubinstein L, Verweij J, Van Glabbeke M, van Oosterom AT, Christian MC, Gwyther SG. New guidelines to evaluate the response to treatment in solid tumours. *J Nail Cancer Inst* 2000; **92**: 205-16.
8. World Health Organization. *WHO Handbook for Reporting Results of Cancer Treatment*. Offset Publication, Geneva, Switzerland, 1979.
9. National Cancer Institute. Response Evaluation Criteria in Solid Tumors (RECIST) Quick Reference. Cancer Therapy Evaluation Guidelines, National Cancer Institute.

# Apêndice 1.1

| Apêndice 1.1 | Escore de desempenho de Karnofsky |
|---|---|
| 100 | Normal, sem sinais ou sintomas |
| 90 | Sinais ou sintomas menores |
| 80 | Atividades com esforço, presença de sinais e sintomas |
| 70 | Atividades restritas, não trabalha, cuida de si mesmo, vive em casa |
| 60 | Precisa de ajuda |
| 50 | Cuidados médicos e ajuda frequente |
| 40 | Incapacitado |
| 30 | Hospitalizado, longe do óbito |
| 20 | Hospitalizado e com suporte |
| 10 | Moribundo |
| 0 | Morto |

| Apêndice 1.2 | Escores de desempenho OMS/ECOG. DK = escore de desempenho de Karnofsky | |
|---|---|---|
| 0 | Capaz de desempenho normal, atividades sem restrições | DK: 100 |
| 1 | Restrito em atividades fisicamente extenuantes, mas capaz de andar e de executar trabalhos leves | DK: 80, 90 |
| 2 | Capaz de andar e cuidar de si mesmo, mas incapaz de trabalhar; em pé mais de 50% das horas acordado | DK: 60, 70 |
| 3 | Capaz de se cuidar com limitações; confinado ao leito ou à cadeira mais de 50% das horas acordado | DK: 40, 50 |
| 4 | Completamente incapaz; não pode cuidar de si mesmo; totalmente confinado ao leito ou à cadeira | DK: 20, 30 |

# PROBLEMA

# 2 Toxicidade da Quimioterapia – Extravasamento de Cisplatina

## Caso Clínico

Uma paciente, internada e recebendo quimioterapia com cisplatina se queixa de dor no local de injeção do medicamento. Você examina a mão da paciente, mas além de leve sensibilidade no citado local, não consegue identificar qualquer outra anormalidade.

**O que é extravasamento de quimioterápico?**
**O que deve ser feito?**

## Fundamentos

### O que é extravasamento de quimioterápico?

Extravasamento é a perda não intencional de um agente intravenoso, de um vaso para os tecidos vizinhos. Os agentes quimioterápicos podem ser divididos em drogas vesicantes, irritantes e não vesicantes (Tabela 2.1). As drogas vesicantes têm o potencial de causar necrose tecidual intensa e de formar bolhas, podendo ser subdivididas em subtipos que se ligam ao DNA e que não se ligam ao DNA. As drogas irritantes causam reação inflamatória local, mas sem necrose tecidual. A cisplatina é classificada como uma droga irritante, mas em doses elevadas podem ter o potencial vesicante (se > 20 mL de 0,5 mg/mL é extravasado).

O grau de lesão às partes moles está relacionado com a droga específica administrada, com o volume extravasado, com a duração da exposição e com o sítio de extravasamento. Assim, a prevenção tem importância fundamental, e vários fatores precisam ser considerados para reduzir o risco. Estes fatores incluem: evitar o uso de veias muito próximas a nervos e tendões impor-

**Tabela 2.1** Classificação de agentes quimioterápicos de acordo com o potencial vesicante

| Vesicantes (ligação com DNA) | Vesicantes (sem ligação com DNA) | Irritantes | Não vesicantes |
|---|---|---|---|
| Antraciclinas | Alcaloides de vinca | Agentes alquilantes | • 5-Fluorouracil |
| • Doxorrubicina | • Vincristina | • Dacarbazina | • Gencitabina |
| • Epirrubicina | • Vimblastina | • Ifosfamida | • Irinotecan |
| • Daunorrubicina | • Vinorrelbina | • Melfalan | • Metotrexato |
| Antibióticos antitumorais | • Vindesina | • Carmustina | • Citarabina |
| • Mitomicina | Taxanos | Análogos de platina | |
| • Mitoxantrona | • Paclitaxel | • Carboplatina | |
| | • Cisplatina (< 0,5 mg/mL) | | |
| | • Oxaliplatina | | |
| | Antraciclina | | |
| | • Doxorrubicina lipossomal | | |

tantes, como na fossa antecubital, no punho e no dorso da mão; injeção de drogas vesicantes antes de qualquer outro agente; verificações regulares da veia em uso com jatos frequentes de soro fisiológico e confirmação do retorno venoso.[1] Deve-se solicitar aos pacientes que informem o aparecimento de qualquer alteração em sensação, ferroadas ou queimação. Além disso, é importante verificar regularmente se há inchaço ou inflamação. Os fatores que podem impedir a detecção de uma lesão de extravasamento incluem o linfoedema, a neuropatia periférica, a obstrução da veia cava superior e cateteres implantáveis. Os agentes citotóxicos só deverão ser administrados por pessoal especialmente treinado.

 **Discussão**

### O que deve ser feito?

A Figura 2.1 mostra como se deve tratar um caso de extravasamento de quimioterápico. Para todas as lesões suspeitas de extravasamento, o primeiro passo é parar e desconectar a infusão. A seguir, deve-se aspirar o maior volume possível da droga do acesso IV, removendo-se o dispositi-

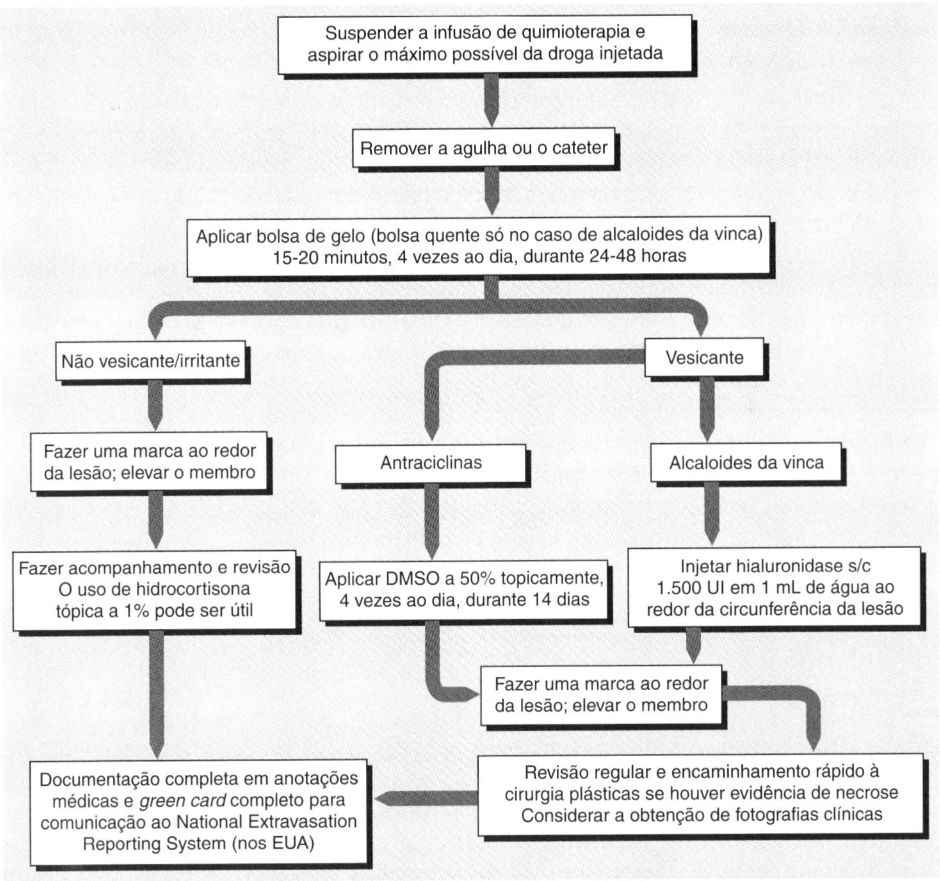

**Fig. 2.1** Algoritmo para tratamento de extravasamento de quimioterápico. Consultar os protocolos de extravasamento que deverão estar presentes em todas as unidades de quimioterapia.
DMSO = Dimetilsulfoxida; s/c = subcutâneo.

vo em seguida. Para drogas irritantes e não vesicantes, deve-se aplicar uma bolsa de gelo imediatamente, por 20 minutos, 4 vezes ao dia, durante 24 horas, para induzir a vasoconstrição e reduzir a absorção local da droga pelos tecidos.[2] A elevação do membro também ajuda. Uma marca deve ser feita ao redor da lesão, e o paciente deverá ser acompanhado nas 24 horas seguintes.

O extravasamento de agentes vesicantes pode causar danos intensos às partes moles por vários dias, semanas ou até meses após a lesão. O tratamento inicial deverá ser aquele delineado na Figura 2.1, mas existem antídotos específicos para doxorrubicina e alcaloides da vinca.

- Doxorrubicina e outras antraciclinas (que se ligam ao DNA): Usar bolsa de gelo sobre a lesão. Aplicar dimetilsulfoxida a 50% (DMSO) topicamente na área afetada, 4 vezes ao dia, durante 14 dias. A DMSO é um potente varredor de radicais livres que penetra rapidamente nos tecidos.[2,3] O local deverá ser observado cuidadosamente, com revisões regulares, sendo recomendado buscar a opinião de um cirurgião plástico o mais rápido possível se houver evidência de progressão ou de ulceração.
- Alcaloides da vinca (que não se ligam ao DNA): Usar bolsa quente (única indicação) para dispersar a droga pelos tecidos, causando o efeito de diluição. Injetar hialuronidase, 1.500 UI em 1 mL de água, ao redor da circunferência marcada da área de extravasamento. Essa enzima fragmenta parte da barreira de fluido intersticial e permite a dispersão do vesicante, aumentando a absorção.[4] Novamente, são necessários a revisão regular e o encaminhamento a um cirurgião plástico, se necessário.

A cisplatina é uma droga irritante, como já mencionado, mas tem potencial para lesão grave de extravasamento. Por ser classificada como irritante, ela não justifica a mesma observação meticulosa exigida para agentes vesicantes. Além disso, a cisplatina é administrada em infusão intravenosa (IV), geralmente durante um período de 2 a 4 horas, ao contrário dos agentes vesicantes, administrados em bolo, IV lentamente. Uma vez que as infusões de cisplatina não precisem de monitoramento cuidadoso, existe potencial de extravasamento significativo da droga para o tecido subcutâneo antes da detecção clínica. Os pacientes também se movimentam, aumentando o risco de deslocamento ou dano à cânula IV periférica. Deve-se dedicar atenção especial a esses problemas e não assumir atitude complacente só por causa da classificação da cisplatina como agente irritante.

O extravasamento de cisplatina de grande porte, não detectado e tratado inadequadamente, pode causar morbidade intensa com lesão de partes moles. Os pacientes deverão observar a infusão e ser incentivados a informar quaisquer anormalidades suspeitas. Se houver extravasamento em mais de 20 mL de uma solução contendo 0,5 mg/mL de cisplatina, uma injeção subcutânea de tiossulfato de sódio ao redor do sítio demonstrou ser benéfica.[4] Para alterações menores causadas pela cisplatina, esse procedimento não é necessário. Deve-se proceder à revisão regular da lesão.

 ## Conclusão

Qualquer extravasamento envolvendo uma linha central, especialmente com agentes vesicantes, deverá ser encaminhado à cirurgia plástica imediatamente. Todas as lesões precisam ser totalmente documentadas nos relatórios médicos e informadas ao *National Extravasation Reporting Scheme* (nos EUA). As evidências para intervenções úteis são escassas em virtude das questões éticas inerentes à condução de estudos clínicos controlados. Entretanto, existem novos agentes sob investigação, principalmente no contexto de modelos animais, que incluem o uso de dexrazoxano, de fatores estimuladores de colônias de macrófagos-granulócitos (GM-CSF) e de oxigênio hiperbárico.[1]

## Leituras Complementares

1. Goolsby TV, Lombardo FA. Extravasation of chemotherapeutic agents: prevention and treatment. *Semin Oncol* 2006; **33**: 139-43.
2. Bertelli G. Prevention and management of extravasation of cytotoxic drugs. *Drug Saf* 1995; **12**: 245-55.
3. Olver IN, Aisner J, Hament A, Buchanan L, Bishop IF, Kaplan RS. A prospective study of topical dimethyl sulfoxide for treating anthracycline extravasation. *J Clin Oncol* 1988; **6**: 1732-5.
4. Dorr RT. Antidotes to vesicant chemotherapy extravasations. *Blood Rev* 1990; **4**: 41-60.

## PROBLEMA

# 3 Toxicidade da Quimioterapia – Náusea Tardia

## Caso Clínico

A mãe de uma paciente telefona para o hospital em busca de ajuda para sua filha, que apresenta náusea e vômitos desde a alta, após ter se submetido à quimioterapia. No dia da alta ela estava bem, mas começou a passar mal no dia seguinte.

**Qual é o diagnóstico diferencial?**

**Como as drogas quimioterápicas e os antieméticos podem ser classificados de maneira útil? Quais são os mecanismos gerais envolvidos na êmese?**

**Como a paciente deve ser avaliada?**

**Se você considerar essa paciente em condições suficientemente não satisfatórias a ponto de exigir internação, quais serão as investigações e o tratamento apropriados?**

## Fundamentos

### Qual é o diagnóstico diferencial?

Nos pacientes submetidos a tratamento para câncer existem muitas causas para náusea e vômitos. Neste caso, a razão mais provável são as drogas quimioterápicas, embora outras causas também devam ser consideradas. Outras drogas, como os opioides, podem causar ou exacerbar a náusea e os vômitos. Causas metabólicas como hipercalcemia, gastrointestinais como obstrução ou estase gástrica e pressão intracraniana elevada em virtude de metástases cerebrais são todas possibilidades em pacientes com câncer. O conhecimento da malignidade subjacente, junto com os resultados de investigações recentes relevantes, ajudará o médico a excluir as causas não quimioterápicas dos sintomas dessa paciente.

## Como as drogas quimioterápicas e os antieméticos podem ser classificados de maneira útil? Quais são os mecanismos gerais envolvidos na êmese?

Náusea e vômitos permanecem como um efeito colateral comum após a administração de quimioterapia em grande número de pacientes, apesar da terapia concomitante com antieméticos. A êmese após a quimioterapia pode ser classificada como: êmese aguda, ou seja, ocorrendo nas primeiras 24 horas após a administração de agentes citotóxicos, e êmese tardia, que ocorre após as primeiras 24 horas. As drogas quimioterápicas podem, por si só, ser classificadas em quatro tipos, de acordo com o grau de êmese que induzem (Tabela 3.1), embora com certa limitação, pois o potencial de uma droga quimioterápica para induzir a êmese só foi determinado para alguns poucos agentes. Uma das drogas mais emetogênicas é a cisplatina, que causa vômitos em mais de 99% dos pacientes tratados, a menos que um antiemético seja administrado concomitantemente. Até o momento, os estudos clínicos demonstram claramente que se um antiemético for eficaz contra a êmese induzida pela cisplatina, ele será pelo menos tão eficaz em relação a outras drogas quimioterápicas.

O conhecimento sobre neurotransmissores e vias envolvidas no processo de náusea e vômitos é muito útil. A êmese é mediada centralmente por dois centros separados. A zona de desencadeamento do quimiorreceptor (ZDQ) está localizada no assoalho do quarto ventrículo. Vias neurais vão desse sítio para o centro do vômito, na medula oblonga, que, por sua vez, envia impulsos por meio das fibras eferentes do nervo vago para o estômago, para induzir o vômito. As vias aferentes carregam impulsos de diferentes áreas do corpo para o centro de vômito. Acredita-se que vários neurotransmissores e seus receptores estejam envolvidos no processo de náusea e vômitos induzido pela quimioterapia. Os receptores da 5-Hidroxitriptamina (5HT$_3$) são importantes nos casos agudos de náusea e vômito, a substância P e a neuroquinina-1 (NK-1) são importantes na êmese tanto aguda quanto tardia e outros neurotransmissores atuam em sintomas tardios.

**Tabela 3.1** Graus de êmese induzida por drogas quimioterápicas

| Risco emético (incidência de êmese sem antieméticos) | Droga |
|---|---|
| Alto (> 90%) | Cisplatina (> 50 mg/m$^2$)<br>Ciclofosfamida (> 1.500 mg/m$^2$)<br>Dacarbazina |
| Moderado (30-90%) | Carboplatina<br>Doxorrubicina<br>Oxaliplatina<br>Irinotecan |
| Baixo (10%-30%) | Paclitaxel<br>Etoposida<br>Docetaxel<br>Fluorouracil<br>Gencitabina |
| Mínimo (< 10%) | Vincristina<br>Vinorrelbina |

Os antieméticos podem ser classificados de acordo com o índice terapêutico observado com cada droga, com o $5HT_3$, os antagonistas, os corticosteroides (dexametasona) e os antagonistas dos receptores de NK-1 (aprepitant) apresentando o mais alto índice terapêutico. Existem muitos antagonistas de $5HT_3$ disponíveis em decorrência dos estudos desenvolvidos até hoje, demonstrando que esses agentes possuem eficácia e toxicidade equivalentes.[1] Em doses biologicamente equivalentes, acredita-se que as preparações orais e intravenosas sejam igualmente efetivas. Os corticosteroides também são antieméticos efetivos para evitar a êmese tanto aguda quanto retardada, e a dexametasona é o esteroide mais amplamente usado. Mais recentemente, foram desenvolvidos agonistas dos receptores da NK-1, com o aprepitant sendo o primeiro agente nessa classe de drogas. Os receptores da NK-1, que representam o sítio de ligação da substância P da taquicinina, são encontrados tanto no centro emético do tronco cerebral quanto no trato gastrointestinal. Os agentes que bloqueiam esse receptor evitam a êmese causada por quase todos os estímulos eméticos experimentais. Um protocolo antiemético deverá estar disponível no centro de câncer, delineando a escolha mais apropriada de antieméticos para cada regime de quimioterapia. A *American Society of Clinical Oncology* (ASCO) também publica diretrizes, e a atualização mais recente data de 2006.[2] Para regimes altamente emetogênicos (incluindo aqueles contendo cisplatina) recomenda-se a combinação tripla de dexametasona, um antagonista de $5HT_3$ e um aprepitant. Estudos clínicos controlados por placebo já demonstraram que com esse regime até 86% dos pacientes não apresentaram episódios de êmese.[3] O aprepitant, entretanto, é menos usado no Reino Unido, com dexametasona, um antagonista de $5HT_3$ e metoclopramida, mais rotineiramente prescrito para regimes altamente emetogênicos. O regime recomendado pela ASCO para quimioterapia moderadamente emetogênica é o de combinação de duas drogas: dexametasona e um antagonista de $5HT_3$, sendo que a dexametasona isolada é recomendada para regimes de baixo risco emético.

 ## Discussão

**Como a paciente deve ser avaliada?**

Ao avaliar a intensidade da náusea e do vômito, é importante dispor de uma história detalhada dos sintomas atuais. Deve-se perguntar sobre a frequência do vômito, quanto a paciente tem conseguido ingerir por via oral e quais os sintomas associados, que podem aumentar o risco de desidratação, como diarreia, junto com comorbidades como diabetes melito. O conhecimento do tratamento antiemético prescrito é importante (como a confirmação da correta utilização do mesmo pela paciente). Os antieméticos orais funcionam melhor se ingeridos com regularidade. Quando o vômito persistir, apesar dos antieméticos orais regulares, deve-se tentar uma via alternativa de administração. A via retal é uma possibilidade, pode ser particularmente útil, além de permitir que a paciente permaneça em casa. Medidas simples como goles regulares de líquidos gelados também podem ser úteis para alguns pacientes. Entretanto, se os sintomas persistirem, pode ser justificável a internação em hospital.

Na admissão, ao hospital, deve-se obter a história completa, e a paciente deverá ser examinada para que seja avaliada a extensão da desidratação e excluir outras causas (Fig. 3.1). A investigação bioquímica ajudará a avaliar possível dano renal e excluir outras causas metabólicas. Pacientes desidratados deverão ser tratados apropriadamente. Antieméticos regulares deverão ser prescritos, considerando-se a via subcutânea, seja por injeções regulares ou através de pequena bomba de infusão. O haloperidol bloqueia os receptores de dopamina na ZDQ e pode ser um antiemético de primeira linha muito útil para êmese induzida por drogas (2,5-5 mg durante 24 horas). A escolha da droga deverá ser revista depois de 24 horas, levando-se em consideração a etiologia dos sintomas em andamento. Um segundo antiemético poderá ser tentado como

## Seção 1 Quimioterapia

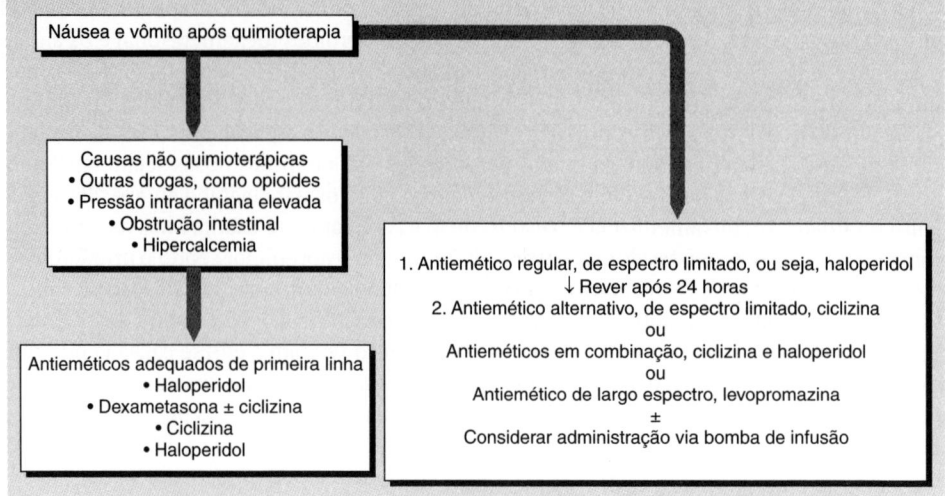

**Fig. 3.1** Tratamento de pacientes exigindo internação para náusea e vômito após a quimioterapia.

agente único, mas essas substâncias possuem modos de ação diferentes, e uma combinação de drogas pode ser útil. A ciclizina, um antiemético anti-histamínico que atua no centro do vômito, pode ser útil em combinação com o haloperidol. A levopromazina, um anti-histamínico de sedação que atua em vários sítios receptores, pode, sozinha, substituir com sucesso uma combinação malsucedida.

### Se você considerar essa paciente em condições suficientemente não satisfatórias a ponto de exigir internação, quais serão as investigações e o tratamento apropriados?

Uma vez controlados os sintomas, deve-se considerar a redução do risco de recorrência de êmese intensa nos ciclos subsequentes da quimioterapia. O aprepitant pode ser substituído, ou administrado em conjunto com um antagonista do 5HT$_3$. Muitos pacientes também são ajudados por uma infusão subcutânea contínua de um antiemético, como a ciclizina, que pode ser administrada ambulatorialmente. Pacientes que sofreram náusea e vômito significativos induzidos pela quimioterapia tem alto risco para recorrência desses episódios. O lorazepam, substância com efeito amnésico e de antiansiedade, quando ingerido na noite anterior e no dia da quimioterapia, pode ser útil na redução desses sintomas.

 ## Conclusão

Uma vez confirmado que os vômitos dessa paciente são devidos à quimioterapia, deve-se instituir a terapia antiemética. Em geral, a terapia oral é a de primeira linha. Se não houver resposta do paciente, será necessária a mudança no regime terapêutico, ou administrando-se uma combinação diferente de drogas e/ou considerando vias alternativas. Em caso de êmese intensa e não responsiva à terapia, pode ser necessária a hospitalização.

## Leituras Complementares

1. del Giglio A, Soares HP, Caparroz C, Castro PC. Granisetron is equivalent to ondansetron for prophylaxis of chemotherapy induced nausea and vomiting. *Cancer* 2000; **89**: 2301-8.
2. American Society of Clinical Oncology; Kris MG, Hesketh PJ, Somerfield MR, Feyer P, Clark-Snow R, Koeller JM, Morrow GR, Chinnery LW, Chesney MJ, Gralla RJ, Grunberg SM. American Society of Clinical Oncology Guideline for Antiemetics in Oncology: Update 2006. *J Clin Oncol* 2006; **24**: 2932-47.
3. Hesketh PJ, Grunberg SM, Gralla RJ, Warr DG, Roila F, de Wit R, Chawla SP, Carides AD, Ianus J, Elmer ME, Evans JK, Beck K, Reines S, Horgan KJ; Aprepitant Protocol 052 Study Group. The oral neurokinin-1 antagonist aprepitant for the prevention of chemotherapy-induced nausea and vomiting: a multinational randomised, double-blind, placebo-controlled trial in patients receiving high-dose cisplatin. *J Clin Oncol* 2003; **21**: 4112-19.

## PROBLEMA

# 4 Toxicidade da Quimioterapia – Neutropenia Febril

## Caso Clínico

Um paciente de 65 anos é internado passando mal após o primeiro ciclo de quimioterapia antineoplásica. O hemograma revela: Hb: 7,8 g/dL; leucócitos: 200/mm$^3$; neutrófilos: 10/mm$^3$; plaquetas: 48.000/mm$^3$. Sinais vitais: temperatura 38,6°C; pulso 120 bpm; pressão arterial 150/84 mmHg. O local de saída do cateter venoso central (CVC) mostra-se inflamado, com descarga purulenta.

**O que é neutropenia febril?**

**Como esse quadro é avaliado?**

**Qual é o tratamento?**

## Fundamentos

**O que é neutropenia febril?**

Define-se neutropenia febril como uma temperatura superior a 38,5°C com contagem absoluta de neutrófilos (CAN) inferior a 500/mm$^3$. Bodey *et al.* descreveram, pela primeira vez, a associação entre CAN e infecção piogênica, além de também ter identificado que a bacteremia por bastonetes Gram-negativos, causada por *Pseudomonas aeruginosa*, está associada à taxa de mortalidade superior a 50% dentro de 48 horas.[1] Apesar das taxas relativamente altas de neutropenia que ocorrem durante regimes de quimioterapia com doses padronizadas, as taxas dessa reação e de mortalidade são na atualidade relativamente baixas para a maioria desses regimes (Tabela 4.1). O tempo médio de início para o primeiro episódio de neutropenia febril é o 12º dia de um ciclo citotóxico.[2] Isso se correlaciona com o nadir da contagem de neutrófilos e com o dano ao epitélio intestinal. As fontes mais comuns de infecção, em ordem decrescente, são: trato gastrointestinal (especialmente o periodonto e a orofaringe), corrente sanguínea, pele (predominantemente por causa de CVC de demora), tratos respiratório inferior e urinário.[3] Nas últimas décadas, tem sido observado um rodízio entre os organismos causadores de bacteremia, desde bastonetes Gram-negativos como *Escherichia coli, Klebsiella pneumoniae* e *P. aeruginosa* até os cocos aeróbios Gram-positivos como *Staphylococcus, Streptococcus* e *Enterococcus*.[4]

| Tabela 4.1 | Incidência de neutropenia febril e outras complicações e mortalidade[5] |
|---|---|
| Leucopenia – OMS grau 4 | 2-28% |
| Neutropenia febril | 10-57% |
| Infecções – OMS graus 3 ou 4 | Até 16% |
| Óbito em neutropenia febril | 0-7% |
| OMS = Organização Mundial de Saúde. | |

 Discussão

### Como esse quadro é avaliado?

O tratamento de pacientes com neutropenia febril inclui a avaliação clínica rápida e meticulosa para identificar o foco clínico da infecção e o patógeno causador, a administração de terapia antibacteriana de largo espectro e uma estratégia para monitorar o paciente quanto a complicações médicas. Dado que os hospedeiros imunocomprometidos raramente formam uma resposta inflamatória adequada à infecção, os sinais e sintomas clássicos da infecção podem ser mínimos ou até ausentes. Em especial, é importante perguntar se o paciente recebeu quaisquer derivados de sangue nas últimas 24 horas e se os calafrios estão associados ao jato de um acesso venoso central. O exame físico deverá incluir a orofaringe, os seios paranasais, a pele, os fundos de saco e o períneo (deixe o exame retal para depois de ter iniciado a terapia com antibióticos). Além disso, quaisquer acessos de demora ou cateteres deverão ser inspecionados quanto a sinais de inflamação, além de se obter a cultura dos exsudatos.

A falta de resposta inflamatória adequada torna alguns testes de laboratório não confiáveis. As investigações iniciais deverão incluir: hemograma completo, coagulograma, ureia e eletrólitos, testes de função hepática, radiografia de tórax e culturas de sangue das veias periféricas e/ou do acesso central. Se houver indicação clínica, deve-se efetuar a cultura de amostras de fezes ou de urina, de secreções respiratórias e de líquido cefalorraquidiano e, biopsia de pele. Testes sorológicos para fungos e vírus também deverão ser feitos. Além disso, a tomografia computadorizada do tórax pode indicar sinais precoces de infecções fúngicas invasivas em pacientes com radiografia de tórax normal.[6]

A avaliação de risco é parte importante da avaliação inicial, permitindo a identificação daqueles pacientes que podem ser submetidos ao tratamento ambulatorial e aqueles com risco de complicações. Dois sistemas de avaliação de risco foram desenvolvidos, um por Talcott et al.[7] e o outro pela Multinational Association of Supportive Care in Cancer (MASCC).[8] Talcott et al. classificaram os pacientes em um de três grupos de alto risco dentro das 24 horas a partir do diagnóstico com sepse neutropênica. Os outros pacientes sem características de alto risco foram colocados em um grupo de controle em separado. As complicações médicas graves ocorreram em 34% dos pacientes com fatores de risco, em comparação com 5% dos demais pacientes. De acordo com o sistema MASCC, é designado um escore aos fatores associados a um resultado melhor (Tabela 4.2). Um escore de índice de risco ≥ 21 identifica pacientes de baixo risco, com < 5% de risco de complicações. Entretanto, o estudo MASCC incluiu uma porcentagem relativamente baixa de pacientes com leucemia aguda ativa, que são, tipicamente, pacientes de alto risco e que não deverão se submeter à terapia ambulatorial.

**Tabela 4.2** Escore de Risco da *Multinational Association of Supportive Care in Cancer*
Índice para identificação de pacientes neutropênicos de baixo risco na apresentação

| Característica | Escore* |
|---|---|
| Extensão da doença[†] | |
| Sem sintomas | 5 |
| Sintomas leves | 5 |
| Sintomas moderados | 3 |
| Sem hipotensão | 5 |
| Sem doença pulmonar obstrutiva crônica | 4 |
| Tumor sólido ou sem infecção fúngica | 4 |
| Sem desidratação | 3 |
| Paciente ambulatorial no início da febre | 3 |
| Idade < 60 anos[‡] | 2 |

*Um escore de índice de risco de ≥ 21 indica que o paciente tem probabilidade de baixo risco de complicações e de morbidade.
[†]Escolher apenas um item.
[‡]Não se aplica a pacientes com idade ≤ 16 anos.

## Qual é o tratamento?

Um estudo marcante de 1971 identificou, pela primeira vez, que o início imediato de terapia antibacteriana combinada, de largo espectro resulta em redução significativa da mortalidade.[9] O tratamento empírico deverá ser iniciado antes que os resultados das culturas estejam disponíveis, e os antibióticos deverão ser administrados em doses terapêuticas máximas, ajustadas apropriadamente em função das condições clínicas, peso e funções renal e hepática. Caso as culturas levem a um patógeno específico, então o regime deverá ser modificado de acordo. Entretanto, o organismo infectante é confirmado microbiologicamente em apenas um terço dos pacientes neutropênicos.

A questão de quais antibióticos deverão ser incluídos na terapia empírica para neutropenia febril permanece controversa. O aparecimento de patógenos resistentes, anteriormente raros, e a resistência crescente dos patógenos comuns aos antibióticos significam a falta de diretrizes universais. Portanto, os médicos deverão consultar suas diretrizes locais.

Pacientes de risco moderado a alto deverão *sempre* ser hospitalizados e receber terapia antibiótica intravenosa. Nos pacientes de baixo risco, os antibióticos orais podem substituir com segurança os antibióticos intravenosos, a critério do médico responsável. A melhor combinação oral estudada até hoje é a de quinolona com amoxicilina/clavulanato. Entretanto, o paciente deverá morar com um adulto responsável e estar próximo ao hospital, com acesso a telefone e transporte. A remoção do CVC só deverá ser feita quando o local de saída estiver infectado ou quando houver infecção associada ao CVC microbiologicamente confirmada.

A neutropenia febril também pode prejudicar os resultados clínicos em virtude da demora substancial na administração da dose ou da interrupção da quimioterapia. Já está bem documentado que os pacientes tratados com doses subsatisfatórias da quimioterapia apresentam sobrevida mais curta, e outras opções deverão ser consideradas antes de se reduzir a intensidade da droga. O uso de fatores de estimulação de colônias hematopoéticas (hCSF) demonstrou permitir a manutenção da intensidade das doses ao mesmo tempo em que reduz a duração da neutropenia e a incidência de sepse neutropênica.[10,11] As diretrizes de 2006 da ASCO recomendam o uso de hCSF quando o risco de neutropenia febril estiver em cerca de 20% e não houver disponível nenhum outro regime igualmente eficaz que não exija o uso desses fatores. O ideal é que essas drogas deveriam ser usadas para pacientes com alto risco de complicações neutropênicas e, por isso, com mais probabilidade de se beneficiarem do tratamento.

## Conclusão

Todos os pacientes tratados com quimioterapia estão em risco de desenvolver complicações neutropênicas. Os pacientes deverão ser instruídos sobre como medir sua temperatura e receber uma lista de sintomas sobre os quais deverão ficar alerta. O atendimento clínico e o monitoramento laboratorial são essenciais durante a quimioterapia. O início imediato da terapia antibiótica empírica é vital, e os médicos são aconselhados a seguir os algoritmos locais de tratamento.

## Leituras Complementares

1. Bodey GP, Jadeja L, Eltin L. Pseudomonas bacteremia: retrospective analysis of 410 episodes. *Arch Intern Med* 1985; **145**: 1621-9.
2. Bow EJ. Management of the febrile neutropenic cancer patient: lessons from 40 years of study. *Clin Microbiol Infect* 2005; **11**(Suppl 5): 24-9.
3. Bow EJ. Infection risk and cancer chemotherapy: the impact of the chemotherapeutic regimen in patients with lymphoma and solid tissue malignancies. *J Antimicrob Chemother* 1998; **41**(Suppl D): 1-5.
4. Zinner SH. Changing epidemiology of infections in patients with neutropenia and cancer: emphasis on gram-positive and resistant bacteria. *Clin Infect Dis* 1999; **29**: 490-4.
5. Greil R, Jost LM. ESMO recommendations for the application of hematopoietic growth factors. *Ann Oncol* 2005; **16**(Suppl 1): i80-i82.
6. Heussel CP, Kauczor HU, Heussel GE, Fischer B, Begrich M, Mildenberger P, Thelen M. Pneumonia in febrile neutropenic patients and in bone marrow and blood stem cell transplant recipients: use of high resolution computed tomography. *J Clin Oncol* 1999; **17**: 796-805.

7. Talcott JA, Siegel RD, Finberg R, Goldman L. Risk assessment in cancer patients with fever and neutropenia: a prospective, two-center validation of a prediction rule. *J Clin Oncol* 1992; **10**: 316-21.
8. Klastersky J, Paesmans M, Rubenstein EB, Boyer M, Elting L, Feld R, Gallagher J, Herrstedt J, Rapoport B, Rolston K, Talcott J. The Multinational Association for Supportive Care in Cancer Risk Index: a multinational scoring system for identifying low-risk febrile neutropenic cancer patients. *J Clin Oncol* 2000; **18**: 3038-51.
9. Schimpff S, Satterlee W, Young VM, Serpick A. Empiric therapy with carbenicillin and gentamicin for febrile patients with cancer and granulocytopenia. *N Engl J Med* 1971; **284**: 1061-6.
10. Crawford J, Ozer H, Stoller R, Johnson D, Lyman G, Tabbara I, Kris M, Grous J, Picozzi V, Rausch G. Reduction by granulocyte colony stimulating factor of fever and neutropenia induced by chemotherapy in patients with small-cell lung cancer. N *Engl J Med* 1991; **325**: 164-70.
11. Trillet-Lenoir V, Green J, Manegold C, Von Pawel J, Gatzemeier U, Lebeau B, Depierre A, Johnson P, Decoster G, Tomita D, Ewen C. Recombinant granulocyte colony stimulating factor reduces the infectious complications of cytotoxic chemotherapy. *Eur J Cancer* 1993; **29A**: 319-24.
12. Smith TJ, Khatcheressian J, Lyman GH, Ozer H, Armitage JO, Balducci L, Bennett CL, Cantor SB, Crawford J, Cross SJ, Demetri G, Desch CE, Pizzo PA, Schiffer CA, Schwartzberg L, Somerfield MR, Somlo G, Wade JC, Wade JL, Winn RJ, Wozniak AJ, Wolff AC. Update of recommendations for the use of white blood cell growth factors: an evidence-clinical practice guideline. *J Clin Oncol* 2006; **24**: 3187-205.

## PROBLEMA

# 5 Toxicidade da Quimioterapia – Reação à Droga

 **Caso Clínico**

Você é chamado à sala de quimioterapia para ver um paciente que está recebendo infusão de carboplatina. A enfermeira está preocupada pois o paciente está manifestando reação à droga.

**O que é reação à carboplatina?**

**Como uma reação à carboplatina deve ser tratada e como você modificará o tratamento futuro do paciente?**

 **Fundamentos**

**O que é reação à carboplatina?**

Cerca de 2% dos pacientes tratados com carboplatina apresentam reação de hipersensibilidade (CHR), mas essa proporção está crescendo à medida que a aplicação desse agente terapêutico se expande. Essas reações ocorrem, tipicamente, após a média de 8 ciclos de carboplatina, sugerindo a necessidade de sensibilização ao agente, e não são comuns nos primeiros ciclos do tratamento.[1] Os sintomas de CHR podem se desenvolver de forma aguda (dentro de 5 a 35 minutos do início da infusão) ou ser retardados por várias horas e até dias após a administração. Acredita-se que a reação aguda seja mediada pela hipersensibilidade da IgE tipo I e a reação tardia pelas reações de hipersensibilidade retardada do tipo IV envolvendo a resposta das células T.[2]

Os sintomas da CHR incluem prurido, urticária, eritema palmar, ansiedade, dispneia, edema facial ou da língua, erupção eritematosa que pode ser intensa, com calafrios, taquicardia, hipotensão, hipertensão, broncospasmo, angina do peito, eritrodermia difusa e potencial parada respiratória, convulsões ou óbito.[2] Os sistemas de escore de hipersensibilidade variam substancialmente entre os estudos, dificultando as comparações. Um sistema padronizado de classificação foi desenvolvido recentemente, levando em conta a correlação entre os sintomas clínicos e a resposta fisiopatológica. Esse sistema se baseia na premissa de que o comprometimento evidente ou do sistema cardiovascular ou do sistema respiratório define uma reação intensa, e foi proposto como um novo padrão tanto para a prática clínica de rotina quanto para estudos clínicos futuros (Tabela 5.1).[3]

### Tabela 5.1 Sistema de classificação para reações generalizadas de hipersensibilidade

| Grau | Definido por |
|---|---|
| 1. Leve (somente pele e tecido subcutâneo) | Eritema generalizado, urticária, edema periorbital ou angioedema |
| 2. Moderada (características sugerindo envolvimento respiratório, cardiovascular ou gastrointestinal) | Dispneia, estridor, chiado, náusea, vômito, tontura (pré-síncope), diaforese, aperto no tórax ou na garganta, ou dor abdominal |
| 3. Grave (hipoxia, hipotensão ou comprometimento neurológico) | Cianose ou $SpO_2 \geq 92\%$ em qualquer estágio, hipotensão (SBP < 90 mmHg em adultos), confusão, colapso, LOC ou incontinência |

Reproduzido com autorização de Brown.[3] SBP = pressão arterial sistólica; LOC = perda de consciência.

 ## Discussão

### Como uma reação à carboplatina deve ser tratada e como você modificará o tratamento futuro do paciente?

O tratamento da CHR é semelhante ao das demais alergias medicamentosas agudas e está delineado na Figura 5.1.

Uma vez desenvolvida a hipersensibilidade em um paciente, é provável que reações similares ocorrerão nas administrações subsequentes. É preciso equilibrar o risco contra o benefício potencial do agente, o que dependerá do roteiro do tratamento e, especificamente, da intenção curativa ou paliativa desse tratamento. As opções incluem evitar a carboplatina em tratamentos futuros, mudando essa droga para um análogo alternativo de platina, reintroduzir a carboplatina com pré-medicação ou tentar um protocolo de dessensibilização.

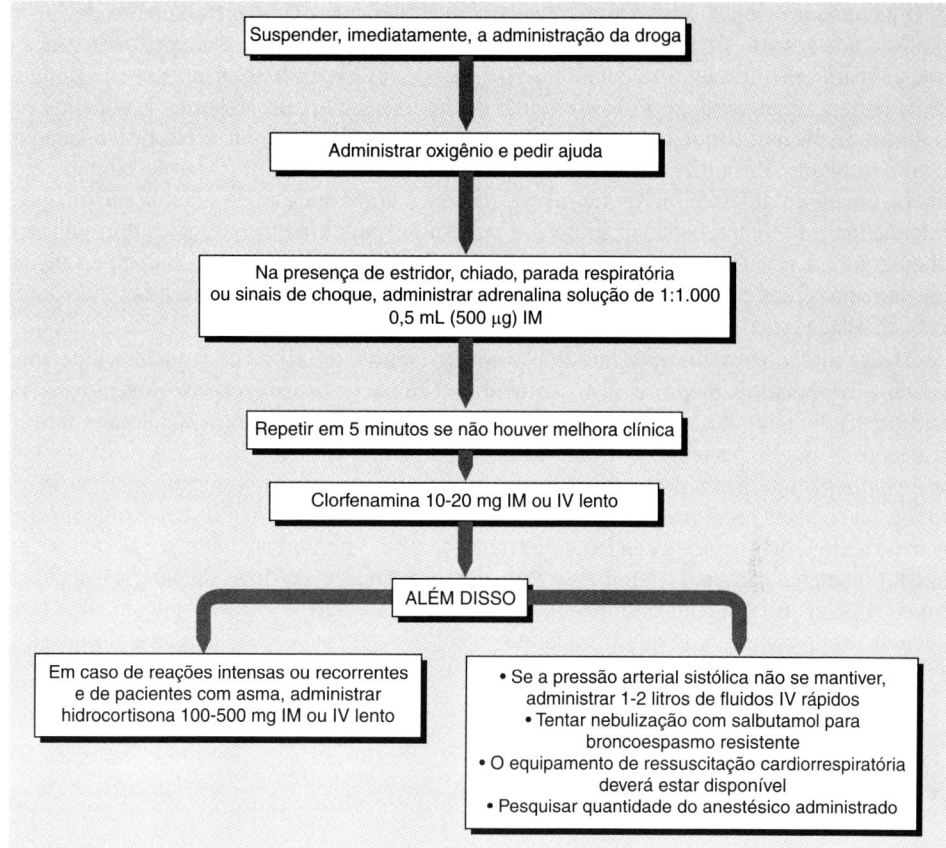

**Fig. 5.1** Algoritmo de tratamento de reações anafiláticas. (Adaptado de Resuscitation Council [UK] Guidelines.[4])

O uso de pré-medicação com dexametasona e anti-histamina já foi investigado em vários estudos de pequeno porte, mas nenhum demonstrou evidência convincente para dar suporte a uma redução significativa em uma nova reação de hipersensibilidade.[1,5] Se esse método for usado e se mostrar ineficaz, a carboplatina deverá ser obrigatoriamente suspensa. A dessensibilização envolve a reintrodução da carboplatina em dose inicial diluída com concentrações progressivamente maiores. Vários grupos já adaptaram protocolos para esse procedimento. Embora os estudos sejam de pequeno porte, existem evidências que suportam a eficácia dessa técnica de reduzir a hipersensibilidade subsequente e permitir a continuação bem-sucedida do tratamento. Na maior coorte de pacientes já formada, Confino-Cohen *et al.*[6] usaram um protocolo de dessensibilização de 6 horas. Inicialmente, 1/1.000 da dose total foi administrado durante 90 minutos, seguido de 1/100 e 1/10 da dose total, administrados durante 90 minutos cada, seguidos do restante da dose durante outros 90 minutos. Dezenove de 20 mulheres (95%) foram dessensibilizadas com sucesso com essa técnica, representando, assim, um protocolo potencialmente aceitável para aqueles pacientes nos quais seja benéfico manter a carboplatina.

Na prática clínica diária pode ser difícil diferenciar uma reação de hipersensibilidade verdadeira de um ataque de ansiedade que pode imitar alguns dos sintomas já mencionados.

O julgamento clínico é fundamental e se houver alguma dúvida, o tratamento deverá ser modificado de acordo. Tranquilizar o paciente tem papel importante no tratamento de todos os casos de reação medicamentosa em potencial e, em certas circunstâncias, apenas isto pode ser suficiente para amenizar os supostos sintomas de hipersensibilidade. Na verdade, em geral esse é o grupo de pacientes que tratamos empiricamente com clorfenamina e hidrocortisona para um bom resultado. Há controvérsias sobre se isso representa uma resposta farmacológica verdadeira ou um efeito de placebo. Naturalmente, o mesmo argumento pode ser aplicado ao uso de clorfenamina e de hidrocortisona como pré-medicação para a administração subsequente da carboplatina e à eficácia dos protocolos de dessensibilização nos pacientes cuja hipersensibilidade não seja verdadeira. O novo sistema padronizado de classificação pode ajudar no esclarecimento do diagnóstico para estudos futuros.

O teste cutâneo intradérmico tem sido proposto como meio eficaz de predizer a hipersensibilidade à carboplatina. Markman et al.[7] estudaram 126 pacientes com câncer ginecológico, nas quais foram administradas uma pequena dose de carboplatina intradérmica 30 minutos antes do tratamento, naquelas pacientes que já tinham recebido anteriormente mais de 6 ciclos acumulados de carboplatina. Essas pacientes demonstraram um valor preditivo negativo de 98,5%. Foi difícil avaliar o valor preditivo positivo, pois a maioria das pacientes com testes cutâneos positivos não recebeu carboplatina adicional. Entretanto, 6 de 7 pacientes com teste positivo e que não continuaram a receber o tratamento apresentaram sinais e sintomas de hipersensibilidade. Embora não seja rotina, com essa maneira de avaliação, podem-se elaborar julgamentos sobre os benefícios da continuação da carboplatina ou sobre a necessidade de dessensibilização logo no início do tratamento, para prevenir reações potencialmente graves.

## Conclusão

Um exame clínico minucioso confirmará se os sintomas são consistentes com relação ao diagnóstico de uma reação de hipersensibilidade à carboplatina. O tratamento deverá ser iniciado mesmo se houver algumas dúvidas. Para tratamento futuro, deve-se considerar uma alternativa à carboplatina, ou então a pré-medicação com esteroides e anti-histaminas, se não houver outras alternativas viáveis.

## Leituras Complementares

1. Markman M, Kennedy A, Webster K, Elson P, Peterson G, Kulp B, Belinson J. Clinical features of hypersensitivity reactions to carboplatin. *J Clin Oncol* 1999; **17**: 1141.
2. Navo M, Kunthur A, Badell ML, Coffer LW 2nd, Markman M, Brown J, Smith JA. Evaluation of the incidence of carboplatin hypersensitivity reactions in cancer patients. *Gynecol Oncol* 2006; **103**: 608-13.
3. Brown SG. Clinical features and severity grading of anaphylaxis. *J Allergy Clin Immunol* 2004; **114**: 371-6.
4. Project Team of the Resuscitation Council (UK). *The Emergency Medical Treatment of Anaphylactic Reactions for First Medical Responders and for Community Nurses*. London: Resuscitation Council, 2002.
5. Polyzos A, Tsavaris N, Kosmas C, Arnaouti T, Kalahanis N, Tsigris C, Giannopoulos A, Karatzas G, Giannikos L, Sfikakis PP. Hypersensitivity reactions to carboplatin administration are common but not always severe: a 10-year experience. *Oncology* 2001; **61**: 129-33.

6. Confino-Cohen R, Fishman A, Altaras M, Goldberg A. Successful carboplatin desensitization in patients with proven carboplatin allergy. *Cancer* 2005; **104**: 640-3.

7. Markman M, Zanotti K, Peterson G, Kulp B, Webster K, Belinson J. Expanded experience with an intradermal skin test to predict for the presence or absence of carboplatin hypersensitivity. *J Clin Oncol* 2003; **21**: 4611-14.

PROBLEMA

# 6 O Papel dos Fatores de Crescimento em Quimioterapia

## Caso Clínico

Uma paciente de 65 anos recupera-se de um episódio de neutropenia sem problemas e é examinada na clínica 1 semana depois. Ela estava recebendo quimioterapia paliativa para câncer de mama metastático e pergunta por que não foi tratada com o fator estimulador de colônias de granulócitos (G-CSF) no primeiro ciclo da quimioterapia, solicitando que esse fator seja incluído no ciclo seguinte.

**Como evitar a neutropenia?**

**Esse fator pode ser usado para terapia mais intensa?**

**Ele ajuda pacientes mais idosos?**

**Ele é útil para a neutropenia já estabelecida?**

## Fundamentos

**Como evitar a neutropenia?**

A neutropenia é a principal toxicidade que limita as doses em pacientes tratadas com quimioterapia mielossupressora. A incidência de reduções das doses quimioterápicas ou os atrasos no tratamento, que podem influir na intensidade total das doses e comprometer os resultados, podem ser reduzidas com o uso pró-ativo de drogas que estimulem o crescimento e o desenvolvimento de neutrófilos na medula óssea, como os fatores estimuladores de colônias de granulócitos (G-CSFs). Para orientar o alvo de cuidados de suporte antes que as complicações possam ocorrer, deve-se conduzir a avaliação de risco antes do primeiro ciclo de tratamento de quimioterapia. Para pacientes que não receberem esse fator no primeiro ciclo, o risco deverá ser reavaliado antes de cada ciclo subsequente, pois a categorização de risco da paciente pode se alterar. Se um paciente manifestar neutropenia febril ou um episódio com uma dose neutropênica de dose em qualquer ciclo, o uso do G-CSF deverá ser considerado no próximo ciclo.

## Discussão

O uso profilático de G-CSFs visa a prevenir a neutropenia febril em pacientes considerados de alto risco com base na idade, história clínica, características da doença e mielotoxicidade do esquema de quimioterapia. As diretrizes da *American Society of Clinical Oncology* (ASCO), com base em dois grandes estudos clínicos randomizados, apoiam o uso do G-CSF quando o risco de neutropenia febril for de aproximadamente 20% ou superior e não houver outro esquema disponível igualmente efetivo que não requeira o uso desse fator.[1] Vogel *et al.*[2] randomizaram 928 pacientes com câncer de mama tratadas com docetaxel, 100 mg/m$^2$, a cada 3 semanas em 4 ciclos, com pegfilgrastim ou sem pegfilgrastim. A incidência de neutropenia febril (1% *vs.* 17%, respectivamente) e de hospitalização (1% *vs.* 14%, respectivamente) foi reduzida em mais de 90% ($P < 0,001$). Outro estudo em 171 pacientes com câncer de pulmão de pequenas células, com randomização para G-CSF profilático e/ou antibióticos, mostrou redução na taxa de neutropenia febril de 32% para 18% ($P < 0,01$).[3]

O uso profilático secundário de G-CSF é aquele envolvendo pacientes que já tiveram uma complicação neutropênica em um ciclo anterior de quimioterapia (para o qual a profilaxia primária não tinha sido administrada), nos quais uma dose reduzida pode comprometer a sobrevida total ou livre de progressão ou o resultado do tratamento. Riveria *et al.*[4] conduziram um estudo clínico prospectivo no qual mulheres que receberam quimioterapia adjuvante para câncer de mama e manifestaram neutropenia < 500/mm$^3$ no primeiro ciclo receberam G-CSF nos ciclos subsequentes. As pacientes tratadas com G-CSF tiveram taxas menores de hospitalização por neutropenia febril e intensidade maior de dose. Outros resultados significativos (sobrevida, qualidade de vida ou custo) não foram informados. No tratamento paliativo do câncer, não há evidência de que o uso de G-CSF melhore resultados clinicamente importantes e nesse cenário a redução da dose da quimioterapia ou o atraso na sua administração são alternativas razoáveis.

### Esse fator pode ser usado para terapia mais intensa?

Embora vários estudos tenham tentado tratar os efeitos da quimioterapia com dose intensa/densa usando G-CSF em vários tipos de tumor, poucas experiências demonstraram impacto significativo sobre a doença. Entretanto, em câncer de mama, a quimioterapia com dose densa com G-CSF *versus* a quimioterapia padrão demonstrou benefício para sobrevida total e livre de progressão.[5] Além disso, pacientes com 65 anos ou mais, com linfoma agressivo difuso tratados com quimioterapia curativa com dose densa (CHOP ou regimes mais agressivos), deverão receber G-CSF profilático para reduzir a incidência de neutropenia febril, pois um estudo mostrou melhora estatisticamente significativa na sobrevida livre de progressão e na sobrevida total.[6] No futuro, é possível que a quimioterapia seja adaptada de tal modo que os pacientes recebam doses equivalentes com base na biologia do tumor, em vez de nos efeitos colaterais teciduais. As recomendações atuais da ASCO são as de que os regimes com dose densa, com suporte do G-CSF, só deverão ser administrados no contexto de um estudo clínico ou se devidamente apoiados por dados de eficácia convincentes.

### Ele ajuda pacientes mais idosos?

Vários estudos identificaram que o risco de neutropenia febril após a quimioterapia aumenta com a idade. O limiar para esse efeito varia entre os estudos, com a faixa etária ficando entre ≥ 60 a 70 anos. A mortalidade por neutropenia febril também aumenta em pacientes mais idosos, e a maioria dos episódios dessa reação adversa ocorre no primeiro ciclo de quimioterapia.[7] Além disso, entre pacientes com 65 anos ou mais, aqueles com o escore de desempenho ≥ 2 estão em risco aumentado de neutropenia febril. Entretanto, em virtude da natureza subjetiva da avaliação desse escore de desempenho, esse dado não pode ser usado com confiabilidade para prognosticar neutropenia febril. Além dos dados disponíveis para linfoma, mencionados anteriormente, a ASCO *não* recomenda o uso rotineiro de G-CSF em pacientes com base *unicamente* na idade; fatores de risco adicionais para neutropenia febril também devem ser considerados.

### Ele é útil para a neutropenia já estabelecida?

O G-CSF não deverá ser rotineiramente administrado a pacientes que se mostrem sem febre e neutropênicos após a quimioterapia. Nos pacientes com neutropenia febril, o G-CSF é recomendado para aqueles em alto risco de complicações associadas a infecções ou que apresentem fatores prognósticos ruins. Em uma metanálise de 1.518 pacientes de 13 estudos clínicos, desenvolvida por Cochrane, os pacientes tratados com esse fator tiveram neutropenia menos prolongada, hospitalização mais curta, menos mortalidade relacionada com a infecção e foi observada diferença significativa na mortalidade geral.[8] Entretanto, o problema é a identificação, prospectivamente, daqueles pacientes com câncer que estão com risco mais alto de complicações devido à febre e à neutropenia. Em uma análise multivariada de pacientes hospitalizados com neutropenia febril, os fatores de risco independentes associados à mortalidade de pacientes internados foram: idade $\geq$ 65 anos, tipo de câncer (leucemia, câncer de pulmão), comorbidades (insuficiência cardíaca congestiva, embolia pulmonar e doença pulmonar, renal e cerebrovascular), e as complicações infecciosas (hipotensão, pneumonia, bacteremia e infecção fúngica).[9]

Não se pode chegar a conclusões definitivas a partir de estudos clínicos que investigam programas de G-CSF com doses diferentes. A maioria dos médicos prescreve G-CSF uma vez ao dia, 24 a 72 horas após a administração de quimioterapia mielotóxica, continuando até que a contagem absoluta de neutrófilos esteja entre $2.000/mm^3$ e $3.000/mm^3$. Entretanto, e muito importante, não há evidência de que a administração de G-CSF logo após a quimioterapia mielotóxica reduza a profundidade do nadir, embora possa encurtar sua duração. O desenvolvimento de uma injeção de G-CSF peguilado de atuação mais longa (pegfilgrastim) reduziu a inconveniência associada às injeções diárias, com uma injeção subcutânea a cada ciclo. Estudos clínicos randomizados demonstraram risco significativamente mais baixo de neutropenia febril em pacientes com câncer de mama e eficácia igual na redução da intensidade da neutropenia febril com uma injeção por ciclo, em comparação com as injeções diárias.

## Conclusão

A neutropenia é a principal toxicidade limitante de dose em pacientes com câncer tratados com quimioterapia mielossupressora. Para orientar o uso de cuidados de suporte antes da ocorrência de complicações, a avaliação de risco deverá ser feita antes do primeiro ciclo do tratamento quimioterápico. O uso de G-CSF é recomendado quando o risco de neutropenia febril é de aproximadamente 20% e não existe disponível outro regime igualmente efetivo.

# Leituras Complementares

1. Smith TJ, Khatcheressian J, Lyman GH, Ozer H, Armitage JO, Balducci L, Bennett CL, Cantor SB, Crawford J, Cross SJ, Demetri G, Desch CE, Pizzo PA, Schiffer CA, Schwartzberg L, Somerfield MR, Somlo G, Wade JC, Wade JL, Winn RJ, Wozniak AJ, Wolff AC. 2006 Update of recommendations for the use of white blood cell growth factors: an evidence-based clinical practice guideline. *J Clin Oncol* 2006; **24**: 3187-205.
2. Vogel CL, Wojtukiewicz MZ, Carroll RR, Tjulandin SA, Barajas-Figueroa LJ, Wiens BL, Neumann TA, Schwartzberg LS. First and subsequent cycle use of pegfilgrastim prevents febrile neutropenia in patients with breast cancer: a multicenter, double-blind, placebo-controlled phase III study. *J Clin Oncol* 2005; **23**: 1178-84.
3. Timmer-Borate IN, Adang EM, Smit H, Biesma B, Wilschut FA, Bootsma GP, de Boo TM, Tjan-Heijnen VC. Cost-effectiveness of adding granulocyte colony-stimulating factor to primary prophylaxis with antibodies in small-cell lung cancer. *J Clin Oncol* 2006; **24**: 2991-7.
4. Rivera E, Erder MH, Moore TD, Shiftan TL, Knight CA, Fridman M, Brannan C, Danel-Moore L, Hortobagyi GN; Risk Model Study Group. Targeted filgrastim support in patients with early-stage breast carcinoma: toward the implementation of a risk model. *Cancer* 2003; **98**: 222-8.
5. Citron ML, Berry DA, Cirrincione C, Hudis C, Winer EP, Gradishar WJ, Davidson NE, Martino S, Livingston R, Ingle JN, Perez EA, Carpenter J, Hurd D, Holland JF, Smith BL, Sartor CI, Leung EH, Abrams J, Schilsky RL, Muss HB, Norton L. Randomized trial of dose-dense versus conventionally scheduled and sequential versus concurrent combination chemotherapy as postoperative adjuvant treatment of node-positive primary breast cancer. First report of Intergroup Trial C9741/Cancer and Leukemia Group B Trial 9741. *J Clin Oncol* 2003; **21**: 1431-9.
6. Pfeundschuh M, Truemper L, Kloess M, Schmits R, Feller AC, Rube C, Rudolph C, Reiser M, Hossfield DK, Eimermacher H, Hasenclever D, Schmitz N, Loeffler M; German High-Grade Non-Hodgkin's Lymphoma Study Group. 2-weekly or 3-weekly CHOP chemotherapy with or without etoposide for the treatment of elderly patients with aggressive lymphomas: Results of the NHL-B2 trial of the DSHNHL. *Blood* 2004; **104**: 634-41.
7. Lyman GH, Lyman CH, Agboola O, for the Anc Study Group. Risk models for predicting chemotherapy-induced neutropenia. *Oncologist* 2005; **10**: 427-37.
8. Clark OA, Lyman GH, Castro AA, Clark LG, Djulbegovic B. Colony-stimulating factors for chemotherapy-induced febrile neutropenia: a meta-analysis of randomized controlled trials. *J Clin Oncol* 2005; **23**: 4198-214.
9. Kuderer NM, Crawford J, Dale DC, Lyman GH. Meta-analysis of prophylactic granulocyte colony-stimulating factor (G-CSF) in cancer patients receiving chemotherapy. 41st Annual Meeting of the American Society of Clinical Onocology, 14–17 May, 2005, Orlando, FL (abstract 8117).

# SEÇÃO DOIS

# Questões Gerais em Oncologia

- 7  Tumor Primário Desconhecido – Exame Clínico Completo e Tratamento
- 8  Grande Massa Abdominal
- 9  Ascite no Paciente Idoso
- 10  Câncer em Adolescentes e em Adultos Jovens – Questões Especiais
- 11  Compressão da Medula Espinal

## PROBLEMA

# 7 Tumor Primário Desconhecido – Exame Clínico Completo e Tratamento

## Caso Clínico

Um fumante de 65 anos apresenta dor no quadril direito, e a radiografia mostra lesão lítica com fratura patológica no colo do fêmur direito. Ele se sentia razoavelmente bem antes desse episódio e uma radiografia de tórax mostra achados normais.

**Quais investigações são recomendadas? Até onde deve se estender a busca por um tumor primário?**

**Qual é o valor dos marcadores séricos tumorais no diagnóstico de um tumor primário desconhecido?**

**O que se sabe sobre as tecnologias emergentes como o perfil genético?**

**Quais são os princípios básicos para orientar o tratamento – buscar os casos tratáveis?**

**Assumindo-se que o diagnóstico final de um tumor primário desconhecido seja um carcinoma, quais são os resultados do tratamento com quimioterapia?**

**Quais as opções e o melhor tratamento local para a fratura?**

## Fundamentos

**Quais investigações são recomendadas? Até onde deve se estender a busca por um tumor primário?**

Um câncer de origem primária desconhecida é definido como um câncer comprovado por biopsia que não poderia ter aparecido no local da biopsia, sem nenhum tumor primário encontrado após história cuidadosa, exame físico e exame clínico detalhado para fins diagnósticos. O exame físico de um homem com tumor primário desconhecido deverá incluir os testículos e a próstata. Uma tomografia computadorizada (TC) do tórax, abdome e pelve é a investigação radiológica mais apropriada para avaliar a extensão da doença e para identificar potenciais locais primários de doença. A radiografia convencional é, entretanto, incapaz de determinar o local primário da doença, na maioria dos casos de tumor primário desconhecido (TPD). Recentemente, as investigações por tomografia com emissão de pósitron (*positron emission tomography* – PET) foram avaliadas no diagnóstico de tumor primário desconhecido. A evidência mais forte que favorece o uso de PET é a aplicação em pacientes com câncer de cabeça e pescoço. A PET identificará sítios primários de doença em até um terço desses pacientes nos quais não foram encontrados na radiografia convencional.[1] Em pacientes com doença metastática extracervical, esses locais primários de doença podem ser identificados, mas o benefício clínico e a relação custo-benefício são incertos e precisam ser confirmados em estudos de maior porte.

Nesse paciente, com fratura patológica, uma investigação óssea também pode ser útil para avaliar a extensão da doença óssea. O paciente necessita de uma biopsia óssea com exame histopatológico e imunoistoquímico conduzidos por um histopatologista experiente, que possa ser capaz de definir os potenciais órgãos de origem. Assumindo-se que o patologista exclua um tumor ósseo primário, o diagnóstico será o de câncer primário desconhecido.

## Qual é o valor dos marcadores séricos tumorais no diagnóstico de um tumor primário desconhecido?

Em homens que apresentam adenocarcinoma e metástases ósseas, o conhecimento do nível do antígeno sérico prostático específico (PSA) pode ser útil para identificar aqueles pacientes com possível câncer de próstata. Nos homens cujo exame histológico mostra carcinomas mal diferenciados, os níveis séricos da gonadotrofina coriônica humana (hCG) e da α-fetoproteína (AFP) deverão ser medidos, pois níveis significativamente elevados evidenciam a possibilidade de um tumor de células germinativas, que pode responder bem à terapia. Outros marcadores séricos, incluindo o antígeno carcinoembrionário (CEA), CA125, CA15-3 e CA19-9 não são específicos e não são usualmente recomendados para auxiliar no diagnóstico de um tumor primário desconhecido, mas podem ser úteis no monitoramento da resposta ao tratamento.

## O que se sabe sobre as tecnologias emergentes como o perfil genético?

Progressos recentes em biologia molecular têm permitido aos cientistas a investigação de um grande número de alterações genômicas (ou seja, hibridização genômica comparativa) ou de expressão gênica (oligonucleotídeos ou cDNA *arrays* (arranjos), SAGE [análise em série de expressão gênica]) simultaneamente. Isso pode permitir o refinamento das classificações tumorais, atualmente baseadas em estadiamento clínico ou apenas em histologia. Essa tecnologia também está, atualmente, sob investigação em pacientes com tumores desconhecidos primários. Tothill *et al.*[2] examinaram cDNA *microarrays* (microarranjos) de 229 tumores primários e metastáticos de 14 tipos diferentes de tumor: 10.500 genes foram representados, com 79 deles identificados como diferenciando o tumor por seu sítio de origem. Esses genes foram posteriormente examinados em 13 casos de tumores desconhecidos primários e com base nessas investigações, locais de origem supostos foram sugeridos para 11 dos casos, apoiados pelo curso clínico em alguns deles. São necessários estudos prospectivos para validar essas abordagens.

## Discussão

### Quais são os princípios básicos para orientar o tratamento – buscar os casos tratáveis?

O diagnóstico de um tumor primário desconhecido ocorre em um grupo heterogêneo de pacientes e parece que alguns subgrupos de pacientes têm um prognóstico mais favorável e melhor resposta ao tratamento. A Figura 7.1 resume a conduta nos pacientes com câncer primário desconhecido.

```
                    Paciente com câncer primário desconhecido
                                     │
          ┌──────────────────────────┼──────────────────────────┐
          ▼                          ▼                          ▼
   História clínica          Investigações            Biopsia adequada e patologia
   Exame físico         Hemograma, exames bioquímicos    com imunoistoquímica
                        Considerar hCG, AFP, PSA
                    TC do tórax, abdome, pelve, mamografia (fem)
                    Considerar PET no caso de tumor primário
                              de cabeça e pescoço
          │                          │                          │
          ▼                          ▼                          ▼
   Câncer primário           Subgrupos tratáveis          Diagnóstico patológico
   desconhecido         1. Linfadenopatia axilar em mulheres    específico
                        2. Carcinomatose peritoneal
                        3. Carcinoma mal diferenciado
                        4. Carcinoma de células escamosas
                        5. Câncer neuroendócrino mal diferenciado
          │                          │                          │
          ▼                          ▼                          ▼
   Considerar esquema    Tratamento recomendado para o grupo acima   Tratar conforme
   de terapia sistêmica  1. Como câncer de mama em estádio clínico II    apropriado
                         2. Quimioterapia com ou sem cirurgia, como
                            câncer de ovário FIGO III
                         3. Poliquimioterapia contendo cisplatina
                         4. Excisão radical com ou sem radioterapia
                         5. Quimioterapia à base de platina
```

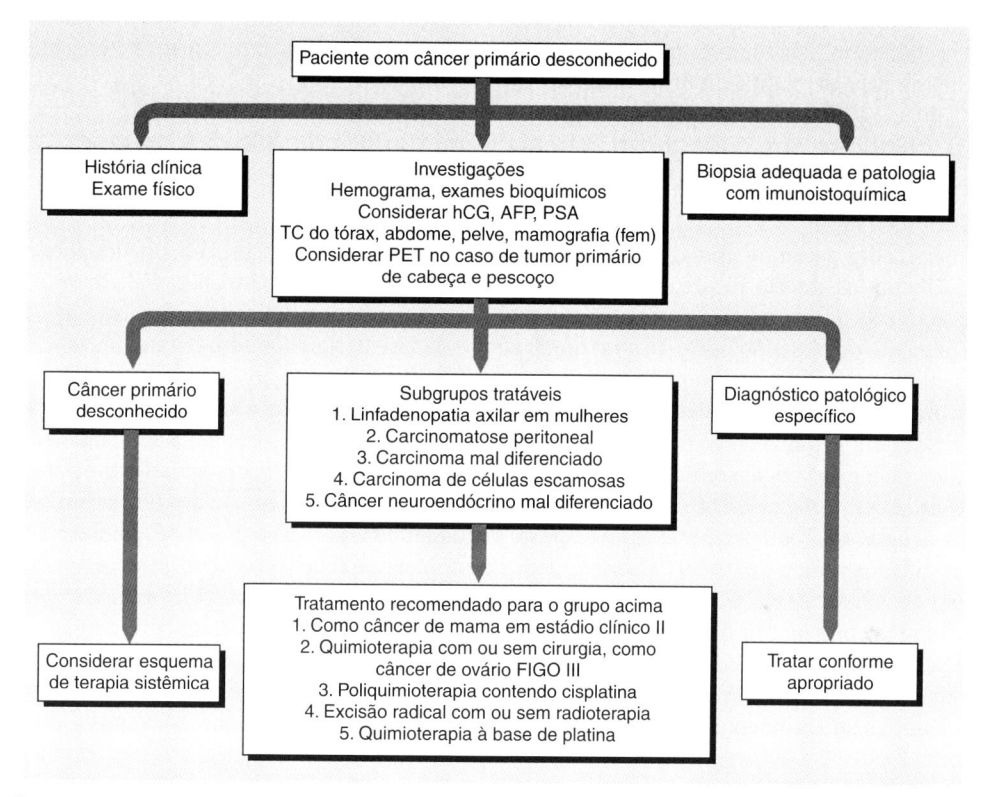

**Fig. 7.1** Tratamento de pacientes com câncer primário desconhecido. hCG = Gonadotrofina coriônica humana; AFP = α-fetoproteína; PSA = antígeno prostático específico; PET = tomografia por emissão de pósitron.

- Pacientes com carcinomas mal diferenciados podem apresentar tumores atípicos de células germinativas. A síndrome do câncer extragonadal de células germinativas foi descrita nos anos de 1970 e deverá ser considerada para pacientes com duas ou mais das seguintes características:[3]
  - Homens < 50 anos.
  - Localização do tumor na linha média.
  - Níveis elevados de β-hCG e/ou AFP.
  - Intervalo curto entre os sintomas com crescimento rápido do tumor.
  - Boa resposta à quimioterapia ou à radioterapia.

O tratamento recomendado envolve regimes à base de cisplatina, como adequado para tumores avançados de células germinativas.

- Mulheres com adenocarcinoma em linfonodos axilares deverão ser consideradas como portadoras de câncer de mama até prova em contrário e deverão ser tratadas apropriadamente para o câncer de mama no estádio equivalente.
- Mulheres com carcinomatose peritoneal podem ter carcinoma peritoneal primário e deverão ser tratadas com quimioterapia à base de platina e/ou de taxanos, conforme apropriado para o câncer de ovário em estádio III da *International Federation of Ginecology and Obstetrics* (FIGO).
- Pacientes com carcinoma de células escamosas limitado aos linfonodos cervicais ou inguinais deverão ser considerados para linfodenectomia com ou sem radioterapia.
- Carcinomas mal diferenciados e positivos para coloração para enolase específica para neurônios (NSE), cromogranina e/ou sinaptofisina são coerentes com o diagnóstico de carcinoma neuroendócrino. Tais tumores podem se mostrar altamente sensíveis ao tratamento com esquemas à base de platina ou doxorrubicina.

### Assumindo-se que o diagnóstico final de um tumor primário desconhecido seja um carcinoma, quais são os resultados do tratamento com quimioterapia?

A maioria dos pacientes com câncer primário desconhecido não se classifica em um dos subgrupos discutidos anteriormente. Vários regimes de quimioterapia foram investigados em pacientes com câncer metastático de origem desconhecida. Os estudos clínicos publicados têm sido geralmente de pequeno porte, não randomizados e de fase II. Nenhum estudo randomizado de fase III comparou a quimioterapia em câncer primário desconhecido aos melhores cuidados de suporte, mas a probabilidade de realização desses estudos atualmente é remota. Os critérios de inscrição em estudos clínicos publicados têm variado em termos de exame clínico minucioso radiológico e patológico antes da quimioterapia. É difícil determinar quantos pacientes classificáveis em um subgrupo com mais possibilidade de tratamento estão incluídos, especialmente nos estudos mais antigos. As taxas de resposta documentadas para os regimes de quimioterapia investigados variam de 0 a 50%.[3] Com os dados disponíveis, é difícil recomendar um regime em lugar de outro, e a seleção para o tratamento continua empírica. No Reino Unido, muitos centros usam uma combinação de epirrubicina, cisplatina e 5-fluorouracil (ECF), com a base lógica de que essas drogas possuem atividade contra as malignidades comuns. Entretanto, a combinação pode ser mal tolerada. A partir das evidências disponíveis, uma droga de platina em combinação com um taxano também pode ser um dos regimes mais efetivos, com taxas de resposta documentadas de 20 a 40%. Além disso, estudos clínicos em larga escala em pacientes portadoras de câncer de pulmão e de ovário já demonstraram a tolerabilidade do regime.

### Quais as opções e o melhor tratamento local para a fratura?

A fratura patológica do fêmur deverá ser discutida com um cirurgião especializado em traumatologia, para consideração da cirurgia com uma prótese que permita a deambulação imediata e vitalícia para o paciente.[4] A radioterapia pós-operatória (geralmente administrada como fração única) deverá ser considerada para estimular a cicatrização óssea. A maioria das fraturas patológicas raramente se une, mesmo quando estabilizadas. Nos pacientes com fraturas patológicas não passíveis de intervenção cirúrgica, recomenda-se também a radioterapia paliativa.

## Conclusão

A menos que a histopatologia demonstre que a fratura seja consequência de um câncer ósseo primário, o diagnóstico mais provável é o de tumor maligno de origem desconhecida. O local e o tipo de câncer primário deverão ser pesquisados, para otimizar o tratamento e o prognóstico.

## Leituras Complementares

1. Jungehulsing M, Scheidhauer K, Damm M, Pietrzyk U, Eckel H, Schicha H, Stennert E. 2[F]-fluoro-2-deoxy-D-glucose positron emission tomography is a sensitive tool for the detection of occult primary cancer (carcinoma of unknown primary syndrome) with head and neck lymph node manifestation. *Otolaryngol Head Neck Surg* 2000; **123**: 294-301.
2. Tothill RW, Kowalczyk A, Rischin D, Bousioutas A, Haviv I, van Laar RK, Waring PM, Zalcberg J, Ward R, Biankin AV, Sutherland RL, Henshall SM, Fong K, Pollack JR, Bowtell DD, Holloway AJ. An expression based site of origin diagnostic method designed for clinical application to cancer of unknown origin. *Cancer Res* 2005; **65**: 4031-40.
3. Greco FA, Hainsworth JD. Cancer of unknown primary site. In: DeVita Jr VT, Hellman S, Rosenberg SA, eds. *Cancer Principles and Practice of Oncology.* Lippincott Williams & Wilkins, Philadelphia, 2005: 2213-36.
4. www.library.nhs.uk/guide]inesfinder/ViewResource.aspx?resID=113614

## PROBLEMA

# 8 Grande Massa Abdominal

### Caso Clínico

Um homem de 45 anos se apresenta com história vaga de sentir-se mal, com perda de apetite, mas sem perda de peso aparente, e saciedade precoce. O exame abdominal revela abdome distendido, com grande massa central indolor à palpação.

**Qual é o diagnóstico diferencial?**

**Quais investigações podem ajudar a determinar a natureza da massa e quais técnicas de imagem podem ser úteis?**

**Qual é o teste diagnóstico definitivo escolhido?**

## Fundamentos

### Qual é o diagnóstico diferencial?

Muitas massas abdominais são detectadas por acaso, durante um exame físico de rotina. Uma massa abdominal pode não ser detectada pela pessoa afetada porque a maioria dessas massas se desenvolve lentamente. Se houver sintomas, as massas abdominais estarão mais frequentemente associadas à dor ou a problemas digestivos. Entretanto, dependendo da causa, podem estar associadas a outros sinais e sintomas, como icterícia ou obstrução intestinal.

A massa abdominal pode ser sinal de abscesso, de aneurisma ou de órgão aumentado (como fígado, baço ou rim). O diagnóstico diferencial inclui todos os tumores abdominais benignos e malignos e os tumores metastáticos, embora no caso atual devam-se enfatizar os tumores malignos, em virtude dos sintomas do paciente (Tabela 8.1).

No diagnóstico, os primeiros passos são a história clínica e o exame físico. Dados importantes durante a história incluem perda de peso e sintomas gastrointestinais. Durante o exame físico, o médico deve identificar e caracterizar a localização da massa, assim como avaliar se ela é rígida ou móvel. Ele deve caracterizar também a massa quanto à pulsação ou peristalse, pois isso ajudará na identificação.

**Tabela 8.1 Causas mais comuns de massa abdominal**

| Tumores | | |
|---|---|---|
| Benignas | Malignas | Outras |
| Adenomas | Câncer de estômago | Abscesso |
| Hemangiomas | Carcinoma do esôfago inferior | Cisto |
| Leiomiomas | Linfoma abdominal (Hodgkin, não Hodgkin) | Doença de Chron |
|  | NET – tumores carcinoides | Obstrução intestinal |
|  | Sarcomas (GIST) | Diverticulite |
|  | Câncer de cólon | Abscesso pancreático |
|  | Carcinomas metastáticos | Pseudocisto pancreático |
|  | Câncer pancreático | Aneurisma aórtico abdominal |
|  | Carcinoma hepatocelular | Hepatomegalia |
|  | Câncer de células germinativas | Esplenomegalia |
|  | Câncer renal | Hidronefrose |
|  | Câncer da bexiga | Distensão da bexiga |

NET = Tumor neuroendócrino; GIST = tumor do estroma gastrointestinal.

## Discussão

### Quais investigações podem ajudar a determinar a natureza da massa e quais técnicas de imagem podem ser úteis?

O próximo passo para o diagnóstico são os exames de sangue de rotina, que deverão incluir hemograma completo e bioquímica (incluindo amilase, bilirrubina total e glicose). Os marcadores tumorais, β-gonadotrofina coriônica humana e α-fetoproteína são úteis para excluir os tumores tratáveis de células germinativas extragonadais. Os marcadores séricos tumorais (antígeno carcinoembrionário – CEA e CA19-9), embora sem comprovação de possuírem valor prognóstico ou diagnóstico, também podem ser úteis. O ácido 5-hidroxindolacético da urina (5HIAA) ajudará no diagnóstico de tumores carcinoides, e os níveis de hormônio (insulina, gastrina, glucagons, polipeptídeo intestinal vasoativo [VIP], somatostatina) ajudarão no diagnóstico diferencial de tumores neuroendócrinos.[1]

## Qual é o teste diagnóstico definitivo escolhido?

Várias ferramentas de investigação estão disponíveis para completar a avaliação de massa abdominal e seu uso depende da disponibilidade e do órgão estudado.

A radiografia abdominal pode ser útil. Em geral, a ultrassonografia pode identificar a massa e fornece informações sobre sua origem e natureza. Esse exame é altamente sensível e específico para diagnóstico de lesão abdominal cística.[2] Entretanto, sua eficácia em localizar o local da lesão não é muito satisfatória, especialmente em casos de massas de grande volume. A ultrassonografia também pode ser usado para orientar uma biopsia.

A tomografia computadorizada (TC) permite a detecção, a caracterização e a localização precisas de massas abdominais, o que ajuda o cirurgião a planejar a cirurgia. (Mediante orientação por TC pode-se obter também amostras múltiplas por aspiração com agulha fina e por biopsia com agulha grossa – *core-biopsy*).

Tanto a ultrassonografia quanto a TC foram consideradas pelos investigadores como ferramentas excelentes para confirmar ou excluir massa abdominal clinicamente suspeita,[2-7] com valores de sensibilidade e especificidade superiores a 95%.[2,6] As duas técnicas permitem visualizar o órgão do qual a massa se origina. O sucesso da ultrassonografia em determinar o órgão de origem tem sido de 88 a 91%[4,6], enquanto a TC apresenta resultado um pouco melhor, de 93%.[2] Os estudos da ultrassonografia demonstraram prever corretamente o diagnóstico patológico em 77 a 81% dos casos,[4,6,8] enquanto a TC sugeriu o diagnóstico em 88% dos casos.[2]

Alguns investigadores ressaltaram a habilidade da TC e da ultrassonografia em oferecer imagens de massas independentemente do órgão de origem e elogiaram essas técnicas como procedimentos de primeira linha para avaliação de massas palpáveis.[3,8] Embora certas combinações de achados clínicos pudessem conduzir a uma abordagem mais focada (p. ex., hematêmese e massa palpável na região gástrica pode justificar a endoscopia como primeira investigação), a investigação por imagens em cortes transversais é mais bem adequada para a avaliação inicial de uma massa abdominal. Um estudo de 1981 mostrou que a TC pode resultar em economia de tempo para o diagnóstico e do custo geral da hospitalização, em comparação com outras estratégias sem o uso da TC.[3]

A capacidade de investigação da ressonância magnética (RM) por imagens em vários planos e sua natureza de não especificidade para nenhum órgão parecem bem adequadas para a avaliação de uma massa abdominal. Entretanto, a utilidade dessa ferramenta na avaliação de massas palpáveis é desconhecida. A técnica é, provavelmente, comparável à TC e à ultrassonografia. A RM tem sido considerada superior à TC na determinação tanto da origem exata de um cisto quanto na avaliação de sua extensão exata, pois a lesão pode ser vista em vários planos. A RM também ajuda a caracterizar o conteúdo dos cistos.[3]

Dependendo dos sintomas apresentados, o enema de bário, a esofagogastroduodenoscopia ou a sigmoidoscopia podem ser úteis para identificar a massa ou o tumor primário em caso de doença metastática. A laparotomia exploradora ou a laparoscopia serão necessárias para elaborar o diagnóstico, ou então o paciente poderá ser submetido à laparotomia para remoção da massa. O diagnóstico definitivo mais confiável é aquele obtido por biopsia ou excisão cirúrgica.

### Análise histopatológica

Os anticorpos monoclonais de citoqueratina (CK) contra vários polipeptídeos de CK são uma ferramenta útil na análise histopatológica de células epiteliais normais e cancerosas. O CK20 parece ser útil no diagnóstico de adenocarcinomas gastrointestinais, enquanto CK7 é mais comum em câncer de pulmão. Além disso, a determinação do fenótipo CK7/CK20 ajuda no diagnóstico de alguns tumores sólidos. No geral, o fenótipo CK7+/CK20– favorece a origem pulmonar, CK7+/CK20+ favorece o carcinoma de células de transicionais uroteliais, CK7–/CK20+ favorece o carcinoma colorretal ou gástrico e o fenótipo CK7–/CK20– favorece o adenocarcinoma prostático, renal ou do fígado[9] (Tabela 8.2).

| Tabela 8.2 | Expressão fenotípica de citoqueratina em adenocarcinomas de diferentes órgãos |
|---|---|
| **Órgão** | **CK** |
| Cólon | CK7–/CK20+ |
| Estômago | CK7–/CK20+, CK7+/CK20+ |
| Vias biliares | CK7+/CK20–, CK7+/CK20+ |
| Pâncreas | CK7+/CK20–, CK7+/Ck20+ |
| Urotélio | CK7+/CK20+ |
| Próstata | CK7–/CK20– |
| Rim | CK7–/CK20– |
| Fígado | CK7–/CK20– |
| Pulmão | CK7+/CK20– |

Quando houver suspeita de tumor do estroma gastrointestinal (GIST) – em oposição a outras causas de tumores similares – o patologista pode usar a imunoistoquímica (anticorpos específicos que coram a molécula CD117, também conhecidos como c-kit). Virtualmente, todos os GISTs são CD117-positivos.

O tratamento depende da causa e pode variar desde um controle vigilante até a cirurgia radical (Fig. 8.1).

## Conclusão

A massa deverá ser localizada e caracterizada o mais detalhadamente possível no exame clínico, seguido de exames de sangue para marcadores tumorais. A investigação abdominal por imagens, com ultrassonografia ou TC, pode detalhar ainda mais a localização do tumor e ajudar a elucidar suas origens. A histopatologia após a biopsia ou excisão cirúrgica fornecerá o diagnóstico definitivo para orientar o tratamento complementar e o diagnóstico.

## Leituras Complementares

1. Tomassetti P, Migliori M, Lalli S, Campana D, Tomassetti V, Corinaldesi R. Epidemiology, clinical features and diagnosis of gastroenteropancreatic endocrine tumours. *Ann Oncol* 2001; **12** Suppl 2: 95-9.
2. Williams MP, Scott IK, Dixon AK. Computed tomography in 101 patients with a palpable abdominal mass. *Clin Radiol* 1984; **35**: 293-6.
3. Dixon AK, Fry IK, Kingham JG, McLean AM, White FF. Computed tomography in patients with an abdominal mass: effective and efficient? A controlled trial. *Lancet* 1981; **1**: 1199-201.

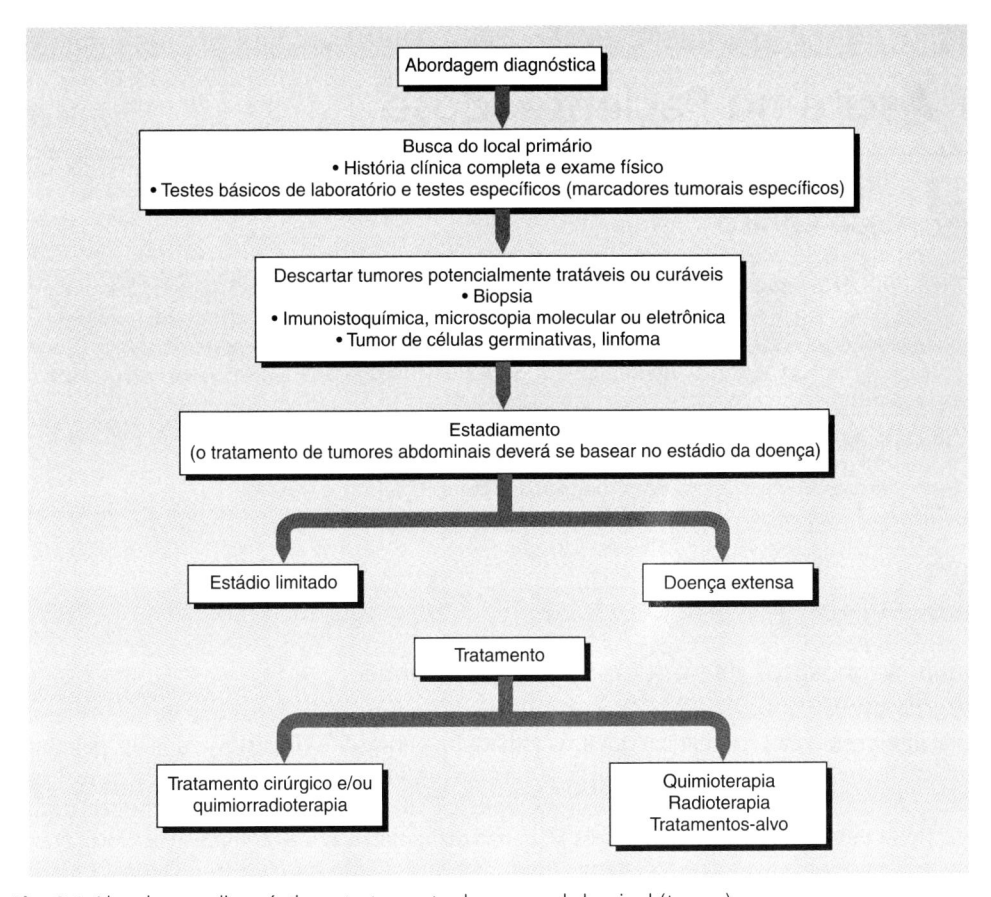

```
                    ┌─────────────────────────┐
                    │  Abordagem diagnóstica   │
                    └─────────────┬───────────┘
                                  │
          ┌───────────────────────┴───────────────────────────┐
          │           Busca do local primário                 │
          │      • História clínica completa e exame físico   │
          │ • Testes básicos de laboratório e testes          │
          │   específicos (marcadores tumorais específicos)   │
          └───────────────────────┬───────────────────────────┘
                                  │
          ┌───────────────────────┴───────────────────────────┐
          │ Descartar tumores potencialmente tratáveis ou     │
          │ curáveis                                          │
          │                    • Biopsia                      │
          │ • Imunoistoquímica, microscopia molecular ou      │
          │   eletrônica                                      │
          │ • Tumor de células germinativas, linfoma          │
          └───────────────────────┬───────────────────────────┘
                                  │
          ┌───────────────────────┴───────────────────────────┐
          │                  Estadiamento                     │
          │ (o tratamento de tumores abdominais deverá se     │
          │  basear no estádio da doença)                     │
          └───────────────────────┬───────────────────────────┘
```

Fig. 8.1 Abordagem diagnóstica e tratamento de massa abdominal (tumor).

4. Aspelin P, Hildell J, Karlsson S, Sigurjonson S. Ultrasonic evaluation of palpable abdominal masses. *Acta Chir Scand* 1980; **146**: 501-6.
5. Holm HH, Gammelgaard J, Jensen F, Smith EH, I Hillman BJ. Ultrasound in the diagnosis of a palpable abdominal mass. A prospective study of 107 patients. *Gastrointest Radiol* 1982; **7**: 149-51.
6. Barker CS, Lindsell DR. Ultrasound of the palpable abdominal mass. *Clin Radiol* 1990; **41**: 98-9.
7. Colquhoun IR, Saywell WR, Dewbury KC. An analysis of referrals for primary diagnostic abdominal ultrasound to a general X-ray department. *Br J Radiol* 1988; **61**: 297-300.
8. Annuar Z, Sakijan AS, Annuar N, Kooi GH. Ultrasound in the diagnosis of palpable abdominal masses in children. *Med J Malaya* 1990; **45**: 281-7.
9. Pavlidis N, Briasoulis E, Hainsworth J, Greco FA. Diagnostic and therapeutic management of cancer of an unknown primary. *Eur J Cancer* 2003; **39**: 1990-2005.

## PROBLEMA

# 9 Ascite no Paciente Idoso

## Caso Clínico

Uma paciente de 84 anos com angina estável, história de ataque isquêmico transitório anterior e doença pulmonar obstrutiva crônica (DPOC) apresenta-se com distensão abdominal, edema de membro inferior e anorexia, com o escore de desempenho 2 pelo *Eastern Cooperative Oncology Group* (ECOG). A tomografia computadorizada (TC) do abdome mostra a presença de ascite acentuada, espessamento omental difuso e possível massa no ovário direito.

**Quais diagnósticos diferenciais você consideraria?**

**Que abordagem você usaria para diagnóstico complementar e tratamento?**

## Fundamentos

### Quais diagnósticos diferenciais você consideraria?

Cerca de 80% de todos os casos de ascite resultam de causas não malignas que incluem: pressão atrial direita elevada secundária à doença cardíaca ou pericardite constritiva, doença pulmonar crônica e cirrose hepática. Os achados da TC no caso presente apontam para uma causa maligna. O diagnóstico mais provável é o de carcinoma epitelial do ovário ou carcinoma peritoneal primário. Isso é compatível com os achados da TC e uma malignidade muito comum nessa faixa etária. Também é possível que a paciente tenha um tumor maligno do trato gastrointestinal superior, como carcinoma gástrico ou pancreático, causando ascite e uma metástase ovariana (tumor de Krukenberg). Esse diagnóstico é menos provável, embora não impossível, pois a TC sugere ausência de anormalidade no pâncreas ou no estômago. Algumas vezes, o câncer de mama lobular pode apresentar doença pélvica com ascite e, portanto, um exame clínico completo da mama deverá ser conduzido. Entretanto, ele é mais comum em mulheres mais jovens que na faixa etária dessa paciente. Por fim, o linfoma não Hodgkin pode, às vezes, apresentar ascite e doença peritoneal.

## Discussão

### Que abordagem você usaria para diagnóstico complementar e tratamento?

O diagnóstico e o tratamento deverão ser abordados com o objetivo duplo de controle dos sintomas e busca do diagnóstico, à medida que o tratamento complementar for sendo viável. O primeiro passo lógico é a drenagem terapêutica da ascite, que também pode levar ao diagnóstico no exame citológico. Diretrizes foram desenvolvidas em paracentese para ascite relacionada com a malignidade. Essas diretrizes dão ênfase à condução de investigações por ultrassonografia somente em casos de incerteza, permitindo a drenagem de até 5 L de fluido sem clampeamento, deixando o dreno no paciente por não mais de 6 horas e administrando fluido intravenoso somente quando especificamente indicado.[1]

No caso presente, deve-se dedicar atenção especial à situação cardiovascular da paciente durante a drenagem, por causa da idade e da comorbidade. Se células de adenocarcinoma forem vistas no fluido ascítico, a morfologia e/ou a imunoistoquímica podem dar suporte ao diagnóstico de carcinoma ovariano ou peritoneal. Esse diagnóstico seria também enfatizado pelas concentrações séricas extremamente elevadas de CA125. Entretanto, o CA125 sérico não é específico para malignidade ovariana e pode estar moderadamente elevado em quase todos os cânceres que se apresentem com ascite e doença peritoneal. O câncer gastrointestinal e o carcinoma lobular da mama também podem ser identificáveis no exame citológico, sendo que o câncer de mama lobular caracteriza-se pela positividade do receptor hormonal. Um achado de linfocitose peritoneal é pouco definitivo, pois a linfocitose reativa pode acompanhar a ascite e um diagnóstico firme de linfoma não Hodgkin geralmente exige amostra do tecido.

Se o diagnóstico não puder ser feito com base no líquido ascítico, uma biopsia orientada por TC do omento pode ser possível. A comorbidade cardiovascular da paciente significa que ela pode estar sob tratamento com agentes antitrombóticos ou anticoagulantes e pode ser necessário modificar esse tratamento antes de qualquer procedimento invasivo.

Se o diagnóstico for de malignidade, o próximo passo será a consideração sobre o tratamento. Existe evidência cada vez maior de que uma avaliação geriátrica abrangente (AGA) pode ajudar a prognosticar e orientar a toxicidade da terapia do câncer.[2-4] Se estivermos diante de um carcinoma ovariano, deve-se considerar a cirurgia citorredutora *(debulking)*. Entretanto, as comorbidades dessa paciente a colocam com risco anestésico particularmente elevado e, com a orientação da AGA, a quimioterapia primária pode ser uma abordagem melhor.[5] A carboplatina como agente único em uma área sob a curva de 4 ou 5 é um tratamento paliativo efetivo e geralmente bem tolerado. Esse agente pode prevenir a recorrência da ascite e melhorar a qualidade de vida e a sobrevida. Em pacientes idosos, a medição formal da taxa de filtração glomerular antes do cálculo da dose deverá ser considerada, pois a fórmula de Cockroft-Gault pode não fornecer uma estimativa precisa desta taxa nesses pacientes.[6]

Se essa paciente apresentar evidência radiológica e histológica de câncer de mama positivo para receptores hormonais, o tratamento hormonal será relativamente bem tolerado e poderá produzir respostas significativas e melhorias na qualidade de vida. Mesmo nos idosos, o linfoma não Hodgkin pode ser tratado com sucesso com o uso criterioso de citotóxicos e de esteroides, de modo que vale a pena investigar esse diagnóstico.[7]

Caso investigações complementares sugiram um câncer primário do trato gastrointestinal superior, a questão da terapia sistêmica tornar-se-á mais difícil. O prognóstico é ruim, e os modestos benefícios da quimioterapia sistêmica precisam ser avaliados contra os riscos da toxicidade. Em particular, tratamentos à base de 5-fluorouracil/capecitabina estão associados a um risco aumentado de dano endotelial e eventos trombóticos que podem ser significativos, dada a história de doença cardiovascular da paciente. Naturalmente, se ela desenvolveu sintomas gastrointestinais superiores locais talvez ainda valesse a pena a investigação visando a medidas paliativas locais.

## Conclusão

Em resumo, o diagnóstico mais provável é o de câncer epitelial ovariano, cuja sensibilidade relativa à quimioterapia com carboplatina justifica diagnóstico definitivo. Existe evidência cada vez maior de que a AGA e o envolvimento de equipe multidisciplinar em cuidados com o paciente sejam benéficos no tratamento de pacientes mais idosos com câncer.

## Leituras Complementares

1. Stephenson J, Gilbert J. The development of clinical guidelines on paracentesis for ascites related to malignancy. *Palliat Med* 2002; **16**: 213-l8.
2. Extermann M, Aapro M, Bernabei R, Cohen HI, Droz JP, Lichtman S, Mor V, Monfardini S, Repetto L, Sorbye L, Topinkova E; Task Force on CGA of the International Society of Geriatric Oncology. Use of comprehensive geriatric assessment in older cancer patients: recommendations from the Task Force on CGA of the International Society of Geriatric Oncology (SIOG). *Crit Rev Oncol Hematol* 2005; **55**: 241-52.
3. Gosney M. Clinical assessment of elderly people with cancer. *Lancet Oncol* 2005; **6**: 790-7.
4. Lichtman SM. Therapy insight: therapeutic challenges in the treatment of elderly cancer patients. *Nat Clin Pract Oncol* 2006; **3**: 86-93.
5. Freyer G, Geay JF, Touzet S, Provencal J, Weber B, Jacquin JP, Ganem G, Tubiana-Mathieu N, Gisserot O, Pujade-Lauraine E. Comprehensive geriatric assessment predicts tolerance to chemotherapy and survival in elderly patients with advanced ovarian carcinoma: a GINECO study. *Ann Oncol* 2005; **15**: 291-5.
6. Marx GM, Blake GM, Galani E, Steer CB, Harper SE, Adamson KL, Bailey DL, Harper PG. Evaluation of the Cockroft-Gault, Jelliffe and Wright formulae in estimating renal function in elderly cancer patients. *Ann Oncol* 2004; **15**: 291-5.
7. Bairey O, Benjamini O, Blickstein D, Elis A, Ruchlemer R. Non-Hodgkin's lymphoma in patients 80 years of age or older. *Ann Oncol* 2006; **17**: 928-34.

# PROBLEMA

## 10 Câncer em Adolescentes e em Adultos Jovens – Questões Especiais

### Caso Clínico

Um jovem de 19 anos apresenta sarcoma sinovial de alto grau no tornozelo esquerdo. À época em que o diagnóstico é feito, o tumor já está muito avançado para permitir a ressecção sem amputação. As investigações de estadiamernto não revelam evidência de doença metastática. O paciente é estudante universitário de música, seus pais são separados, mas ambos compareceram à consulta inicial do filho. Ele tem um irmão mais novo, de 16 anos, que está na escola. Durante a consulta ele se afasta e deixa a conversa para a mãe. Ela se mostra confusa e parece irritada. Os pais foram informados da probabilidade da amputação e da quimioterapia durante 1 ano.

**Onde pacientes de 19 anos de idade deverão ser tratados?**

**Quais são as questões especiais no tratamento de adolescentes e de adultos jovens que são diferentes do tratamento do câncer em pacientes mais velhos?**

**Existe alguma alternativa à amputação nesse caso?**

**Qual é a evidência para administrar quimioterapia adjuvante a esse paciente após a cirurgia?**

### Fundamentos

**Onde pacientes de 19 anos de idade deverão ser tratados?**

Pacientes nessa faixa etária já foram descritos de várias maneiras. Eles são muito mais jovens que a idade média de encaminhamento para um serviço de oncologia de adultos e, ainda, no geral, não se consideram mais como crianças. Adultos jovens, adolescentes mais velhos, jovens e "limítrofes" são apenas alguns dos termos que tentam descrever o estado de transição entre a infância dependente e a vida adulta independente. O número relativamente pequeno de pacientes nesse grupo diagnosticados com câncer a cada ano poderia ser mais bem administrado em um ambiente "apropriado para a idade". Alguns centros de câncer disponibilizam leitos para estes pacientes, para permitir a focalização nos serviços de apoio. Alguns possuem equipes "virtuais" que tentam coordenar o apoio, enquanto os pacientes permanecem nas enfermarias de oncologia pediátrica ou de adultos. O *Teenage Cancer Trust* (www.teenagecancertrust.org) tem sido um instrumento para levantar fundos e despertar a conscientização para esse grupo de pacientes com câncer. Em alguns casos, essa entidade já financiou o desenvolvimento de unidades dedicadas.

A experiência médica exigida para administrar a doença específica de um paciente é importante, independentemente de onde o paciente seja admitido para o tratamento. O médico encarregado deste caso deveria trabalhar fazendo parte de uma equipe multidisciplinar especializada em sarcomas. Isso significará comparecer ao "centro" da rede local de câncer para a maior parte dos cuidados. Esse trabalho também pode envolver os serviços cirúrgicos de sarcoma. Uma vez instalado o plano médico, os serviços complementares de suporte apropriado deverão então ser montados com base nas necessidades específicas do indivíduo. A extensão e o estilo desse plano vão variar dependendo dos fatores locais.

## Quais são as questões especiais no tratamento de adolescentes e de adultos jovens que são diferentes do tratamento do câncer em pacientes mais velhos?

### Dinâmica familiar

À medida que a criança se desenvolve para a vida adulta o relacionamento entre a criança e os pais é renegociado. O estoque da família tende a diminuir, enquanto o estoque de amigos aumenta em termos de valor. A independência mental e emocional geralmente precede a independência financeira e social (ou seja, mudar de casa e manter-se sozinho). Esse processo acontece em níveis diferentes e em idades diferentes, dependendo do estilo da família e das circunstâncias e da personalidade do indivíduo.

Se uma pessoa jovem for diagnosticada com câncer em algum ponto dessa evolução a caminho da independência adulta, isso vai alterar inevitavelmente o equilíbrio dos relacionamentos entre o paciente e sua família. A alteração mais comum é o fato de que o jovem se torna, novamente, mais dependente dos pais, revertendo para uma situação mais parecida com a de uma criança. Esse quadro é algo que nem os pais e nem o paciente estavam esperando, podendo ser bem difícil de tratar. O jovem pode voltar para a casa dos pais e precisar de suporte financeiro, como antes. Esse reajuste dos papéis da família após um diagnóstico de câncer não é peculiar aos adultos jovens, mas a perda dessa independência recém-conquistada pode levar a um conflito. A incidência de conflitos entre os membros da família é grande e frequentemente precisa de administração ativa como parte do plano geral de tratamento. Enfermeiras da comunidade especializadas em cuidados de apoio, assistentes sociais e/ou psicólogos clínicos experientes nesse campo são, portanto, parte indispensável da equipe multidisciplinar que trata desses pacientes.

### Irmãos

Ao tratar adultos jovens, vale a pena um esforço para envolver os irmãos do paciente. Uma vez que as energias e a atenção dos pais se tornem inevitavelmente voltadas para o paciente, a vida dos irmãos também é afetada. Eles podem não ser envolvidos nas discussões sobre a doença e passam a se sentir mal informados ou culpados pelo que está acontecendo. Com frequência, terão menos tempo com os pais por causa das consultas e internações no hospital. Eles também podem acabar com uma carga maior de trabalho em casa e até mesmo desistir de atividades que apreciam por causa de restrições financeiras. A maioria das equipes que tratam de adultos jovens e de adolescentes se esforça para conhecer e integrar os irmãos dos pacientes, o mais possível.

### Controle

A conquista da independência permite que uma pessoa assuma o controle sobre o que faz, como se apresenta e como se comporta. As alterações na dinâmica familiar, na aparência física, na necessidade de cuidados e na mobilidade decorrentes do diagnóstico de câncer roubam esse controle do jovem paciente adulto. É comum que um paciente que sinta ter perdido o controle sobre um elemento de sua vida tente compensar insistindo no controle sobre outro. Isso pode representar como e quando tomar os medicamentos, como se comunicar (ou não se comunicar!) e como e o que escolher para comer. Aparentemente, parece que o paciente está sendo "difícil" e isso pode resultar em acusações de não cooperação. Essa situação aumenta o estresse do relacionamento com os pais, pois estes também buscam controlar os elementos sobre os quais eles podem ter influência para ajudar o filho a se sentir melhor ou tolerar o tratamento (dieta, medicamentos orais em casa etc.). Esteja preparado para negociar planos de tratamento em vez de impor, se houver problemas. Dando ao paciente a oportunidade de se envolver na tomada de decisão e envolvendo-o até onde o permitirem as suas capacidades e desejos no processo de consentimento os ajudará na participação e melhorar à adesão ao plano de tratamento.

*Planos de vida*

Os adultos jovens raramente desenvolvem o senso da própria mortalidade e estão ocupados fazendo planos – para o fim de semana, para o verão ou planos para sua carreira e família. O diagnóstico e o tratamento de câncer afetam inevitavelmente esses planos e podem alterá-los para sempre. A interrupção dos estudos, do trabalho ou do treinamento é comum, e os pacientes precisam de suporte para manter contato com empregadores, universidades ou escolas para não ficarem muito atrás de seus pares e serem capazes de retomar o curso/função e alcançarem seus colegas no tempo adequado.

O impacto do tratamento sobre os relacionamentos e sobre a fertilidade é uma consideração significativa e precisa ser discutido logo. Lidar com um câncer à época de uma gravidez ou nascimento de uma criança não é tão raro e traz outro conjunto de desafios a todos os envolvidos. A cirurgia de mutilação ou incapacitante não é incomum nas malignidades sólidas que afetam os adultos jovens (sarcomas, tumores das células germinativas) e isso traz implicações físicas e psicológicas. Um jogador de futebol ou um pianista pode ser mais devastado pela perda de uma perna que qualquer outro paciente.[1]

## Discussão

### Existe alguma alternativa à amputação nesse caso?

A evidência atual identifica margens livres como um dos fatores prognósticos mais importantes para a sobrevida a longo prazo. Portanto, qualquer tratamento que não tenha probabilidade de chegar a esse resultado pode parecer não aconselhável. Em estudos, os dados publicados baseiam-se em números relativamente pequenos de casos que sofrem tendência óbvia, porque os estudos compararam pacientes com tumores ressecáveis e não ressecáveis. A redução significativa do número de amputações em favor da cirurgia para conservação do membro, pela maioria das grandes equipes de sarcoma nos últimos 30 anos, tem sido associada ao aumento nas taxas de recidiva. Apesar disso, trabalhos recentes demonstraram não haver diferença aparente no resultado de uma excisão marginal planejada em comparação com uma excisão ampla,[2] e o impacto da recidiva na sobrevida é um pouco controversa.

Quando é feita a radioterapia como tratamento local definitivo em sarcomas sinoviais considerados não ressecáveis, o controle local e a sobrevida são insatisfatórios.[3] A radioterapia primária não deverá ser considerada como alternativa adequada para um tumor ressecável. Entretanto, uma vez realizada uma cirurgia conservadora, especialmente se existem margens positivas, então a radioterapia tem demonstrado reduzir o risco de recorrência local.[4,5]

A quimioterapia intravenosa pré-operatória (neoadjuvante) com a intenção de cirurgia para conservação do membro tem sido realizada com sucesso modesto,[6] mas não há dados de estudos clínicos comparativos para orientar o aconselhamento aos pacientes. Ao se considerar a quimioterapia para um paciente adequado, o tratamento de combinação com doxorrubicina e ifosfamida (em doses superiores a 9 g/m$^2$) é recomendado em razão das altas taxas de resposta, em comparação com o tratamento com agente único.[3]

A perfusão do membro isolado é uma técnica nova em que a circulação de um membro é transferida para um circuito isolado (usando equipamento de derivação cardíaca). Isso permite infundir no membro substâncias em concentrações maiores, que seriam toleráveis na circulação sistêmica por administração endovenosa.[7] A combinação do fator de necrose tumoral α com melphalan tem apresentado resultados particularmente bem-sucedidos.[8]

A radioterapia pré-operatória também pode ser uma opção de tratamento para esse paciente, pois apresenta várias vantagens sobre a radioterapia pós-operatória. Pode-se usar dose mais baixa e volume alvo menor, reduzindo-se assim o risco de efeitos locais tardios, particularmente a artropatia. Um estudo recente, randomizado de radioterapia pré e pós-operatória mostrou aumento no risco de complicações da incisão operatória no braço pré-operatório (35% versus 17% no braço pós-operatório; $P = 0,01$).[9] Entretanto, isso pode ser administrável com as técnicas modernas como a radioterapia de intensidade modulada (IMRT).

Essa ampla variedade de opções de tratamento ilustra a complexidade de tratamento dos sarcomas de partes moles em geral e destaca a necessidade de informações especializadas de uma equipe multidisciplinar de especialistas. A decisão final precisa ser discutida com a devida sensibilidade com o paciente e sua família, para se chegar a um plano de tratamento que incorpore os melhores cuidados médicos possíveis e seja aceitável pelo paciente.

## Qual é a evidência para administrar quimioterapia adjuvante a esse paciente após a cirurgia?

Os sarcomas sinoviais são tumores de alto grau com alto risco (~ 50%) de metástases. Portanto, existe base lógica nítida para se considerar a terapia sistêmica como adjuvante à cirurgia. Entretanto, os resultados de uma metanálise de vários estudos clínicos randomizados de pequeno porte de quimioterapia à base de doxorrubicina não sugerem melhora na sobrevida geral.[10,11] Esse resultado talvez seja consequência desses estudos terem incluído uma grande variedade de subtipos de sarcomas de partes moles, incluindo leiomiossarcoma, lipossarcoma, angiossarcoma e até o tumor do estroma gastrointestinal. Parece que o sarcoma sinovial é um tumor mais sensível à quimioterapia que os outros tipos de sarcoma adulto de partes moles. Por exemplo, uma série não randomizada mostrou taxa de resposta de 58% para pacientes com sarcoma sinovial metastático[12] em comparação com 28 a 47% apresentados em outra série de subtipos mistos de sarcomas de partes moles. Na prática com sarcoma de adultos, portanto, a quimioterapia adjuvante é recomendada somente em estudos clínicos. Isso pode criar um conflito com a prática padronizada em oncologia pediátrica, onde o tratamento adjuvante pode ser aconselhado como padronizado.[13] A resolução harmoniosa de diferenças interdisciplinares no melhor interesse do paciente é outro desafio frequentemente encontrado no tratamento de pacientes nesse grupo etário.[14,15]

## Conclusão

É importante envolver esse paciente jovem e certificar-se de que ele compreende o diagnóstico e o tratamento, além de se discutir com ele a possibilidade de quimioterapia adjuvante. Essas situações nunca são fáceis, mas podem se complicar ainda mais por questões psicossociais relacionadas com a idade do paciente e os relacionamentos familiares.

## 📖 Leituras Complementares

1. Grinyer A. *Cancer in Young Adults: Through Parents' Eyes*. Milton Keynes: Open University Press, 2002.
2. Brennan MF, Casper ES, Harrison LB. The role of multimodality therapy in soft tissue sarcoma. *Surgery* 1991; **214**: 328-36.
3. Patel SR, Vadhan-Raj S, Burgess MA, Plager C, Papadopolous N, Jenkins J, Benjamin RS. Results of two consecutive trials of dose intensive chemotherapy with doxorubicin and ifosfamide in patients with sarcomas. *An J Clin Oncol* 1998; **21**: 317-21.
4. Fein DA, Lee WR, Lanciano RM, Corn BW, Herbert SH, Hanlon AL, Hoffman JP, Eisenberg BL, Coia LR. Management of extremity soft tissue sarcomas with limb-sparing surgery and postoperative irradiation: do total dose, overall treatment time, and the surgery-radiotherapy interval impact on local control? *Int J Radiat Oncol Biol Phys* 1995; **32**: 969-77.
5. Yang JC, Chang AE, Baker AR, Sindelar WF, Danforth DN, Topalian SL, DeLaney T, Glatstein E, Steinberg SM, Merino MJ, Rosenberg SA. Randomized prospective study of the benefit of adjuvant radiation therapy in the treatment of soft tissue sarcomas of the extremity. *J Clin Oncol* 1998; **16**: 197-203.
6. Grobmyer SR, Maki RG, Demetri Gl), Mazumdar M, Riedel E, Brennan MF, Singer S. Neoadjuvant chemotherapy for primary high-grade extremity soft tissue sarcoma. *Ann Oncol* 2004; **15**: 1667-72.
7. Eggermont AM, de Wilt JH, ten Hagen TL. Current uses of isolated limb perfusion in the clinic and a model system for new strategies. *Lancet Oncol* 2003; **4**: 429-37.
8. Eggermont AM, Schraffordt Koops H, Klausner JM, Kroon BB, Schlag PM, Lienard D, van Geel AN, Hoekstra HJ, Meller I, Nieweg OE, Kettelhack C, Ben-Ari G, Pector JC, Lejeune Fl. Isolated limb perfusion with tumour necrosis factor and melphalan for limb salvage in 186 patients with locally advanced soft tissue extremity sarcomas. The multicenter European experience. *Ann Surg* 1996; **224**: 756-64.
9. O'Sullivan B, Davis AM, Turcotte R, Bell R, Catton C, Chabot P, Wunder J, Kandel R, Goddard K, Sadura A, Pater J, Zee B. Preoperative vs postoperative radiotherapy in soft-tissue sarcoma of the limbs: a randomised trial. *Lancet* 2002; **359**: 2235-41.
10. Adjuvant chemotherapy for localised resectable soft tissue sarcoma of adults: meta-analysis of individual data. Sarcoma meta-analysis collaboration. *Lancet* 1997; **350**: 1647-54.
11. Bramwell VH. Adjuvant chemotherapy for adult soft tissue sarcoma: is there a standard of care? *J Clin Oncol* 2001; **19**: 1235-7.
12. Spurrell EL, Fisher C, Thomas JM, Judson IR. Prognostic factors in advanced synovial sarcoma: an analysis of 104 patients treated at the Royal Marsden Hospital. *Ann Oucol* 2005; **16**: 437-44.
13. Ferrari A, Brecht IB, Koscielniak E, Casanova M, Scagnellato A, Bisogno G, Maggio R, Cecchetto G, Catania S, Meazza C, Int-Veen C, Kirsch S, Dantonello T, Carli M, Treuner J. The role of adjuvant chemotherapy in children and adolescents with surgically resected, high-risk adult-type soft tissue sarcomas. *Pediatr Blood Cancer*. 2005; **45**: 128-34.
14. Okcu MF, Despa S, Choroszy M, Berrak SG, Cangir A, Jaffe N, Raney RB. Synovial sarcoma in children and adolescents: thirty-three years of experience with multimodal therapy. *Med Pediatr Oncol* 2001; **37**: 90-6.
15. Ferrari A, Gronchi A, Casanova M, Meazza C, Gandola L, Collini P, Lozza L, Bertulli R, Olmi P, Casali PG. Synovial sarcoma: a retrospective analysis of 271 patients of all ages treated at a single institution. *Cancer* 2004; **101**: 627-34.

## PROBLEMA

# 11 Compressão da Medula Espinal

### Caso Clínico

Uma mulher de 56 anos anteriormente saudável apresenta-se com paraparesia de 24 horas de duração com história anterior de 4 semanas de mal-estar leve e dor progressiva nas costas. A ressonância magnética de urgência da coluna vertebral revela lesões vertebrais destrutivas em T8-T9 causando compressão da medula espinal (Fig. 11.1). A radiografia de tórax mostra presença de infiltrado no lobo inferior direito.

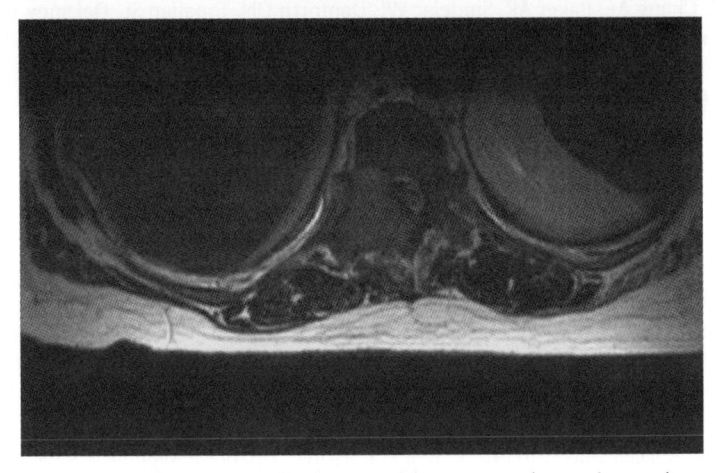

**Fig. 11.1** Detalhe da ressonância magnética mostrando metástase de partes moles epidurais invadindo o canal da medula e a medula ao nível de uma vértebra torácica.

**Quais malignidades subjacentes você consideraria no diagnóstico diferencial?**

**Qual é o tratamento imediato?**

**Quais são as opções de tratamento e como a decisão deverá ser baseada?**

## Fundamentos

**Quais malignidades subjacentes você consideraria no diagnóstico diferencial?**

O câncer de mama é comum em mulheres nessa faixa etária e pode se apresentar dessa maneira. Os achados da radiografia de tórax podem ser devidos a uma lesão obstrutiva brônquica, de modo que o carcinoma primário de pulmão com metástase para a coluna deverá ser considerado. O cenário de lesões ósseas destrutivas localizadas também se encaixa no diagnóstico de mieloma múltiplo, que pode se apresentar com infecção simultânea do trato respiratório em decorrência da supressão imune associada.

Outras malignidades menos comuns com que podem ocasionar metástases ósseas e compressão da medula espinal incluem os cânceres renal e da tireoide. O linfoma pode se apresentar em quase todos os cenários clínicos e deverá sempre ser considerado no diagnóstico diferencial de compressão metastática da medula espinal.

## Discussão

**Qual é o tratamento imediato?**

A compressão metastática da medula espinal (CMME) é uma emergência oncológica, pois o processo e os déficits neurológicos consequentes são remediáveis se tratados precocemente. A compressão extrínseca da medula, seja por fragmentos ósseos ou por tumor metastático, leva ao edema vasogênico. Nesse estágio, o processo é potencialmente reversível, mas se o edema progredir para a isquemia, o processo levará à morte neuronal e ao déficit neurológico permanente.

A terapia com dexametasona em dose elevada deverá ser iniciada imediatamente, pois os esteroides podem desempenhar papel vital na redução do edema, inibindo a síntese da prostaglandina e possivelmente levando à redução *(downregulation)* do fator de crescimento endotelial vascular. Algumas evidências sugerem que pacientes tratados com altas doses de corticosteroides (ou seja, dexametasona, 100 mg) apresentam melhora na função motora e manutenção mais duradoura da deambulação, em comparação com aqueles tratados com doses moderadas (ou seja, dexametasona, 10-30 mg) (revisado em Loblaw *et al.*[1]). Isso ocorre à custa de reações adversas graves mais frequentes relacionadas com o uso de esteroides. Um estudo de fase II sugeriu que em pacientes com função motora satisfatória à época do diagnóstico de CMME, os corticosteroides podem ser dispensados antes do tratamento radioterápico,[2] mas essa omissão não é prática padrão.

**Quais são as opções de tratamento e como a decisão deverá ser baseada?**

A escolha do tratamento de emergência inicial definitivo para CMME está entre a cirurgia e a radioterapia. Pacientes selecionados deverão ser considerados para cirurgia, a saber: aqueles com instabilidade da coluna vertebral, com fragmentos ósseos como causa da compressão da medula e pacientes com deterioração rápida e sem diagnóstico histológico.

O papel da cirurgia na CMME foi mostrado em um estudo clínico controlado e randomizado.[3] A população do estudo consistiu em pacientes com estado geral relativamente bom, com compressão da medula espinal em um único local, comprovada por ressonância magnética, pelo menos um sintoma neurológico e/ou paraparesia de até 48 horas da entrada no estudo. Os pacientes foram randomizados para receberem ou cirurgia de descompressão seguida de radioterapia (30 Gy em 10 frações) ou só radioterapia. A análise inicial mostrou diferença nítida na proporção de pacientes capazes de andar após a cirurgia (84%), em comparação com aqueles que só receberam a radioterapia (57%) ($P = 0,001$). Além disso, os pacientes submetidos à cirurgia permaneceram deambulatórios por mais tempo e apresentaram taxas mais altas de continência, força muscular e habilidade funcional que aqueles não operados. Houve também redução significativa na necessidade de analgésicos opioides e de corticosteroides no grupo cirúrgico. Nesse estudo, as taxas de mortalidade de 30 dias não foram significativamente diferentes entre os dois grupos, mas valores de 0 a 13% para mortalidade pós-operatória e de 0 a 54% para complicações pós-operatórias já foram citados em outros estudos. Em geral, as taxas de complicação para ressecção de corpos vertebrais são mais altas que para a laminectomia. Portanto, os benefícios da cirurgia precisam ser avaliados contra o potencial da morbidade e a mortalidade; é obrigatória a seleção cuidadosa dos pacientes.

Para a maioria dos pacientes com CMME, a radioterapia imediata é o tratamento definitivo. O objetivo da radioterapia é o de descomprimir a medula espinal e as raízes nervosas por indução-alvo da morte celular, evitando assim a progressão dos déficits neurológicos e levando ao alívio da dor, assim como a melhora da função motora. Um estudo prospectivo de avaliação das taxas de resposta à radioterapia em CMME (dose total 30 Gy) informou recuperação da deambulação em 11% dos pacientes com paraplegia, em 60% dos pacientes com paraparesia e 94% dos pacientes com deambulação assistida;[4] 44% dos pacientes com disfunção esfincteriana apresentaram melhora na função, e 54% dos pacientes com dores nas costas tiveram resolução completa. A evidência sugere que pacientes com CMME resultante de tumor de partes moles respondem melhor à radioterapia que aqueles com colapso ósseo ou fragmentos ósseos como causa.[4-7] Outros fatores prognósticos importantes para resposta após o tratamento com radioterapia incluem:

- Histologia favorável (câncer de mama, mieloma múltiplo, câncer de próstata, linfoma, câncer renal).
- Ausência de metástases viscerais.
- Desenvolvimento mais lento da disfunção motora.
- Intervalo longo entre o diagnóstico de câncer e a CMME.
- Função deambulatória satisfatória antes do tratamento.

A maioria dos pacientes com compressão da medula espinal tem expectativa de vida limitada, em meses. Entretanto, os pacientes com histologia favorável podem viver por mais tempo. A sobrevida é comprometida por[6-8] escore de desempenho insatisfatório, progressão rápida da disfunção motora, presença de metástases viscerais e outras metástases ósseas e piora dos sintomas após a radioterapia.

Os esquemas de radioterapia para CMME precisam ser individualizados para levar em conta essa expectativa de vida, entre outros fatores. Rades et al.[9] examinaram retrospectivamente os resultados de cinco programas de radioterapia administrados em um período de 11 anos (1992-2003) a 1.304 pacientes. Os programas de $1 \times 8$ Gy, $5 \times 4$ Gy, $10 \times 3$ Gy, $15 \times 2,5$ Gy e $20 \times 2$ Gy foram avaliados quanto ao impacto sobre a função motora, o estado de deambulação e as recorrências no campo da radioterapia. Nenhum regime conferiu, individualmente, qualquer vantagem acentuada sobre os demais quando se avaliaram os resultados funcionais imediatos. Entretanto, após 2 anos, as recorrências no campo da radioterapia foram significativamente reduzidas com os regimes mais prolongados.

Um estudo randomizado, de publicação recente, com quase 300 pacientes tratou a questão do regime satisfatório em pacientes com prognóstico ruim. Os critérios de elegibilidade incluíram pacientes com doença progressiva e CMME diagnosticada por ressonância magnética e/ou tomografia computadorizada, sem indicação para cirurgia inicial, com expectativa de vida curta (inferior a 6 meses para histologia de alto risco ou histologia de risco favorável, mas com baixo escore de desempenho e disfunção motora e/ou do esfíncter). Esses critérios foram feitos para excluir aqueles pacientes em que a cirurgia ou a radioterapia de curso prolongado seriam apropriadas como tratamento inicial. Os pacientes foram randomizados para receber ou um programa de curta duração de 8 Gy × 2, administrado com intervalos de uma semana, ou um programa de curso dividido de 5 Gy × 3, 4 dias de repouso e a seguir 3 Gy × 5. Não se observaram diferenças notáveis na toxicidade, taxa de resposta, duração da resposta ou da sobrevida. Os autores concluíram que, para pacientes com prognóstico de meses de vida, os programas de curta duração são eficazes e podem ser apropriados para limitar potencial toxicidades do tratamento e minimizar o número de visitas ao hospital.[10] Entretanto, para pacientes com prognóstico favorável, a radioterapia de curso prolongado deverá ser considerada para reduzir o risco de recidivas no campo irradiado.

Em caso de recorrência da doença em um campo de radioterapia realizada, as opções para o tratamento complementar incluem cirurgia, quimioterapia sistêmica (dependendo do tipo de tumor), radioterapia complementar e os melhores cuidados de suporte possíveis. O papel da cirurgia no local da compressão em um campo de radioterapia anterior é difícil. Por outro lado, parece haver maior limitação na possibilidade de administrar uma segunda dose efetiva de radioterapia por causa da tolerância dos tecidos. Além disso, morbidade cirúrgica significativamente mais alta tem sido citada em pacientes que receberam radioterapia anterior.[11]

## Conclusão

As opções para o tratamento definitivo da paciente do caso citado são, portanto, a radioterapia, a cirurgia ou a quimioterapia, se o tumor for altamente sensível a essa última opção, ou seja, mieloma múltiplo, linfoma etc. Essa paciente é jovem e anteriormente saudável, com doença espinal limitada. Além disso, não há diagnóstico histológico, e seus sintomas neurológicos são de curta duração e potencialmente reversíveis. Em vista disso, ela seria candidata à cirurgia, possivelmente seguida de radioterapia, dependendo do diagnóstico histológico. Se ela apresentar um câncer sensível à quimioterapia, então esse tratamento imediato poderia ser considerado após a cirurgia.

## Leituras Complementares

1. Loblaw DA, Perry J, Chambers A, Laperriere NJ. Systematic review of the diagnosis and management of malignant extradural spinal cord compression: the Cancer Care Ontario Practice Guidelines Initiative's Neuro-Oncology Disease Site Group. *J Clin Oncol* 2005; **23**: 2028-37.
2. Maranzano E, Latini P, Beneventi S, Perruci E, Panizza BM, Aristei C, Lupattclli M, Tonato M Radiotherapy without steroids in selected metastatic spinal cord compression patients: a phase I I trial. *Am J Clin Oncol* 1996; **19**: 179-83.
3. Patchell RA, Tibbs PA, Regine WF, Payne R, Saris S, Kryscio RJ, Mohiuddin M, Young B. Direct decompression surgical resection in the treatment of spinal cord compression caused by metastatic cancer: a randomised trial. *Lancet* 2005; **366**: 643-8.
4. Maranzano E, Latini P. Effectiveness of radiation therapy without surgery in metastatic spinal cord compression: final results from a prospective trial. *Int J Radiat Oncol Biol Phys* 1995; **32**: 959-67.

5. Pigott K, Baddeley H, Maher EJ. Pattern of disease in spinal cord compression on MRI scan and implications for treatment. *Clin Oncol (R Coll Radiol)* 1994; **6**: 7-10.
6. Helweg-Larsen S, Sorensen PS, Kreiner S. Prognostic factors in metastatic spinal cord compression: a prospective study using multivariate analysis of variables influencing survival and gait function in 153 patients. *Int J Radiat Oncol Biol Phys* 2000; **46**: 1163-9.
7. Rades D, Veninga T, Stalpers LJ, Schulte R, Hoskin PJ, Poortmans P, Schild SE, Rudat V. Prognostic factors predicting functional outcomes, recurrence-free survival, and overall survival after radiotherapy for metastatic spinal cord compression in breast cancer patients. *Int J Radiat Oncol Biol Phys* 2006; **64**: 182-8.
8. Rades D, Fehlauer F, Schulte R, Veninga T, Stalpers LJ, Basic H, Bajrovic A, Hoskin PJ, Tribius S, Wildfang I, Rudat V, Engenhart-Cabilic R, Karstens JH, Alberti W, Dunst J, Schild SE. Prognostic factors for local control and survival after radiotherapy of metastatic spinal cord compression. *J Clin Oncol* 2006; **24**: 3388-93.
9. Rades D, Stalpers LJ, Veninga T, Schulte R, Hoskin PJ, Obralic N, Bajrovic A, Rudat V, Schwarz R, Hulshof MC, Poortmans P, Schild SE. Evaluation of five radiation schedules and prognostic factors for metastatic spinal cord compression. *J Clin Oncol* 2005; **23**: 3366-75.
10. Maranzano E, Bellavita R, Rossi R, De Angelis V, Frattegiani A, Bagnoli R, Mignogna M, Beneventi S, Lupattelli M, Ponticelli P, Biti GP, Latini P. Short-course versus split-course radiotherapy in metastatic spinal cord compression: results of a phase III, randomized, multicenter trial. *J Clin Oncol* 2005; **23**: 3358-65.
11. Ghogawala Z, Mansfield F, Borges L. Spinal radiation before surgical decompression adversely affects outcomes of surgery for symptomatic metastatic spinal cord compression. *Spine* 2001; **26**: 818-24.

# SEÇÃO TRÊS

# 3

# Oncologia Urológica

12  Tumores Primários de Células Germinativas
13  Câncer Avançado do Testículo
14  Câncer da Bexiga
15  Câncer Avançado da Bexiga
16  Opções de Tratamento em Câncer de Próstata Precoce
17  Opções de Tratamento em Câncer de Próstata Localmente Avançado
18  Opções de Tratamento em Câncer de Próstata Recidivante
19  Opções de Tratamento em Câncer de Próstata Refratário à Terapia Hormonal
20  Triagem em Câncer de Próstata
21  Terapia de Ablação Local em Câncer Renal
22  Câncer Peniano

## PROBLEMA

## 12 Tumores Primários de Células Germinativas

### Caso Clínico

Um paciente de 26 anos sem história clínica ou sexual anterior significativa se apresenta no consultório de seu clínico geral com história de inchaço dolorido no testículo esquerdo, há uma semana. Ele é tratado, de início, como epididimorquite com antibióticos, mas os sintomas não desaparecem. Ele é então encaminhado com urgência a um urologista. A avaliação clínica e a investigação escrotal por ultrassonografia revelam lesão altamente suspeita no testículo esquerdo, e o paciente é submetido à orquidectomia inguinal radical, que confirma a presença de tumor de células germinativas invadindo a *rete testis* (rede de canais), mas não o cordão espermático. Observa-se também invasão linfovascular. O estadiamento pós-operatório é negativo.

**Qual é o diagnóstico diferencial inicial?**

**Quais exames pré e pós-operatórios são essenciais para estadiar completamente esse paciente e em que estádio ele se encontra?**

**Quais tratamentos adjuvantes deveriam ser considerados se o exame histológico revelasse um tumor de células germinativas não seminomatosas (TCGNS)?**

**Qual tratamento adjuvante deveria ser considerado se o exame histológico revelasse um seminoma?**

## Fundamentos

### Qual é o diagnóstico diferencial inicial?

Os tumores testiculares geralmente se apresentam como nódulos testiculares indolores ou inchaço de todo o testículo, e a dor aguda só manifesta-se em 10% dos casos. O diagnóstico diferencial de massa testicular inclui: epididimite/epididimorquite, torção testicular, varicocele, hidrocele e hematoma. Até 40% dos pacientes podem apresentar sensação de peso ou dor no escroto ou na região perianal.

### Quais exames pré e pós-operatórios são essenciais para estadiar completamente esse paciente e em que estádio ele se encontra?

Os marcadores tumorais β-gonadotrofina coriônica humana (β-hCG), α-fetoproteína (AFP) e desidrogenase láctica (DHL) são indicadores prognósticos vitais, usados para estratificar pacientes em grupos de prognóstico de acordo com as diretrizes do *International Germ Cell Cancer Collaborative Group* (IGCCCG)[1], se os pacientes tiverem doença metastática. Esses marcadores não são específicos para tumores de células germinativas e podem, às vezes, se mostrar falsamente elevados (p. ex., o uso de maconha e danos hepáticos podem aumentar os níveis de β-hCG e de AFP, respectivamente). Em 25% dos pacientes portadores de TCGNS esses níveis não aumentam; somente até 35% dos seminomas produzem β-hCG, e os seminomas puros não produzem AFP. Após a cirurgia, os marcadores tumorais deverão ser repetidos caso tenham se mostrado elevados antes da operação. Medições semanais em série são exigidas até que os valores voltem ao normal, para assegurar que os níveis estão caindo de acordo com a meia-vida sérica desses marcadores (18-36 horas para β-hCG e 4-5 dias para AFP). Se isso não ocorrer, o diagnóstico será de doença metastática.

A investigação pós-operatória por imagens consiste em uma tomografia computadorizada (TC) do tórax, abdome e pelve para o estadiamento completo do paciente. A tomografia por emissão de pósitron (PET) não demonstrou utilidade para confirmar a doença em estádio 1.

O paciente do caso clínico está no estádio 1B,[2] igual a pT2 N0 M0 S0. A invasão da *rete testis*, embora prognóstica para seminomas, não faz parte do sistema de estadiamento; entretanto, a invasão da *tunica vaginalis* passará o tumor para pT2, assim como a presença de invasão linfovascular.

## Discussão

### Quais tratamentos adjuvantes deveriam ser considerados se o exame histológico revelasse um tumor de células germinativas não seminomatosas (TCGNS)?

A taxa de cura de pacientes com TCGNS em estádio 1 é de aproximadamente 99%. Por isso, o tratamento passou a se concentrar em reduzir a morbidade associada à terapia. Há três opções principais para o tratamento de TCGNS em estádio 1 (Fig. 12.1).[3,4]

*Vigilância*

A vigilância envolve comprometimento sólido tanto do paciente quanto do oncologista, com a obediência total aos protocolos de acompanhamento e só é apropriada para pacientes altamente motivados, com baixo risco de recaída. A seleção cuidadosa de pacientes, por meio de achados histopatológicos para estratificar pacientes em grupos de alto e de baixo riscos, assim como

## Problema 12 Tumores Primários de Células Germinativas

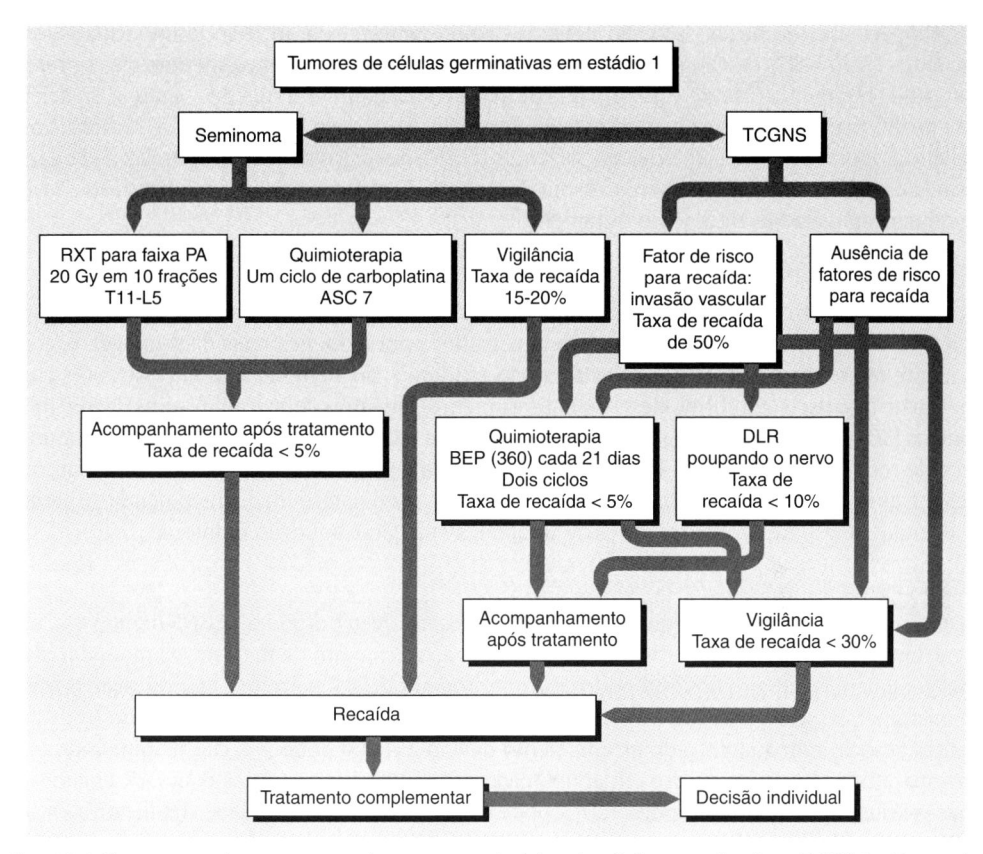

**Fig. 12.1** Fluxograma de tratamento de tumores primários de células germinativas. TCGNS = Tumor de células germinativas não seminomatosas; DLR = dissecção de linfonodos retroperitoneais; ASC = área sob a curva; RXT = radioterapia; PA = nódulos para-aórticos.

para a educação sólida do paciente sobre a importância de obedecer ao regime de acompanhamento faz da vigilância uma boa opção para o tratamento de TCGNS em estádio 1.

O TCGNS em estádio 1 tem taxa de recaída de 25 a 30%, e 95% dessas recaídas ocorrem nos primeiros 2 anos após a orquidectomia – 55 a 80% dos casos ocorrem no retroperitôneo, 15 a 30%, nos pulmões e 10 a 20% representam apenas alterações nos marcadores. Os pacientes raramente apresentam recaída em mais de um órgão visceral. Foi verificado que o risco relativo (RR) da recaída correlaciona-se com quatro características histológicas essenciais:[5]

- Invasão de vasos sanguíneos:
- Invasão de vasos linfáticos:
- Ausência dos elementos do saco vitelino:
- Presença de elementos de carcinoma de células embrionárias:

3-4 características – RR 58%
2 características – RR 24%
1 característica – RR 10%
nenhuma característica – RR 0%.

O fator isolado mais importante para prognosticar recaída é a invasão linfovascular, que está associada a 40-50% de risco.

Os pacientes de baixo risco são definidos como aqueles sem invasão linfovascular. Esses pacientes têm 75-85% de chance de não precisarem de tratamento complementar, mas se recaírem, ainda terão uma taxa de cura próxima de 100% com a quimioterapia de resgate. Os pacientes em alto risco são aqueles com invasão linfovascular, com risco significativo de recaída. Com vigilância rigorosa, mais de 98% desses pacientes terão a doença em estádio favorável à época da recaída e serão curados com quimioterapia de resgate. Entretanto, muitos médicos são a favor de quimioterapia adjuvante nesse tratamento.

*Terapia adjuvante*

A base lógica para a quimioterapia adjuvante é a de tratar a doença sistêmica oculta com menos ciclos de quimioterapia que o que seriam necessários para a doença mais disseminada e, consequentemente, menos tóxica. Um estudo não randomizado demonstrou, em pacientes com doença de alto risco (conforme descrito anteriormente), que dois cursos adjuvantes de BEP (bleomicina [30.000 UI], etoposida [360 mg/m$^2$] e cisplatina [100 mg/m$^2$]) a cada 21 dias reduziram o risco de recaída de 40% para 1-2%.[6] A taxa geral de cura é superior a 99%, e os efeitos colaterais incluem as toxicidades a curto prazo e os riscos a longo prazo à fertilidade (recomenda-se garantir estoque de espermatozoides antes da terapia), à audição e à função pulmonar.

*Dissecção de linfonodos retroperitoneais (DLR)*

A DLR é mais popular nos EUA que na Europa e se desenvolveu porque o TCGNS demonstra, em geral, um padrão ordenado de disseminação, com o aparecimento de metástase linfonodal regional geralmente primeiro nos linfonodos retroperitoneais. A DLR permite a identificação precisa de micrometástases e, portanto, o estadiamento patológico preciso. Uma boa proporção de pacientes acaba tendo aumento do estadiamento devido à DLR e pode precisar de quimioterapia pós-operatória. A recaída ocorre em aproximadamente 10% dos pacientes com DLR negativa e quase exclusivamente nos pulmões. A DLR pode estar associada à morbidade significativa, incluindo a disfunção ejaculatória.

Em virtude da presença de invasão linfovascular, em muitas instituições o paciente do caso clínico receberia quimioterapia adjuvante, com 2 ciclos de BEP.

## Qual tratamento adjuvante deveria ser considerado se o exame histológico revelasse um seminoma?

Cerca de 80% de todos os pacientes com seminomas apresentam-se com a doença em estádio 1, para a qual há três opções (Fig. 12.1).

*Vigilância*

Nos seminomas, a vigilância é potencialmente menos confiável que no TCGNS. Não há bons marcadores tumorais, e os seminomas têm o potencial de recaída tardia, de até 10 anos após a orquidectomia. Em virtude do risco dessa recaída tardia, os pacientes precisam ser especialmente motivados. Cerca de 20% dos pacientes sob vigilância terão recaída, 80% das quais ocorrerão nos linfonodos retroperitoneais. Isso vai exigir doses mais altas de radioterapia ou quimioterapia mais intensa que aquela do tratamento adjuvante. O risco de recaída será maior se o tumor tiver 4 cm ou mais (20-35% comparado com 5% se menor que 4 cm) ou invadir a *rete testis*. Os protocolos para vigilância são similares àqueles usados para o acompanhamento de TCGNS.

*Radioterapia adjuvante*

Tradicionalmente, a radioterapia adjuvante tem sido o tratamento preferido, pois os seminomas são muito sensíveis à radioterapia, e sua recaída ocorre caracteristicamente no retroperitônio.

Com essa abordagem, as taxas de recaída foram reduzidas para 3-4%, a maioria dos casos fora do campo de tratamento. Para minimizar a toxicidade, tanto o volume tratado como a dose administrada foram reduzidos. Hoje, a terapia padrão é tratar somente os linfonodos para-aórticos (borda superior de T11 até a borda inferior de L5) e os linfonodos ipsolaterais do hilo renal. Os linfonodos ilíacos e inguinais só são cobertos pela adição de uma curva fechada *(dog leg)* ipsolateral em caso de cirurgia anterior inguinoscrotal.[7] Essa modificação do campo da radioterapia resulta em menos azoospermia (11% *versus* 35% anteriores) e não altera o número total de recaídas. Em razão da sensibilidade dos seminomas à radioterapia a dose usada no tratamento adjuvante foi reduzida para 20 Gy em 10 frações.[8] Esse regime resulta na mesma taxa de sobrevida livre de progressão (97% sobrevida de 4 anos livre de progressão) e em toxicidade aguda menor que aquela de 30 Gy em 15 frações. Os efeitos colaterais da radioterapia incluem toxicidade gastrointestinal aguda (náusea, vômito e diarreia) e o risco potencial de uma segunda malignidade.

### Quimioterapia adjuvante

Os seminomas são muito sensíveis à quimioterapia à base de platina. A quimioterapia adjuvante à base de carboplatina tem sido investigada, pois seu perfil de toxicidade aguda é muito semelhante àquele da radioterapia, com a desvantagem potencial de efeitos tardios (particularmente infertilidade e malignidades secundárias). O estudo clínico TE19 comparou a radioterapia com carboplatina (área sob a curva 7).[9] Após 4 anos de acompanhamento, não houve diferença na taxa de recaída, embora o padrão de recaída fosse diferente, com mais recaídas pélvicas na radioterapia adjuvante e mais recaídas retroperitoneais com a carboplatina. Houve também uma sugestão de mais malignidades secundárias no grupo tratado com radioterapia.

## Conclusão

Para a doença em estádio 1, é necessário tratar a questão do risco de recaída *versus* a toxicidade do tratamento. As opções deverão ser discutidas com o paciente.

## Leituras Complementares

1. International Germ Cell Consensus classification: a prognostic factor-based staging system for metastatic germ cell cancers. *J Clin Oncol* 1997; **15**: 594.
2. American Joint Committee on Cancer. Cancer Staging Manual, 6th edition. AJCC, 2002
3. Royal College of Radiologists' COIN Guidelines on the management of adult testicular germ cell tumours. *Clin Oncol* 2000; **12**: S173.
4. European consensus on the diagnosis and treatment of germ cell cancer: a report of the European Germ Cell Cancer Consensus Group. *Ann Oncol* 2004; **15**: 1377.
5. Freedman LS, Parkinson MC, Jones WG, Oliver RT, Peckham MJ, Reed G, Newlands ES, Williams CJ. Histopathology in the prediction of relapse of patients with stage I testicular teratoma treated by orchidectomy alone. *Lancet* 1987; **2**: 294.
6. Cullen MH, Stenning SP, Parkinson MC, Fossa SD, Kaye SB, Horwich AH, Harland SJ, Williams MV, Jakes R. Short-course adjuvant chemotherapy in high-risk stage I nonseminomatous germ cell tumours of the testis: a Medical Research Council report. *J Clin Oncol* 1996; **14**: 1106-13.
7. Fossa SD, Horwich A, Russell JM, Roberts JT, Cullen MH, Hodson NJ, Jones WG, Yosef H, Duchesne GM, Owen JR, Grosch EJ, Chetiyawardana AD, Reed NS, Widmer B, Stenning SP. Optimal planning target volume for stage I testicular seminoma: a Medical Research Council

randomized trial. Medical Research Council Testicular Tumor Working Group. *J Clin Oncol* 1999; **17**: 1146.

8. Jones WG, Fossa SD, Mead GM, Roberts JT, Sokal M, Horwich A, Stenning SP. Randomised trial of 30 Gy vs 20 Gy in the adjuvant treatment of stage I testicular seminoma. A report on the Medical Research Council trial TE18, European organization for the research and treatment of cancer trial. *J Clin Oncol* 2005; **23**: 1200-8.

9. Oliver RT, Mason M, Von der Masse H, *et al.* on behalf of the MRC Testis Tumour Group and the EORTC GU Group. A randomised trial of single agent carboplatin with radiotherapy in the adjuvant treatment of stage I seminoma of the testis, following orchidectomy (MRC TE19). *Lancet* 2005; **366**: 293.

# PROBLEMA

# 13 Câncer Avançado do Testículo

## Caso Clínico

Um homem de 29 anos, anteriormente sadio, foi internado pelo setor de emergência e acidentes com história de testículo esquerdo inchado, perda de peso e, mais recentemente, dificuldade de respirar. A radiografia de tórax revela várias metástases pulmonares com $\alpha$-fetoproteína (AFP) de 65.000 ng/mL e $\beta$-gonadotrofina coriônica humana ($\beta$-hCG) de 205.000 UI/L.

A quais investigações complementares ele deveria ser submetido?

Qual é o prognóstico e o tratamento?

Se houver recaída, quais são as opções de quimioterapia disponíveis?

## Fundamentos

**A quais investigações complementares ele deveria ser submetido?**

A preocupação imediata é a estabilização do paciente. Uma tomografia computadorizada (TC) (cabeça, tórax, abdome e pelve) deverá ser feita para determinar a extensão da doença. O diagnóstico histológico não é obrigatório neste caso, pois atrasaria o tempo para o tratamento, e o diagnóstico de células germinativas não seminomatosas é evidente em virtude dos marcadores tumorais elevados (tanto AFP quanto $\beta$-hCG). Entretanto, se possível, esse diagnóstico é valioso, especialmente se o paciente estiver estável.

## Qual é o prognóstico e o tratamento?

O prognóstico de pacientes com câncer de células germinativas resulta da *International Germ Cell Consensus Classification* (IGCCC) publicada em 1997[1] (Tabela 13.1) e baseia-se na extensão da doença, nos marcadores tumorais e no sítio primário. A IGCCC foi desenvolvida por causa das variações nas classificações e nos sistemas de estadiamento usados no mundo inteiro, tornando difícil a comparação de dados dos estudos clínicos. Cerca de 60% de todos os pacientes com tumores não seminomas metastáticos ficam na categoria de prognóstico favorável, 25% na categoria intermediária e 15% na categoria de prognóstico ruim; 90% dos pacientes com seminoma metastático ficam na categoria de prognóstico favorável e 10% na intermediária. O tratamento baseia-se na classificação de prognóstico da IGCCC. O regime BEP (bleomicina, etoposida e cisplatina) é o regime universal de quimioterapia, e nenhum outro até o momento demonstrou ser superior a ele. A programação do tratamento e o número de ciclos dependem do prognóstico. Em 2001, a *European Organization for Research and Treatment of Cancer* (EORTC) publicou dados confirmando que para a doença com prognóstico favorável 3 ciclos de 3 dias de BEP (500 mg/m$^2$ da etoposida) eram suficientes, com sobrevida livre de progressão de 90,4% em 2 anos.[2] Para pacientes com prognóstico intermediário ou ruim, 4 ciclos de 5 dias de BEP é o padrão. A bleomicina é um componente importante do regime, mas na doença com prognóstico favorável, 4 ciclos de EP (500 mg/m$^2$ etoposida + cisplatina) demonstraram ser equivalentes a 3 ciclos de BEP.

**Tabela 13.1** *International Germ Cell Consensus Classification* (IGCCC)

| Prognóstico | Tumor de células germinativas não seminomatosas | Seminoma |
|---|---|---|
| Favorável | TODOS de:<br>Testículo ou retroperitoneal primário<br><br>Sem metástases viscerais não pulmonares (ou seja, somente metástases para o pulmão)<br>AFP < 1.000 ng/mL<br>β-hCG < 5.000 UI/L<br>DHL < 1,5 × ULN | Qualquer sítio primário<br>Sem metástases viscerais não pulmonares (ou seja, somente metástases para o pulmão)<br>AFP normal<br><br>Qualquer β-hCG, qualquer DHL |
| Intermediário | Testículo ou retroperitoneal primário<br>Sem metástases viscerais não pulmonares e QUALQUER de:<br>AFP > 1.000 – < 10.000 ng/m<br>β-hCG > 5.000 – < 50.000 UI/L | Qualquer sítio primário<br>Sem metástases viscerais não pulmonares<br>AFP normal<br>Qualquer β-hCG, qualquer DHL<br>DHL > 1,5 × < 10 × ULN |
| Ruim | QUALQUER de:<br>Mediastinal primário; metástases viscerais não pulmonares<br>AFP > 10.000 ng/mL<br>β-hCG > 50.000 UI/L<br>DHL > 10 × ULN | Sem pacientes neste grupo |

ULN = Limite superior do normal; AFP = α-fetoproteína; hCG = gonadotrofina coriônica humana; DHL = desidrogenase láctica.

## Discussão

Existe interesse significativo em melhorar o resultado usando diferentes regimes de quimioterapia. O *Medical Research Council* está investigando, atualmente, o regime CBOP/BEP (carboplatina, bleomicina, vincristina e cisplatina, seguidas por BEP). Um estudo de fase II mostrou 87,6% de sobrevida de 5 anos e levou a um estudo de fase III comparando esse regime com BEP, que está em fase de recrutamento. O paciente do caso clínico tem cerca de 50% de chance de sobrevida a longo prazo de acordo com a classificação do prognóstico, visto que ele está no grupo de prognóstico ruim. Assim, ele receberá 4 ciclos de BEP com dose padrão, a menos que ele decida participar de um estudo clínico; em alguns centros ele também receberia o fator estimulador de colônias.

Após a quimioterapia, os pacientes com doença residual no retroperitônio, e também no mediastino e no pescoço, deverão ser considerados para cirurgia, para livrá-los da doença. Se a revisão patológica da amostra ressecada confirmar tumor viável, isso será sugestivo de risco significativo de recaída. Os efeitos colaterais a longo prazo do tratamento também precisam ser considerados, pois uma proporção significativa de homens portadores de tumores de células germinativas é curada. As questões envolvem fertilidade, problemas psicológicos, doença cardiovascular, neuropatia, problemas de audição e tumores secundários.

### Se houver recaída, quais são as opções de quimioterapia disponíveis?

O câncer de células germinativas recorrente é ainda uma doença sensível à quimioterapia e potencialmente curável em cerca de 30% dos casos. Vários regimes para recaída usando citotóxicos, que demonstraram atividade no tratamento de recaídas, foram investigados. O melhor regime de resgate ainda precisa ser definido, mas a maioria dos pacientes tem sensibilidade à platina na recaída. O regime de resgate composto de vimblastina, etoposida e cisplatina está associado à taxa de resposta completa de 50% e de sobrevida a longo prazo de 30%.[4] Mais recentemente, o paclitaxel foi adicionado às outras drogas ativas, notadamente ifosfamida e cisplatina, com 19 a 77% de taxa de resposta completa[5,6] e 85% de sobrevida de 2 anos.[6] Os fatores prognósticos sugeridos na recaída são a resposta insatisfatória à terapia inicial, o intervalo livre de progressão inferior a 2 anos e o tumor primário não testicular.

A quimioterapia de alta dose foi investigada como tratamento de segunda ou de terceira linha. Vários estudos de fase II e análises retrospectivas demonstraram eficácia com toxicidade aceitável. A remissão completa e duradoura foi informada em 15 a 25% dos pacientes. Em uma série retrospectiva, o grupo de Einhorn (veja Batia *et al.*[7]) informou uma taxa livre da doença de 57% em um acompanhamento médio de 39 meses.[7] Entretanto, um estudo recente sugeriu não haver diferença no resultado entre o tratamento padrão convencional (cisplatina, ifosfamida e etoposida ou vimblastina) e a terapia de altas doses (carboplatina, etoposida e ciclofosfamida).[8] As taxas de resposta completa e parcial foram semelhantes nos dois braços e não houve diferenças significativas na sobrevida geral.

## Conclusão

Este paciente está no grupo de prognóstico ruim para essa categoria de câncer e tem cerca de 50% de chance de sobrevida a longo prazo. O tratamento envolveria normalmente 4 ciclos de BEP em dose padrão; se o câncer apresentar recaída, ele ainda poderá ser tratável.

## Leituras Complementares

1. International Germ Cell Cancer Collaborative Group. International germ cell consensus classification: A prognostic factor based staging system for metastatic germ cell cancers. *J Clin Oncol* 1997; **15**: 594-603.
2. de Wit R, Roberts JT, Wilkinson PM, de Mulder PH, Mead GM, Fossa SD, Cook P, de Prijck L, Stenning S, Collette L. Equivalence of three or four cycles of bleomycin, etoposide, and cisplatin chemotherapy and of a 3- or 5-day schedule in good-prognosis germ cell cancer: a randomized study of the European Organisation for Research and Treatment of Cancer Genitourinary Tract Cancer Cooperative Group and the Medical Research Council. *J Clin Oncol* 2001; **19**: 1629-40.
3. Christian J, Huddart, R, Norman A, Mason M, Fossa S, Aass N, Nicholl EJ, Dearnaley DP, Horwich A. Intensive induction chemotherapy with CBOP/BEP in patients with poor prognosis germ cell tumours. *J Clin Oncol* 2003; **21**: 871-7.
4. Loehrer PJ Sr, Gonin R, Nichols CR, Weathers T, Einhorn LH. Vinblastine plus ifosfamide plus cisplatin as initial salvage therapy in recurrent germ cell tumour. *J Clin Oncol* 1998; **16**: 2500-4.
5. Mead GM, Cullen MH, Huddart R, Harper P, Rustin GJ, Cook PA, Stenning SP, Mason M; MRC Testicular Tumour Working Party. A phase II trial of TIP (paclitaxel, ifosfamide and cisplatin) given as second-line (post BEP) salvage chemotherapy for patients with metastatic germ cell cancer: a Medical Research Council trial. 2005. *Br J Cancer* 2005; **93**: 178-84.
6. Motzer RJ, Sheinfeld J, Mazumdar M, Bajorin DF, Bost GJ, Herr H, Lyn P, Vlamis V. Paclitaxel, ifosfamide, and cisplatin second-line therapy for patients with relapsed testicular germ cell cancer. *J Clin Oncol* 2000; **18**: 2413-18.
7. Bhatia S, Abonour R, Porcu P, Seshadri R, Nichols CR, Cornetta K, Einhorn LH. High dose chemotherapy as initial salvage chemotherapy in patients with relapsed testicular cancer. *J Clin Oncol* 2000; **18**: 3346-51.
8. Pico JL, Rosti G, Kramar A, Wandt H, Koza V, Salvioni R, Theodore C, Lelli G, Siegert W, Horwich A, Marangolo M, Linkesch W, Pizzocaro G, Schmoll HJ, Bouzy J, Droz JP, Biron P; Genito-Urinary Group of the French Federation of Cancer Centers (GETUG-FNCLCC), France; European Group for Blood and Marrow Transplantation (EBMT). A randomised trial of high dose chemotherapy in the salvage treatment of patients failing first line platinum chemotherapy for advanced germ cell tumours. *Ann Oncol* 2005; **16**: 1152-9.

# PROBLEMA

# 14 Câncer da Bexiga

## 📁 Caso Clínico

Uma mulher, fumante, de 65 anos, anteriormente sadia, é internada na emergência com dor aguda bilateral na região lombar e anúria. Ela tem história de hematúria e disúria recorrentes nos últimos meses. Uma ultrassonografia revela que ela tem hidronefrose bilateral secundária à lesão no trígono da bexiga. Sua função renal é parcialmente restaurada com dilatadores *(stents)* uretéricos bilaterais.

**Quais são os próximos passos no exame minucioso diagnóstico dessa paciente?**

As biopsias confirmam a presença de um carcinoma de células transicionais (CCT) da bexiga que está invadindo o músculo, mas não vai além.

**Quais as opções de tratamento disponíveis?**

**Existe alguma evidência para o uso de quimioterapia adjuvante nesse tratamento?**

**Quais fatores podem influenciar a decisão de usar quimioterapia neoadjuvante nessa paciente em especial?**

**A quimioterapia adjuvante é uma opção razoável/válida?**

## 🔍 Fundamentos

### Quais são os próximos passos no exame minucioso diagnóstico dessa paciente?

O exame citológico por si só pode ser suficiente para confirmar a presença de lesão neoplásica, embora sua sensibilidade seja baixa para lesões de baixo grau. Apesar disso, a cistoscopia com exame sob anestesia é essencial para permitir o estadiamento clínico e patológico preciso. As biopsias obtidas de partes macroscopicamente normais da superfície da bexiga permitem a detecção de alterações, que influenciariam o tratamento. A investigação por imagens radiológicas demonstrará envolvimento linfonodal e/ou visceral e permitirá a estimativa da extensão local da doença. A tomografia computadorizada (TC) normalmente é adequada, mas lesões pequenas (< 1 cm), especialmente no trígono e na abóbada da bexiga, podem passar despercebidas, e a sensibilidade para doença linfonodal de baixo volume é muito baixa; a ressonância magnética pode ser preferível nessas circunstâncias. Por fim, o estadiamento completo deverá ser feito, incluindo TC do tórax e do abdome e, se houver dor nos ossos, uma cintilografia óssea.

## Quais as opções de tratamento disponíveis?

Para pacientes com doença localizada e músculo-invasiva, a escolha do tratamento está entre a cirurgia radical, com cistectomia e procedimentos de reconstrução subsequentes, e uma abordagem multimodal com preservação da bexiga e cistectomia em caso de recidiva. A quimioterapia neoadjuvante pode ser administrada com qualquer uma dessas opções. A radioterapia pré-operatória foi substituída, apesar do controle local melhorado, pois não demonstrou melhorar a sobrevida geral e por dificultar ainda mais os procedimentos de reconstrução urológica.[1]

## Discussão

Infelizmente, não há grandes estudos clínicos randomizados que tenham comparado diretamente as duas opções de tratamento (cirurgia radical *versus* tratamento multimodal). Estudos retrospectivos relativamente pequenos (n < 1.000) e com base na população (veja Chahal *et al.*[2]) sugeriram equivalência em termos de sobrevida geral, mas a questão não foi tratada prospectivamente. Uma metanálise de estudos clínicos mais antigos comparando a radioterapia pré-operatória seguida de cirurgia radical com a radioterapia radical descobriu um benefício para a cirurgia em termos de sobrevida geral.[3] Entretanto, ela incluiu somente três estudos clínicos pequenos, e os dois braços receberam certa quantidade de quimioterapia, dificultando assim a extrapolação dos resultados.

Estudos mais recentes demonstraram que, em grupos de pacientes cuidadosamente selecionados, abordagens multimodais incluindo a radioterapia radical e a quimioterapia (neo) adjuvante podem oferecer resultados comparáveis aos da cirurgia definitiva.[4] Os critérios de seleção pertinentes incluem: doença T2; função renal adequada para permitir a administração da quimioterapia; ausência de obstrução ureterica ou de hidronefrose associadas, e uma ressecção transuretral visivelmente completa do tumor da bexiga e resposta completa após a combinação de radio e quimioterapia. Essa abordagem é ideal para pacientes clinicamente não adequados para procedimentos cirúrgicos de grande porte, mas que podem tolerar o tratamento de combinação. Outros benefícios incluem a preservação da bexiga e geralmente de seu mecanismo de continência e, por isso, a qualidade de vida potencialmente melhorada.

Um estudo de fase II/III está em andamento atualmente no Reino Unido, visando a determinar a eficácia do tratamento conservador (quimioterapia neoadjuvante seguida de radioterapia) em comparação com o tratamento radical (quimioterapia neoadjuvante seguida de cistectomia radical).

Atualmente, várias técnicas estão disponíveis para cistoscopia, desde condutos ileais para reservatórios de contenção até neobexigas ortotópicas, que permitem níveis diferentes de resultados funcionais e da qualidade de vida subsequente. A escolha dependerá parcialmente da preferência do paciente e também das considerações médicas (como localização do tumor, cirurgia/radioterapia anterior e função renal pré-operatória) e de fatores como a idade psicológica do paciente, a destreza manual e o nível de suporte social.

Neste caso clínico, o tratamento multimodal não é recomendável em virtude da localização da doença, da obstrução ureterica e da disfunção renal. A opção preferida seria a cistectomia radical.

## Existe alguma evidência para o uso de quimioterapia adjuvante nesse tratamento?

Vários estudos tentaram demonstrar um benefício para a sobrevida a favor da quimioterapia pré-operatória para pacientes com câncer de bexiga músculo-invasivo. A maioria deles produziu, no máximo, resultados de significado estatístico incerto, por causa do pequeno tamanho das amostras e/ou dos regimes de tratamento subsatisfatórios. Entretanto, duas metanálises recentes[5,6] demonstraram que existe um benefício definido de 5 a 6% de sobrevida absoluta favorecendo o uso do tratamento neoadjuvante sobre o tratamento localizado. A morbidade relacionada com o tratamento representou uma questão, mas de modo geral ela foi considerada aceitável.

As metanálises mostram que os regimes com cisplatina conferem benefício evidente, em comparação com as alternativas, e o regime MVAC (metotrexato, vincristina, doxorrubicina e cisplatina) parece superior (pelo menos no tratamento metastático) à cisplatina como agente único e ao regime CISCA (cisplatina, ciclofosfamida e doxorrubicina). O uso de CM (metotrexato e cisplatina) é controverso, com um estudo mostrando não inferioridade[7] no tratamento adjuvante. A combinação gencitabina/cisplatina ainda não foi adequadamente testada nesse tratamento.

Em resumo, a evidência atual favorece o regime MVAC como o preferido, administrado em 3 ciclos pré-operatórios. Esse é o único regime com evidência de nível I (grandes estudos prospectivos, randomizados e controlados e as metanálises consequentes) a seu favor. O uso do regime MVAC de alta intensidade de dose (ciclos de 2 semanas com suporte do fator estimulador de colônias de granulócitos) também tem sido defendido. Ele tem o potencial de minimizar o atraso para o tratamento cirúrgico, tem melhor perfil de toxicidade e resultados se não melhores pelo menos similares, como demonstrado em estudo recente da *European Organization for Research and Treatment of Cancer* (EORTC) no tratamento paliativo. Entretanto, esse regime não foi avaliado formalmente no ambiente do tratamento adjuvante.

## Quais fatores podem influenciar a decisão de usar quimioterapia neoadjuvante nessa paciente em especial?

Nessa paciente relativamente jovem e, de outra maneira, sadia e adequada, o principal fator a determinar se ela deveria receber tratamento neoadjuvante será o grau de recuperação de sua função renal. Isso deverá ser estabelecido de maneira precisa, ou seja, por estimativa da liberação *(clearance)* de creatinina por medicina nuclear com EDTA, seguida de acompanhamento restrito durante todo o curso do tratamento.

## A quimioterapia adjuvante é uma opção razoável/válida?

As preocupações quanto ao atraso do tratamento afetando os resultados[9] provocaram investigações quanto ao uso da quimioterapia adjuvante pós-operatória. Infelizmente, a maioria dos estudos feitos até esta data foi de pequeno porte e/ou terminou prematuramente, veja referências 10 e 11. Uma metanálise recente de dados de pacientes individuais em pacientes tratados com quimioterapia à base de cisplatina demonstrou benefício de sobrevida absoluta de até 9% aos 3 anos,[12] embora tenha comentado que "a evidência atual é nitidamente limitada com poucos estudos clínicos e poucos pacientes em que as decisões de tratamento confiáveis devem se basear." Um estudo em grande escala, controlado e randomizado comparando a quimioterapia imediata e postergada (EORTC 30994) à época da recaída está em andamento para tentar esclarecer a situação.

Deve-se destacar que, até o momento, não foram feitas comparações diretas entre os regimes puramente adjuvantes e os neoadjuvantes. As decisões de tratamento deverão ser ajustadas ao paciente em termos individuais. Considerando seu escore de desempenho geral, as comorbidades (especialmente o prejuízo renal), a preferência pessoal e a extensão da doença. No caso dessa paciente, dada a falta de evidência definitiva, o tratamento adjuvante não é recomendado como opção. A participação em um estudo clínico seria mais apropriada.

A Figura 14.1 resume os passos no tratamento do câncer de bexiga.

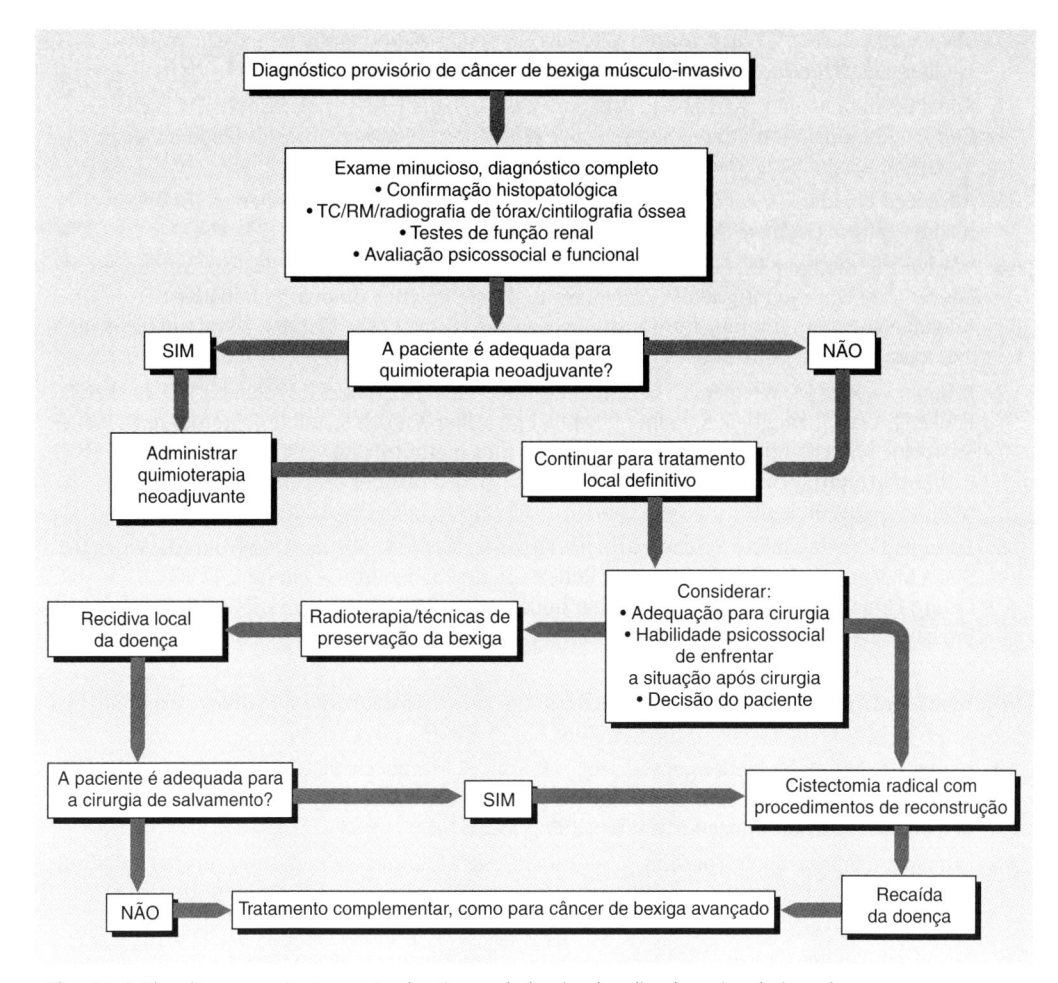

```
┌─────────────────────────────────────────────────────┐
│ Diagnóstico provisório de câncer de bexiga músculo-invasivo │
└─────────────────────────────────────────────────────┘
                          ↓
        ┌─────────────────────────────────────┐
        │ Exame minucioso, diagnóstico completo │
        │   • Confirmação histopatológica      │
        │ • TC/RM/radiografia de tórax/cintilografia óssea │
        │   • Testes de função renal           │
        │   • Avaliação psicossocial e funcional │
        └─────────────────────────────────────┘
                          ↓
  ┌─────┐      ┌──────────────────────────┐      ┌─────┐
  │ SIM │←─── │ A paciente é adequada para │ ───→│ NÃO │
  └─────┘      │ quimioterapia neoadjuvante? │     └─────┘
     ↓         └──────────────────────────┘          ↓
┌──────────┐                              ┌──────────────────┐
│Administrar│                              │Continuar para tratamento│
│quimioterapia│─────────────────────────→│ local definitivo │
│neoadjuvante│                             └──────────────────┘
└──────────┘                                        ↓
                                         ┌──────────────────┐
                                         │    Considerar:   │
┌──────────┐   ┌──────────────────┐     │• Adequação para cirurgia│
│Recidiva local│←│Radioterapia/técnicas de│←│• Habilidade psicossocial│
│ da doença │   │preservação da bexiga│    │  de enfrentar    │
└──────────┘   └──────────────────┘       │a situação após cirurgia│
     ↓                                    │ • Decisão do paciente │
                                          └──────────────────┘
┌────────────────┐                                  ↓
│A paciente é adequada para│      ┌─────┐   ┌──────────────────┐
│a cirurgia de salvamento?│ ────→│ SIM │──→│Cistectomia radical com│
└────────────────┘       └─────┘   │procedimentos de reconstrução│
     ↓                              └──────────────────┘
                                              ↓
┌─────┐   ┌─────────────────────────────────┐  ┌──────────┐
│ NÃO │──→│Tratamento complementar, como para câncer de bexiga avançado│←│ Recaída │
└─────┘   └─────────────────────────────────┘  │da doença │
                                                └──────────┘
```

**Fig. 14.1** Algoritmo para tratamento de câncer de bexiga localizado músculo-invasivo.

## Conclusão

A extensão do câncer dessa paciente deverá ser explorada por cistoscopia e investigações por imagens. Uma vez o câncer diagnosticado e estadiado, pode-se instigar o tratamento apropriado, do qual a cirurgia será um dos componentes mais importantes.

## Leituras Complementares

1. Bondavalli C, Dail'Oglio B, Schiavon L, Luciano M, Guatelli S, Parma P, Galletta V. Complications of urinary diversion after radiotherapy. *Arch Ital Urol Androl* 2003; **75**: 10-13.

2. Chahal R, Sundaram SK, Iddenden R, Forman DF, Weston PM, Harrison SC. A study of the morbidity, mortality and long-term survival following radical cystectomy and radical radiotherapy in the treatment of invasive bladder cancer in Yorkshire. *Eur Urol* 2003; **43**: 246-57.

3. Shelley MD, Barber J, Wilt T, Mason MD. Surgery versus radiotherapy for muscle invasive bladder cancer. *Cochrane Database Syst Rev* 2002; **1**: CD002079.
4. Rodel C, Grabenbauer GG, Kuhn R, Papadopoulos T, Dunst J, Meyer M, Schrott KM, Sauer R. Combined-modality treatment and selective organ preservation in invasive bladder cancer: long-term results. *J Clin Oncol* 2002; **20**: 3061-71.
5. Advanced Bladder Cancer Overview Collaboration. Neoadjuvant chemotherapy for invasive bladder cancer. *Cochrane Database Syst Rev* 2005; **2**: CD005246.
6. Winquist E, Kirchner TS, Segal R, Chin J, Lukka H; Genitourinary Cancer Disease Site Group, Cancer Care Ontario Program in Evidence-based Care Practice Guidelines Initiative. Neoadjuvant chemotherapy for transitional cell carcinoma of the bladder: a systematic review and meta-analysis. *J Urol* 2004; **171**: 561-9.
7. Lehmann J, Retz M, Wiemers C, Beck J, Thuroff J, Weining C, Albers P, Frohneberg D, Becker T, Funke PJ, Walz P, Langbein S, Reiher F, Schiller M, Miller K, Roth S, Kalble T, Sternberg D, Wellek S, Stockle M; AUO-AB 05/95. Adjuvant cisplatin plus methotrexate versus methotrexate, vinblastine, epirubicin, and cisplatin in locally advanced bladder cancer: results of a randomized, multicenter, phase III trial (AUO-AB 05/95). *J Clin Oucol* 2005; **23**: 4963-74.
8. Sternberg CN, de Mulder P, Schornagel JH, Theodore C, Fossa SD, van Oosterom AT, Witjes JA, Spina M, van Grocningen CJ, Duelos B, Roberts JT, de Balincourt C, Collette L; EORTC Genito-Urinary Cancer Group. Seven year update of an EORTC phase III trial of high-dose intensity M-VAC chemotherapy and G-CSF versus classic M-VAC in advanced urothelial tract tumours. *Eur J Cancer* 2006; **42**: 50-4.
9. Fahmy NM, Mahmud S, Aprikian AG. Delay in the surgical treatment of bladder cancer and survival: systematic review of the literature. *Eur Urol* 2006; **50**: 1176-82.
10. Studer UE, Bacchi M, Biedermann C, Jaeger P, Kraft R, Mazzucchelli I., Markwalder R, Senn E, Sonntag RW. Adjuvant cisplatin chemotherapy following cystectomy for bladder cancer: results of a prospective randomized trial. *J Urol* 1994; **152**: 81-4.
11. Lehmann J, Franzaring L, Thuroff J, Wellek S, Stockle M. Complete long-term survival data from a trial of adjuvant chemotherapy vs control after radical cystectomy for locally advanced bladder cancer. *BJU Int* 2006; **97**: 42-7.
12. Advanced Bladder Cancer (ABC) Meta-analysis Collaboration. Adjuvant chemotherapy for invasive bladder cancer (individual patient data). *Cochrane Database Syst Rev* 2006; Issue 3

# PROBLEMA

# 15 Câncer Avançado da Bexiga

## Caso Clínico

Um trabalhador de tecelagem aposentado, com 70 anos de idade, apresenta-se com hematúria recorrente e dor na virilha. As investigações confirmam a presença de tumor da bexiga que é localmente avançado e invadindo a parede pélvica lateral. As biopsias confirmam envolvimento linfonodal em vários locais, incluindo o retroperitônio, mas não há metástases viscerais. Ele tem escore de desempenho satisfatório.

Quais são os fatores de risco para câncer de bexiga?

Descreva o sistema de estadiamento clínico usado para câncer de bexiga. Quais são as implicações prognósticas?

Qual o papel da quimioterapia paliativa nesse tratamento?

Qual é o prognóstico mais provável para esse paciente?

Se o paciente mostrar resposta satisfatória à quimioterapia de primeira linha, haverá lugar para o tratamento de segunda linha em caso de recaída?

## Fundamentos

### Quais são os fatores de risco para câncer de bexiga?

Acredita-se que os fatores ambientais respondam pela maioria dos neoplasmas da bexiga. A exposição a compostos potencialmente tóxicos, como as aminas aromáticas, responde por até 20% de todos os casos de câncer de bexiga. O risco já foi bem documentado. Para os trabalhadores da indústria do alumínio, petroquímica e têxtil, estudos mais recentes sugeriram aumento no risco também para pessoas constantemente expostas a vapores de diesel, como os motoristas profissionais.

O tabagismo aumenta em até 3 vezes o risco de desenvolvimento de carcinoma de células transicionais (CCT); isso parece aumentar de maneira linear com a duração da exposição. Parar de fumar reduz o risco em cerca de 40% em 4 anos, mas esse risco nunca volta à linha de base. Até 2/3 dos cânceres de bexiga poderiam ser diretamente atribuíveis ao tabagismo, em virtude de sua alta prevalência.[1]

Sabe-se também que inflamação crônica da bexiga, ou seja, posterior a cálculos urinários ou à esquistossomose, predispõe à neoplasia, embora nesses pacientes os carcinomas de células escamosas sejam mais comuns.

A radioterapia da pelve e quimioterapia realizada anteriormente com regimes contendo ciclofosfamida também mostraram estar associados a malignidades secundárias da bexiga, com períodos de latência relativamente curtos (menos de 10 anos). O risco tem sido relatado como variando de 1,5 a 9 vezes o risco da linha de base.

## Descreva o sistema de estadiamento clínico usado para câncer de bexiga. Quais são as implicações prognósticas?

O sistema de estadiamento atualmente usado se baseia na classificação TNM de 2002,[2] em que o estádio T clínico/patológico tem o papel mais importante (Tabelas 15.1 e 15.2). Essa classificação ainda gera debates, com variabilidade considerável inter e intraobservadores, especialmente para tumores pT1. O subestadiamento das categorias T2 e T3 também permanece controverso, com vários estudos falhando em encontrar diferenças nítidas em taxas de sobrevida ou de recidiva em subdivisões dos estádios correntes.

Até 30% das lesões T1 são multifocais no diagnóstico e continuarão a desenvolver lesões em tempos subsequentes. Até 80% apresentarão recaída após 12 meses de ressecção uretral completa do tumor da bexiga, e de modo geral até 30% continuarão a desenvolver doença músculo-invasiva, mesmo com o melhor tratamento local possível.[3] Uma vez a doença tendo se espalhado para a *muscularis propria* (T2 e acima), as taxas de sobrevida começam a cair vertiginosamente. Mesmo com a cistectomia radical, pacientes com doença confinada à bexiga têm até 50% de taxa de recaída em 5 anos (Tabela 15.3) – embora essa taxa seja menor em doença com estádio mais baixo.[4]

**Tabela 15.1** Classificação TNM de câncer de bexiga

| Valor de T | Invasão de profundidade máxima do tumor |
|---|---|
| 1 | Tecido conectivo subepitelial *(lamina propria)* |
| 2 | Músculo da bexiga *(muscularis propria)* |
| 3 | Tecido perivesical |
| 4a | Próstata/bexiga/útero |
| 4b | Parede pélvica ou outra víscera adjacente |

**Tabela 15.2** Estadiamento do câncer de bexiga

| Estádio | TNM |
|---|---|
| I | T1 N0 M0 |
| II | T2 N0 M0 |
| III | T3/4a N0 M0 |
| IV | T4b N > 0 M1 |

**Tabela 15.3** Taxas de sobrevida de 5 e 10 anos e taxas de 10 anos sem recaída

| Estádio | Sobrevida geral de 5 anos (%) | Sobrevida geral de 10 anos (%) | Taxa de 10 anos livre de recaída (%) |
|---|---|---|---|
| pT2 N0 | 77 | 57 | 87 |
| pT3a N0 | 64 | 44 | 76 |
| pT3b N0 | 49 | 29 | 61 |
| pT4a N0 | 44 | 23 | 45 |
| LN positivo | 31 | 23 | 34 |

## Discussão

### Qual o papel da quimioterapia paliativa nesse tratamento?

Uma vez disseminada a doença para além da bexiga (T4b N ≥ 2 M1), o panorama é desanimador; mesmo com o melhor tratamento de suporte disponível, a sobrevida média é de aproximadamente 5 meses. Como o CCT da bexiga é relativamente sensível à quimioterapia, regimes diferentes têm sido elaborados para tirar vantagem dessa característica e aumentaram a sobrevida geral para 12-14 meses nessa categoria de pacientes. E o mais importante, pacientes que mostram resposta completa (até 20% com os regimes modernos como o MVAC [metotrexato, vincristina, doxorrubicina e cisplatina] + fator estimulador de colônias de granulócitos [G-CSF] e gencitabina + cisplatina[5]) podem permanecer livres da doença por períodos de tempo consideráveis.

Em termos de regimes disponíveis, a evidência atualmente favorece o uso daqueles que contêm cisplatina. Durante muito tempo, o MVAC permaneceu como padrão de cuidados, pois demonstrou ser superior à cisplatina como agente único,[6] e vários outros regimes contendo cisplatina (como CMV, CIMV, CM, CISCA [cisplatina, ciclofosfamida e doxorrubicina]) apresentaram resultados comparáveis em estudos de fase II. Embora as taxas gerais de resposta sejam superiores a 50%, a toxicidade permaneceu alta (a sepse neutropênica ocorre em cerca de 10%, e os óbitos relacionados com o tratamento em até 4% dos pacientes[7]) e as taxas de sobrevida de 5 anos são baixas, ao redor de 10%.

Mais recentemente, um grande estudo de fase III da *European Organization for Research and Treatment of Cancer* (EORTC) demonstrou que o regime MVAC em altas doses, com suporte de G-CSF é superior ao regime padrão (em termos de resposta, 62% *versus* 50% e PFS de 9,1 meses *versus* 8,2 meses para MVAC-HD e MVAC clássico, respectivamente) com toxicidade significativamente menor.[5] Entretanto, não houve diferença estatística na sobrevida geral.

A combinação de gencitabina com cisplatina também foi recentemente comparada em um estudo clínico randomizado e demonstrou ser equivalente em termos de taxas de sobrevida e de resposta, mas, novamente, com um perfil de toxicidade muito melhor.[8] As combinações de platina-taxano, embora promissoras em estudos clínicos de fase II, têm efeitos colaterais consideráveis e não demonstraram ser superiores ao regime MVAC ou à combinação gencitabina+cisplatina. A carboplatina foi substituída pela cisplatina em pacientes com escore de desempenho insatisfatório e/ou função renal inadequada, e embora não demonstre atividade, as taxas de resposta tendem a ser mais baixas, e essa substância é considerada inferior.[9]

### Qual é o prognóstico mais provável para esse paciente?

Certos indicadores prognósticos em câncer de bexiga foram bem documentados.[10] As metástases viscerais e o escore de desempenho insatisfatório parecem ser os mais importantes, com diferenças consideráveis entre os tempos médios de sobrevida para pacientes que tinham zero, 1 ou 2 desses fatores (33, 13,4 e 9,3 meses, respectivamente). Por isso, esse paciente parece estar em um grupo de prognóstico favorável. E mais, se ele mostrar resposta completa à quimioterapia sem evidência de doença residual, será elegível ao tratamento de consolidação com cirurgia ou radioterapia. Parece que isso reforça mais ainda os resultados,[11] embora deva ser observado que ainda existe alta possibilidade de recaída.

**Se o paciente mostrar resposta satisfatória à quimioterapia de primeira linha, haverá lugar para o tratamento de segunda linha em caso de recaída?**

No CCT, a quimioterapia de segunda linha é uma proposição difícil, pois à época da recaída, o escore de desempenho do paciente e a função renal provavelmente transformarão a elegibilidade para um tratamento complementar mais agressivo em uma possibilidade remota. Além disso, o provável uso anterior de um regime contendo cisplatina também limita a escolha de agentes disponíveis. Os regimes contendo ifosfamida, taxano ou oxaliplatina foram tentados com taxas de resposta de até 20%, mas seu uso é frequentemente limitado pelas toxicidades associadas e/ou pelo escore de desempenho do paciente. Há poucos dados sobre o uso de gencitabina/cisplatina em pacientes tratados anteriormente com MVAC e vice-versa. Entretanto, ele ainda permanece como uma possibilidade se a função renal for satisfatória e se houver um intervalo prolongado livre da doença.

A pesquisa sobre a terapia com anticorpos monoclonais e a terapia alvo molecular e também sobre agentes mais recentes, como a vinflunina e o pemetrexel, está em andamento. Os pacientes nessa situação deverão ser considerados para estudos clínicos.

## Conclusão

Embora o câncer metastático de bexiga esteja geralmente associado à sobrevida insatisfatória a longo prazo, esse paciente tem bom escore de desempenho e não tem metástases viscerais, de modo que poderá ter um prognóstico melhor se o tumor responder significativamente ao regime de quimioterapia selecionado.

## Leituras Complementares

1. Brennan P, Bogillot O, Cordier S, Greiser E, Schill W, Vineis P, Lopez-Abente G, Tzonou A, Chang-Claude J, Bolm-Audorff U, Jockel KH, Donato F, Serra C, Wahrendorf J, Hours M, T'Mannetje A, Kogevinas M, Boffetta P. Cigarette smoking and bladder cancer in men: a pooled analysis of 11 case-control studies. *Int J Cancer* 2000; **86**: 289-94.
2. American Joint Committee on Cancer. *AJCC Cancer Staging Manual*. Springer, New York, 2002.
3. Lamm DL, Riggs DR, Bugaj M. Proceedings of the first Lubeck symposium on superficial bladder cancer. D Juchan, A Böhle, eds. Oxford, Toronto, Philadelphia: The Medicine Publishing Foundation; 1997. 63-74.
4. Stein JP, Lieskovsky G, Cote R, Groshen S, Feng AC, Boyd S, Skinner E, Bochner B, Thangathurai D, Mikhail M, Raghavan D, Skinner DG. Radical cystectomy in the treatment of invasive bladder cancer: long-term results in 1,054 patients. *J Clin Oncol* 2001; **19**: 666-75.
5. Sternberg CN, de Mulder P, Schornagel JH, Theodore C, Fossa SD, van Oosterom AT, Witjes JA, Spina M, van Groeningen CJ, Duclos B, Roberts IT, de Balincourt C, Collette L; EORTC Genito-Urinary Cancer Group. Seven year update of an EORTC phase III trial of high-dose intensity M-VAC chemotherapy and G-CSF versus classic M-VAC in advanced urothelial tract tumours. *Eur J Cancer* 2006; **42**: 50-4.
6. Loehler PJ, Einhorn LH, Elson PJ, *et al*. A randomized comparison of cisplatin alone or in combination with methotrexate, vinblastine, and doxorubicin in patients with metastatic urothelial carcinoma. *J Clin Oncol* 1992; **10**: 1066-73.
7. Bamias A, Tiliakos 1, Karali MD, Dimopoulos MA. Systemic chemotherapy in inoperable or metastatic bladder cancer. *Ann Oncol* 2006; **17**: 553-61.

8. von der Maase H, Sengelov L, Roberts IT, Ricci S, Dogliotti L, Oliver T, Moore ML Zimmermann A, Arning M. Long-term survival results of a randomized trial comparing gemcitabine plus cisplatin, with methotrexate, vinblastine, doxorubicin, plus cisplatin in patients with bladder cancer. *J Clin Oncol* 2005; **23**: 4602-8.
9. Chester JD, Hall GD, Forster M, Protheroe AS. Systemic chemotherapy for patients with bladder cancer – current controversies and future directions. *Cancer Treat Rev* 2004; **30**: 343-58.
10. Bajorin DF, Dodd PM, Mazumdar M, *et al*. Long-term survival in metastatic transitional-cell carcinoma and prognostic factors predicting outcome of therapy. *J Clin Oncol* 1999; **17**: 3173-81.
11. Herr HW, Donat SM, Bajorin DF. Post-chemotherapy surgery in patients with unresectable or regionally metastatic bladder cancer. *J Urol* 2001; **165**: 811-14.

## PROBLEMA

# 16 Opções de Tratamento em Câncer de Próstata Precoce

## Caso Clínico

Um homem de 68 anos, com câncer de próstata recém-diagnosticado, tem o antígeno prostático específico (PSA) de 11 ng/mL, escore de Gleason 7 (4 + 3) e próstata nodular assimetricamente aumentada ao toque retal. O tumor tem estádio clínico cT2b (classificação TNM). O paciente não tem problemas clínicos e tem vida ativa.

**Quais são as opções de tratamento?**

**O que é espera vigilante?**

**Quais são as opções para tratamento radical?**

**Qual é o prognóstico?**

## Fundamentos

### Quais são as opções de tratamento?

Ainda não está devidamente esclarecida qual é a terapia mais efetiva para câncer de próstata clinicamente localizado. As três opções de tratamento padronizadas para pacientes com câncer de próstata em estádio precoce (confinado ao órgão) são: prostatectomia radical; radioterapia (radioterapia externa [RE] ou braquiterapia ou ambos) e espera vigilante.

## O que é espera vigilante?

O termo "espera vigilante" é usado quando o paciente escolhe preceder ou adiar o tratamento ativo pela observação. Tipicamente, inicia-se a terapia diante de uma das seguintes situações: aumento acentuado no PSA sérico[1] ou diminuição do tempo de duplicação do PSA em até 3 anos ou menos, qualquer alteração no toque retal ou detecção de progressão da doença em biopsia de vigilância.

A base lógica para a espera vigilante é o fato de que nem todos os cânceres de próstata são clinicamente importantes e que a terapia radical constituiria um tratamento sem necessidade. Essa abordagem se baseia em dados da Suécia.[2] Entretanto, nesse estudo, um acompanhamento mais prolongado (21 anos) mostrou que apenas 36% permaneceram livres da progressão aos 15 anos, e 50% desenvolveram metástases.[3] Faltam estudos controlados e randomizados em homens com câncer de próstata em estádio precoce, e somente um estudo comparou diretamente a espera vigilante e a prostatectomia radical em homens com doença clínica localizada, demonstrando melhora acentuada na sobrevida específica para a doença, assim como a sobrevida geral em homens submetidos à cirurgia.[4] Em 1994, Epstein et al.[5] desenvolveram um conjunto de critérios que poderia ser usado à época da biopsia para prognosticar a presença de doença clinicamente não importante, o que poderia então ser usado para decidir se a espera vigilante seria uma opção. Homens entre 70 e 75 anos e mais velhos, e aqueles com comorbidade substancial que possa limitar significativamente sua expectativa de vida (p. ex., para menos de 10 anos) podem ser considerados para a espera vigilante. Embora homens mais jovens com características favoráveis de tumor possam também ter sucesso com a espera vigilante, os dados publicados mostram taxa de morte consideravelmente mais alta com a espera vigilante que com a prostatectomia radical, especialmente naqueles com 65 anos e mais jovens.[4] Os pacientes que estejam considerando a espera vigilante deverão ser alertados para o aumento no risco de progressão do câncer e de morte se o tratamento for postergado.

## Discussão

### Quais são as opções para tratamento radical?

O tratamento radical é aplicado com intenção curativa e consiste na prostatectomia radical ou radioterapia. Nenhum estudo já publicado comparou diretamente a prostatectomia radical com EBRT ou com braquiterapia. Uma série de observação fornece os únicos dados disponíveis comparando resultados após a prostatectomia radical e a radioterapia, mas eles são extremamente tendenciosos. Uma razão importante é que os homens jovens e sadios são tipicamente incentivados a se submeterem à prostatectomia radical, enquanto os mais idosos tendem mais para a radioterapia ou observação. A prostatectomia radical pode ser feita por abordagem retropúbica ou perineal, ou então por laparoscopia. Para os pacientes submetidos à prostatectomia radical, o prognóstico do resultado pode ser refinado com base nas características patológicas, como envolvimento da vesícula seminal, extensão extraprostática, situação da margem cirúrgica e se existem metástases linfonodais.[6] As complicações significativas ou potencialmente fatais são raras, e as reações adversas mais preocupantes são o dano ao esfíncter urinário e aos nervos penianos, resultando em incontinência urinária e impotência, respectivamente.[7]

A radioterapia para a prostatectomia radical apresenta-se em dois tipos: RE e implante intersticial (braquiterapia). As complicações após a RE incluem irritação da bexiga (urgência, dor, frequência), de até 5% dos pacientes, e impotência em 40-50%.[8] Ao contrário da cirurgia, essas complicações tendem a aumentar com o tempo. Entretanto, dados não randomizados mostraram que diferenças importantes nas funções urinária, intestinal e sexual continuam em evidência aos 2 anos após o tratamento ou com RE ou com prostatectomia radical, mas estão menos acentuadas após 5 anos.[9] A mais recente técnica de radioterapia conformacional tridimensional (3D-CRT) com modelo computadorizado sofisticado, que reduz o dano ao tecido normal ao redor da lesão, pode ajudar a reduzir as complicações da radioterapia. Geralmente, a braquiterapia envolve a colocação de sementes radioativas, do tamanho de grãos de arroz, diretamente na glândula prostática; a radiação é emitida de dentro da glândula para fora por um período de tempo especificado e então se dissipa.

A vantagem da braquiterapia sobre a RE é principalmente a conveniência: a implantação intersticial exige apenas uma inserção única em ambulatório. Inflamação e edema agudo da próstata podem ocorrer após o procedimento, sugerindo que os homens com sintomas urinários significativos ou com glândula grande não são bons candidatos. As complicações tardias incluem: sintomas de irritação para urinar, retenção urinária, urgência retal, frequência intestinal, sangramento retal ou ulceração e fístula prostatorretal.[10] A incidência de disfunção erétil varia.

A braquiterapia pode ser considerada como uma opção razoável para homens com doença de baixo risco. Ela não é recomendada como monoterapia para doença de risco mais alto. Nos homens com doença precoce, a terapia hormonal pode ser aplicada como tratamento definitivo ou como adjuvante ao tratamento local (tratamento hormonal neoadjuvante) ou, menos frequentemente, no tratamento adjuvante. Nos EUA, os padrões de prática sugerem que o uso desse tratamento hormonal primário está aumentando com o tempo.[11] Um estudo randomizado de fase III da França mostrou evidência de que a supressão imediata de androgênio com um análogo do hormônio de liberação do hormônio luteinizante (LHRH) administrado durante e por 3 anos após a RE melhora a sobrevida geral e livre da doença em pacientes com câncer de próstata localmente avançado.[12]

### Qual é o prognóstico?

Nos EUA, a sobrevida de 5 anos para pacientes com câncer de próstata precoce é de 100% e na Europa está em torno de 50 a 60%. Acredita-se que essa diferença seja por causa de triagem não padronizada na Europa.

O prognóstico pode ser dividido em clínico, patológico e molecular. Os indicadores prognósticos clínicos mais importantes do resultado da doença em câncer de próstata são o nível do PSA antes do tratamento e o escore de Gleason. O nomograma de Partin *et al.* é amplamente usado para prognosticar o estádio patológico para homens com câncer de próstata clinicamente localizado com base no nível do PSA antes do tratamento, no escore de Gleason e no estadiamento clínico.[13] O estádio do tumor e o escore de Gleason são os marcadores prognósticos patológicos mais importantes após a cirurgia, com o estádio patológico do tumor representando um forte prognóstico do resultado. Os marcadores prognósticos moleculares e celulares são úteis em pacientes em que os níveis de PSA e os escores de Gleason são intermediários, de modo que o prognóstico preciso pode ser difícil. A maioria desses marcadores em potencial ainda está sob investigação. Os marcadores de valor potencial são: o gene p53 de supressão de tumor, o protoncogene bcl-2, o marcador de proliferação (Ki-67), o índice apoptótico e a angiogênese.

### Conclusão

Esse paciente tem um prognóstico intermediário. As três opções de tratamento deverão ser discutidas com ele.

## Leituras Complementares

1. Carter CA, Donahue T, Sun L, Wu H, McLeod DG, Amling C, Lance R, Foley J, Sexton W, Kusuda L, Chung A, Soderdahl D, Jackmaan S, Moul JW. Temporarily deferred therapy (watchful waiting) for men younger than 70 years and with low-risk localized prostate cancer in the prostate-specific antigen era. *J Clin Oncol* 2003; **21**: 4001.
2. Johansson JE, Adami HO, Andersson SO, Bergstrom R, Holmberg I,, Krusemo UB. High 10-year survival rate in patients with early, untreated prostatic cancer. *JAMA* 1992; **267**: 2191.
3. Johansson JE, Andren O, Andersson SO, Dickman PW, Holmberg L, Magnuson A, Adami HO. Natural history of early, localized prostate cancer. *JAMA* 2004; **291**: 2713.
4. Holmberg L, Bill-Axelson A, Helgesen F, Salo JO, Folmerz P, Haggman M, Andersson SO, Spangberg A, Busch C, Nordling S, Palmgren J, Adami HO, Johansson JE, Norlen BJ; Scandinavian Prostatic Cancer Group Study Number 4. A randomized trial comparing radical prostatectomy with watchful waiting in early prostate cancer. *N Engl J Med* 2002; **347**: 781-9.
5. Epstein JI, Walsh PC, Carmichael M, Brendler CB. Pathologic and clinical findings to predict tumor extent of nonpalpable (stage T1c) prostate cancer. *JAMA* 1994; **271**: 368-74.
6. Gerber GS, Thisted RA, Scardino PT, Frohmuller HG, Schroeder FH, Paulson DF, Middleton AW Jr, Rukstalis DB, Smith JA Jr, Schellhammer PF, Ohori M, Chodak GW. Results of radical prostatectomy in men with clinically localized prostate cancer. *JAMA* 1996; **276**: 615-19.
7. Naitoh J, Zeiner RL, Dekernion JB. Diagnosis and treatment of prostate cancer [see comments]. Ain Pam Physician 1998; **57**: 1531.
8. Hamilton AS, Stanford JL, Gilliland FD, Albertsen PC, Stephenson RA, Hoffman RM, Eley JW, Harlan LC, Potosky AL. Health outcomes after external-beam radiation therapy for clinically localized prostate cancer: results from the prostate cancer outcomes study. *J Clin Oncol* 2001; **19**: 2517-26.
9. Potosky AL, Legler J, Albertsen PC, Stanford JL, Gilliland FD, Hamilton AS, Eley JW, Stephenson RA, Harlan LC. Health outcomes after prostatectomy or radiotherapy for prostate cancer: results from the prostate cancer outcomes study. *J Natl Cancer Inst* 2000; **92**: 1582-92.
10. Gelblum DY, Potters L. Rectal complications associated with transperineal interstitial brachytherapy for prostate cancer. *Intl Radiat Oncol Biol Phys* 2000; **48**: 119.
11. Cooperberg MR, Grossfeld GD, Lubeck DP, Carroll PR. National practice patterns and time trends in androgen ablation for localized prostate cancer. *J Natl Cancer Inst* 2003; **95**: 981-9.
12. Bolla M, Collette L, Blank L, Warde P, Dubois JB, Mirimanoff RO, Storme G, Bernier J, Kitten A, Sternberg C, Mattelaer J, Lopez Torecilla J, Pfeffer JR, Lino Cutajar C, Zurlo A, Pierart M. Long term results with immediate androgen suppression and external irradiation in patients with locally advanced prostate cancer (an EORTC study): a phase III randomised trial. *Lancet* 2002; **13**: 103-6.
13. Partin AW, Kattan MW, Subong EN, Walsh PC, Wojno KJ, Oesterling JE, Scardino PT, Pearson JD. Combination of prostate specific antigen, clinical stage and Gleason score to predict pathologic stage of localised prostate cancer. A multi-institutional update. *JAMA* 1997; **277**: 1445-51.

## PROBLEMA

# 17 Opções de Tratamento em Câncer de Próstata Localmente Avançado

### Caso Clínico

Um homem de 77 anos é diagnosticado como portador de câncer de próstata. Seu nível de antígeno prostático específico (PSA) é de 15 ng/mL, a próstata mostra-se nodular e assimétrica ao toque retal, seu escore de Gleason é 8 (4 + 4), e o tumor está estadiado como pT3a N0 M0 na investigação por imagens. Ele mora sozinho, não tem parentes próximos e caminha 4,5 a 6,5 km diariamente. Do departamento de urologia ele é encaminhado à clínica oncológica.

**Quais são as opções de tratamento para a doença em estádio pT3?**

**Quais drogas estão disponíveis para o tratamento hormonal?**

**Quais são os efeitos colaterais do tratamento hormonal?**

### Fundamentos

Nos últimos 15 anos, os padrões de diagnóstico e tratamento de câncer de próstata se alteraram, coincidindo com a introdução da triagem pelo antígeno prostático específico (PSA) no final dos anos de 1980. Entre 1984 e 1991, cerca de 30 a 40% da população masculina apresentou-se com câncer adiantado, enquanto atualmente apenas 5% apresentam metástases distantes à época do diagnóstico.[1] Em uma série contemporânea, cerca de 10 a 12% dos homens com doença recém-diagnosticada apresentam doença localmente avançada (estádio clínico T3-T4) ou metastática à época do diagnóstico.[2] O tratamento hormonal ou o tratamento com supressão de androgênio (ADT) é a principal abordagem terapêutica para câncer de próstata avançado, pois a supressão desses hormônios reduz a progressão do tumor. Como os testículos são fonte significativa de esteroides androgênicos, o ADT pode ser feito com orquidectomia bilateral ou com tratamentos médicos.

### Discussão

**Quais são as opções de tratamento para a doença em estádio pT3?**

O câncer de próstata localmente avançado (cT3) pode ser tratado com radioterapia, e o tratamento hormonal começa geralmente 2 meses antes e continua durante a radioterapia. Esta deverá ser realizada de maneira a assegurar a administração de uma dose curativa para a próstata e a minimizar a toxicidade do reto e da bexiga. A dose padronizada é de 55 Gy em 20 frações. O resultado, tanto para a radioterapia quanto para a prostatectomia radical, é similarmente satisfatório e o uso das tabelas de Partin *et al.* pode ajudar a definir a probabilidade de doença confinada ao órgão.[3]

A prostatectomia radical ainda não tem ampla aceitação, mas pode ser apropriada em homens mais jovens.[4] As variáveis de prognóstico antes do tratamento por meio dos critérios de Epstein[5] podem ajudar na seleção de um subgrupo de pacientes com doença cT3 com os resultados a longo prazo mais favoráveis após a prostatectomia radical. A maioria dos homens com câncer de próstata localmente avançado é aconselhada a submeter-se a alguma forma de tratamento local definitivo (como a radioterapia), mas só o tratamento hormonal pode representar uma opção razoável para os homens clinicamente não adequados ou que tenham expectativa de vida limitada.

## Quais drogas estão disponíveis para o tratamento hormonal?

O tratamento hormonal ou ADT é a abordagem terapêutica primária para homens com câncer de próstata T4 e metastático, aliviando a dor óssea metastática em 80 a 90% dos casos e resultando em respostas objetivas no nível do PSA sérico e da doença óssea e de partes moles. Embora o ADT possa prolongar modestamente a sobrevida,[6] ela é paliativa, não curativa. A maioria dos homens que respondem inicialmente a essa terapia progride para um estado "refratário ao hormônio" dentro de 18 a 24 meses, e a sobrevida média é de 24 a 30 meses.

Para o ADT as seguintes drogas estão disponíveis:

- O tratamento contínuo com agonistas do hormônio liberador de hormônio luteinizante (LHRH), como leuprolida e goserelina, reduz a produção de LH e, portanto, a produção de androgênios testiculares. Essas drogas causam um fenômeno de exacerbação, que pode ser evitado com o uso concomitante de antiandrogênios, como bicalutamida.

- O estrogênio reduz a produção de LH por seu efeito inibidor sobre o eixo hipotalâmico-pituitário, e o dietilestilbestrol (DES) é o agente mais usado em cânceres de próstata metastáticos.

- Os antiandrogênios não esteroidais, como a flutamida, a bicalutamida e a nilutamida, bloqueiam os receptores de androgênio.

O melhor método para o ADT inicial ainda não foi estabelecido. Grande parte do debate concentra-se na utilidade do bloqueio completo de androgênio (CAB), que pode ser conseguido usando-se antiandrogênios e agonistas de LHRH em vez da monoterapia.[7] Diretrizes publicadas da *American Society of Clinical Oncology* (ASCO) não recomendam o CAB em lugar da monoterapia como ADT de primeira linha para homens com câncer de próstata metastático. Em vez disso, recomenda-se a orquidectomia ou um agonista de LHRH, como a goserelina.[8] Por razões psicossociais, a maioria dos homens prefere um agonista de LHRH à orquidectomia bilateral.

O momento de se iniciar o tratamento também gera controvérsias. Muitos médicos defendem iniciar o tratamento à época do diagnóstico, na esperança de retardar a progressão da doença e prolongar a sobrevida. Outros argumentam que não há evidência para um benefício acentuado na sobrevida com nenhuma forma de ADT, e que o tratamento deve ser adiado até o desenvolvimento dos sintomas. Entretanto, o tratamento precoce parece trazer mais benefícios.[9] Na tentativa de minimizar as reações adversas relacionadas com o tratamento, estratégias de preservação da potência estão em estudo, e a supressão intermitente de androgênio também tem sido aplicada. A monoterapia antiandrogênio com bicalutamida é uma possibilidade, mas as preocupações sobre a sobrevida inferior e o custo de uma terapia com doses mais altas limitaram sua aplicação. Além disso, a bicalutamida (em qualquer dose) não está aprovada como monoterapia para tratamento de câncer de próstata.

### Quais são os efeitos colaterais do tratamento hormonal?

O tratamento das questões de efeitos colaterais e qualidade de vida são importantes quando se considera o tratamento em homens com câncer de próstata avançado. Em geral, muitas reações adversas são comuns ao ADT e incluem: disfunção sexual, osteoporose e fraturas ósseas, sintomas vasomotores e ginecomastia.

### Conclusão

O paciente do caso clínico tem câncer de próstata localmente avançado e deverá iniciar o tratamento hormonal de primeira linha, como com goserelina. A radioterapia também deverá ser considerada.

### Leituras Complementares

1. Jemal A, Siegel R, Ward E, Murray T, Xu J, Smigal C, Thun Ml. Cancer statistics, 2006. *CA Cancer J Clin* 2006; **56**: 106-30.
2. Cooperberg MR, Moul JW, Carroll PR. The changing face of prostate cancer. *J Clin Oncol* 2005; **23**: 8146.
3. Partin AW, Kattan MW, Subong EN, Walsh PC, Wojno KJ, Oesterling JE, Scardio PT, Pearson JD. Combination of prostate specific antigen, clinical stage and Gleason score to predict pathologic stage of localised prostate cancer. A multi-institutional update. *JAMA* 1997; **277**: 1445-51.
4. Ward JF, Slezak JM, Blute ML, Bergstralh EJ, Zincke H. Radical prostatectomy for clinically advanced (cT3) prostate cancer since the advent of prostate-specific antigen testing: 15-year outcome. *BJU Int* 2005; **95**: 751-6.
5. Epstein JI, Walsh PC, Carmichael M, Brendler CB. Pathologic and clinical findings to predict tumor extent of nonpalpable (stage T1c) prostate cancer. *JAMA* 1994; **271**: 368-74.
6. Robson M, Dawson N. How is androgen-dependent metastatic prostate cancer best treated? *Hematol Oncol Clin North Am* 1996; **10**: 727.
7. Eisenberger MA, Blumenstein BA, Crawford Ell, Miller G, McLeod DG, Loehrer PJ, Wilding G, Sears K, Culkin DJ, Thompson IM Jr, Bueschen AJ, Lowe BA. Bilateral orchiectomy with or without flutamide for metastatic prostate cancer. *N Engl J Med* 1998; **339**: 1036-42.
8. Loblaw DA, Mendelson DS, Talcott JA, Virgo KS, Somerfield MR, Ben-Josef E, Middleton R, Porterfield H, Sharp SA, Smith TJ, Taplin ME, Vogelzang NJ, Wade JL Jr, Bennett CL, Scher Hl; American Society of Clinical Oncology. American Society of Clinical Oncology recommendations for the initial hormonal management of androgen-sensitive metastatic, recurrent, or progressive prostate cancer. *J Clin Oncol* 2004; **22**: 2927-41.
9. Nair B, Wilt T, MacDonald R, Rutks I. Early versus deferred androgen suppression in the treatment of advanced prostatic cancer (Cochrane Review). *Cochrane Database Syst Rev* 2002; **1**: CD003506.

## PROBLEMA

# 18 Opções de Tratamento em Câncer de Próstata Recidivante

## Caso Clínico

Um homem de 65 anos chega ao ambulatório 1 ano após ter sido submetido à radioterapia radical. Ele se sente bem e tem vida ativa. A bioquímica revela níveis aumentados do antígeno prostático específico (PSA). Ele não está sob nenhum tratamento, e o exame físico é pouco significativo.

**Quais são as opções de tratamento para a progressão só do PSA?**

**Quais são as opções de tratamento para pacientes em que a prostatectomia não foi bem-sucedida?**

**Quais são as opções de tratamento para pacientes em que a radioterapia não foi bem-sucedida?**

**Quais são as opções de tratamento hormonal?**

**Que outros tratamentos estão disponíveis?**

## Fundamentos

Por causa dos padrões demográficos de câncer de próstata[1] e da prática clínica em constante mudança, os médicos observam uma população cada vez maior de homens que receberam tratamento primário para câncer de próstata localizado e que exigem acompanhamento para progressão da doença e monitoramento das complicações da terapia radical. Acredita-se que a obtenção regular da história, o exame físico e a verificação do PSA a cada 6-12 meses sejam suficientes.[2] As estratégias de acompanhamento para esses pacientes deverão se concentrar na identificação da recaída e das complicações potenciais da progressão (ou seja, dor nos ossos, compressão da medula espinal). A recaída da doença pode se manifestar por recidiva bioquímica (só PSA), recidiva local ou doença metastática (sistêmica).

## Discussão

**Quais são as opções de tratamento para a progressão só do PSA?**

A progressão precoce só do PSA após prostatectomia radical ou radioterapia para doença em estádio precoce é um cenário comum. Em 1977, um painel de consenso convocado pela *American Society for Therapeutic Radiology and Oncology* (ASTRO) estabeleceu diretrizes para definir o aumento do PSA após a radioterapia[3], mas elas não são nem amplamente usadas nem obrigatórias.

Para homens com nível de PSA sérico em elevação após tratamento local para doença precoce, recomenda-se uma avaliação diagnóstica completa, incluindo história, exame físico, verificação de hematologia e bioquímica incluindo PSA e tomografia computadorizada (TC) e investigações ósseas por imagens. Deve-se considerar a repetição da biopsia. O objetivo principal é o de avaliar a probabilidade de recorrência da doença localizada, em vez da sistêmica, para selecionar aqueles homens candidatos à terapia local de resgate potencialmente curativa. As opções curativas para homens com aumento só do PSA incluem a irradiação do leito prostático em caso de falha da prostatectomia anterior e a prostatectomia de resgate e possível crioterapia na falha da radioterapia primária. Os fatores que ajudam a identificar pacientes em risco de não responderem ao tratamento primário são: pouco prazo para a alteração bioquímica, duplicação rápida do PSA e escore de Gleason elevado.[4]

### Quais são as opções de tratamento para pacientes em que a prostatectomia não foi bem-sucedida?

Para homens com prostatectomia malsucedida, e com suspeita de recorrência localizada, a irradiação fornece benefício duradouro se não houver patologia adversa (ou seja, escore de Gleason < 8, ausência de tumor nos linfonodos ou nas vesículas seminais), nível baixo de PSA sérico (< 1,5 ng/mL) na recaída e intervalo de pelo menos 1 ano sem recaída. Embora um nível sérico de PSA detectável após a prostatectomia indique, com frequência, doença metastática oculta, os dados emergentes sugerem que a radioterapia pode curar uma proporção pequena, porém coerente, desses pacientes. Homens com PSA em elevação rápida (especialmente um tempo de duplicação de PSA de 3 meses ou menos) precocemente após a prostatectomia radical têm, pelo menos, probabilidade de cura. Um painel de consenso convocado pela ASTRO recomendou que quando se considera a radioterapia de resgate para o leito da próstata, ela deverá ser administrada antes que o nível de PSA sérico aumente para mais de 1,5 ng/mL, e com doses de radioterapia de ≥ 64 Gy.[5]

### Quais são as opções de tratamento para pacientes em que a radioterapia não foi bem-sucedida?

Para pacientes com falha na radiação e com doença recorrente aparentemente localizada, a prostatectomia deverá ser considerada somente para aqueles que tiveram a doença confinada ao órgão antes da radioterapia original e que provavelmente ainda terão a doença clinicamente confinada ao órgão. A avaliação pré-operatória deverá ser direcionada para minimizar a possibilidade de extensão extraprostática e de doença oculta micrometastática (por meio de investigações ósseas por imagens). Em geral, os candidatos apropriados deverão ter escore de Gleason inferior a 6, PSA sérico antes do tratamento inferior a 10 ng/mL e tumor T1c ou T2a com estadiamento de apresentação inicial. À época da recidiva, as mesmas condições deverão ser cumpridas (o ideal: escore de Gleason < 6, estadiamento do tumor < T2b e PSA sérico < 4,0 ng/mL). Os melhores resultados são vistos em homens com tempo de duplicação de PSA após a radioterapia superior a 12 meses; tempo de duplicação de PSA inferior a 3 meses é contraindicação relativa à prostatectomia radical de resgate. Antes de serem submetidos à prostatectomia de resgate, os homens deverão ser aconselhados sobre o potencial para morbidade, especialmente a incontinência, e o consentimento informado documentado deverá ser obrigatoriamente obtido.

### Quais são as opções de tratamento hormonal?

O tratamento hormonal é o melhor para homens com recaída sistêmica, embora o momento ideal da terapia seja controverso. Ele é eficaz em mais de 90% dos homens com doença avançada, mas não é curativo. A resposta ao tratamento é temporária, e a maioria dos pacientes mostra progressão da doença dentro de 2 anos. Além disso, os efeitos colaterais relacionados com o tratamento podem afetar negativamente a qualidade de vida.

Estudos clínicos dão suporte à visão de que o tratamento hormonal precoce pode fornecer vantagem de sobrevida em homens com doença positiva de linfonodos ou sistêmica assintomática[6]. O tratamento com hormônios também é usado comumente em homens com aumento só do PSA; as escolhas incluem a monoterapia tradicional com hormônios (agonista do hormônio liberador de hormônio luteinizante, orquidectomia), bloqueio completo de androgênio (CAB) ou tratamentos não tradicionais (preservadores da potência), como a supressão intermitente de androgênio ou a monoterapia antiandrogênio. Embora o tratamento hormonal precoce possa fornecer benefício de sobrevida para homens com câncer de próstata linfonodo-positivo ou localmente avançado e não metastático, isso não foi provado para o aumento só do PSA. Um grande estudo multicêntrico do Reino Unido fornece evidência preliminar de que a expectativa de vida pode aumentar com a detecção precoce e o tratamento imediato de homens com recaída localizada e só de PSA.[6] Os tratamentos preservadores da potência são atraentes, mas a eficácia a longo prazo é desconhecida.

### Que outros tratamentos estão disponíveis?

Outras opções de tratamento incluem a crioterapia, a participação em estudos clínicos, o tratamento hormonal de segunda linha e, em alguns pacientes, a quimioterapia ou o tratamento biológico. (Entretanto, há experiência a longo prazo limitada com a crioterapia de resgate para pacientes irradiados, e a morbidade relacionada com o tratamento pode ser substancial, e os resultados a longo prazo são mal definidos). A quimioterapia geralmente é reservada para homens com doença refratária aos hormônios; entretanto, em um relatório, 10 de 23 pacientes nessa situação tratados com docetaxel, 70 mg/m$^2$ a cada 21 dias, apresentaram declínio ≥ 50% em seu nível de PSA sérico por, pelo menos, 4 semanas, e os níveis médios de testosterona não foram reduzidos nos 17 pacientes que foram avaliados antes e depois da terapia.[7] É necessário experiência adicional de estudos clínicos para essa abordagem. A ultrassonografia de alta frequência (HIFU) é uma alternativa possível à cirurgia para cânceres de próstata localizados. Em março de 2005, o *National Institute for Health and Clinical Excellence* (NICE) emitiu diretriz para o uso do HIFU em câncer de próstata.[8]

Para homens que se apresentam com envolvimento linfonodal ou com doença metastática distante, ou que desenvolvem recaída sistêmica após o tratamento local inicial, a ablação de androgênio por meios clínicos (ou seja, agonista de LHRH com ou sem um antiandrogênio) ou orquidectomia é o modo primário de tratamento.

## Conclusão

Esse paciente deverá ser tratado com prostatectomia radical se não tiver evidência de metástases e se o reestadiamento mostrar, idealmente: escore de Gleason inferior a 6, estádio do tumor inferior a T2b e PSA sérico inferior a 4,0 ng/mL.

## Leituras Complementares

1. Cooperberg MR, Moul JW, Carroll PR. The changing face of prostate cancer. *J Clin Oncol* 2005; 23: 8146.
2. Prostate-specific antigen (PSA) best practice policy. American Urological Association (AUA). *Oncology (Huntingt)* 2000; **14**: 267.

3. Consensus statement: guidelines for PSA following radiation therapy. American Society for Therapeutic Radiology and Oncology Consensus Panel. *Int J Radiat Oncol Biol Phys* 1997; **37**: 1035.
4. Freedland SJ, Humphreys EB, Mangold LA, Eisenberger M, Dorey FJ, Walsh PC, Partin AW. Risk of prostate cancer-specific mortality following biochemical recurrence after radical prostatectomy. *JAMA* 2005; **294**: 433-9.
5. Cox JD, Gallagher MJ, Hammond EH, Kaplan RS, Schellhammer PF. Consensus statements on radiation therapy of prostate cancer: guidelines for prostate re-biopsy after radiation and for radiation therapy with rising prostate-specific antigen levels after radical prostatectomy. American Society for Therapeutic Radiology and Oncology Consensus Panel. *J Clin Oncol* 1999; **17**: 1155.
6. Immediate versus deferred treatment for advanced prostatic cancer: initial results of the Medical Research Council Trial. The Medical Research Council Prostate Cancer Working Party Investigators Group. *Br J Urol* 1997; **79**: 235.
7. Goodin S, Medina P, Capanna T, Shih WJ, Abraham S, Winnie J, Doyle-Lindrud S, Todd M, DiPaola RS. Effect of docetaxel in patients with hormone-dependent prostate-specific antigen progression after local therapy for prostate cancer. *J Clin Oncol* 2005; **23**: 3352.
8. High intensity focused ultrasound for prostate cancer. London: National Institute for Health and Clinical Excellence. c.2005. Available from: http://guidance.nice.org.uk/IPG118

PROBLEMA

# 19 Opções de Tratamento em Câncer de Próstata Refratário à Terapia Hormonal

## Caso Clínico

Um homem de 72 anos com câncer de próstata conhecido é acompanhado regularmente na clínica. Ele foi diagnosticado com câncer localmente avançado e iniciou tratamento com goserelina há 23 meses. Nos últimos 6 meses, apesar da adição de bicalutamida, seu nível de antígeno prostático específico (PSA) continuou a aumentar. Ele se sente muito bem e não tem comorbidades.

Que outros tratamentos hormonais podem ser usados?

A quimioterapia é uma opção?

Quais outras opções estão disponíveis para ele?

## Fundamentos

O tratamento de ablação hormonal com agonistas do hormônio liberador de hormônio luteinizante (LHRH) isoladamente ou em combinação com bloqueio completo de androgênio (BCA) tornou-se o principal tratamento para pacientes com câncer de próstata avançado/metastático. A definição de câncer de próstata refratário a hormônios (androgênio-independente, androgênio-refratário ou hormônio-independente) em um homem submetido ao tratamento de supressão do androgênio requer a demonstração de maneira funcional de níveis de castração da testosterona sérica (< 1,7 nmol/dL [50 ng/dL]) com evidência bioquímica ou clínica de progressão da doença. As opções para o tratamento sistêmico nesses pacientes incluem tratamento hormonal de segunda linha, quimioterapia sistêmica e tratamento secundário, incluindo terapias experimentais. Entretanto, não há abordagem padrão.

## Discussão

### Que outros tratamentos hormonais podem ser usados?

- As opções de tratamento hormonal de segunda linha são a suspensão de androgênios.
- Administração de outros antiandrogênios (antiandrogênios não esteroidais como flutamida, bicalutamida e nilutamida; antiandrogênios esteroides como acetato de ciproterona e megestrol).
- Outros hormônios incluindo estrogênio (dietilestilbestrol e glicocorticoides, como dexametasona ou prednisona).

As taxas de resposta geral variam de 20 a 60%, dependendo de quando a terapia é aplicada, mas tendem a durar pouco.

As diretrizes atuais recomendam que a primeira abordagem deverá ser:[1]

- Suspensão dos antiandrogênios se o paciente estiver recebendo BCA
ou
- Adição de um antiandrogênio se a monoterapia com agonistas do LHRH estiver sendo administrada.

A "síndrome da suspensão dos antiandrogênios" ocorre em cerca de 20% dos homens em que o BCA não é bem-sucedido, e alguns pacientes sofrem melhora sintomática ou objetiva. O dietilestilbestrol é um estrogênio não esteroide, e estudos clínicos mostraram que ele é eficaz como orquidectomia no tratamento do câncer de próstata metastático. Entretanto, há mais complicações cardiovasculares e tromboembólicas.[2] Uma dose de 1 mg/dia parece ser tão eficaz quanto a de 5 mg/dia, mas não reduz a testosterona sérica para níveis de castração em todos os homens. Com frequência, o nível de testosterona começa a aumentar após 6 a 12 meses de tratamento.[3] Recomenda-se a continuação da supressão primária do androgênio testicular. A sobrevida média dos homens com câncer de próstata refratário a hormônios é de, aproximadamente, 12 meses.[4]

### A quimioterapia é uma opção?

A quimioterapia era anteriormente considerada como relativamente ineficaz em câncer de próstata refratário a hormônios.[5] Em estudos iniciais, as taxas de resposta objetiva foram de 8,7%[6] e a sobrevida média não passou de 12 meses. O fosfato de estramustina (EMP) isoladamente ou em combinação com taxanos ou alcaloides de vinca mostrou taxas de resposta do PSA em 25 a 86% dos pacientes.

Os regimes contendo taxanos, especialmente aqueles que incluem docetaxel, estão associados a taxas mais altas de resposta tanto objetiva quanto bioquímica e, o mais importante, um prolongamento acentuado na sobrevida média, chegando a 20 meses quando comparada com mitoxantrona.[7] Dois estudos marcantes, TAX 327[7] e SWOG 9916,[8] envolveram quase 1.800 pacientes e demonstraram que os regimes à base de docetaxel melhoraram acentuadamente a sobrevida e reduziram o risco de morte em 24% e 20%, respectivamente. As investigações no estudo do TAX 327 também concluíram que docetaxel melhorou significativamente os níveis de PSA em 43% ($P = 0,0005$) e reduziram a dor em 59% ($P = 0,0107$), em termos de taxas de resposta à mitoxantrona.[7] O docetaxel também foi bem tolerado e apresentou perfil de segurança geralmente previsível e administrável em ambos os estudos. Esses dados estabeleceram um regime de 3 semanas de docetaxel mais prednisona diariamente como novo padrão de cuidados para homens com câncer de próstata refratário a hormônios e dão suporte complementar ao uso do esquema de 3 semanas, em vez do esquema semanal.[7,8] Com base na evidência disponível, o *National Institute for Health and Clinical Excellence* (NICE) emitiu diretriz para o uso de docetaxel como opção de tratamento para homens com câncer de próstata metastático que não responde mais ao tratamento hormonal.[9]

### Quais outras opções estão disponíveis para ele?

Além do tratamento sistêmico antitumor, os tratamentos adjuntos são frequentemente considerados para homens com câncer de próstata progressivo e refratário a hormônios, particularmente se eles apresentarem metástases ósseas sintomáticas. O osso é o sítio metastático mais comum (acima de 97%[10]), e essas lesões são frequentemente sintomáticas – causando dor e prejuízo funcional. O tratamento da dor óssea é primariamente paliativo e ajuda a aliviar o desconforto, melhorar a mobilidade e prevenir complicações como as fraturas patológicas ou a compressão da medula. Em geral, o tratamento não altera a história natural da doença, embora os bisfosfonatos possam atrasar a progressão de metástases ósseas sintomáticas. Os analgésicos, a radioterapia local, os radiofármacos e a ablação por radiofrequência também podem ser usados. Sempre que possível, os pacientes deverão participar de estudos clínicos, e o encaminhamento a centros terciários deverá ser considerado precocemente no curso da doença.

## Conclusão

Esse paciente tem o escore de desempenho de 1. A bicalutamida deverá ser suspensa, seguida do tratamento com esteroides ou dietilestilbestrol e depois com docetaxel. Ele também deverá ser estimulado a participar de um estudo clínico. Se houver evidência de metástases ósseas nas investigações por imagens, ele deverá ser tratado com bisfosfonatos, especialmente se for assintomático.

## Leituras Complementares

1. Chang SS, Benson MC, Campbell SC, Crook J, Dreicer R, Evans CY, Hall MC, Higano C, Kelly WK, Sartor O, Smith JA Jr; Society of Urologic Oncology, Shaumberg, Illinois. Society of Urologic Oncology position statement: redefining the management of hormone-refractory prostate carcinoma. *Cancer* 2005; **103**: 11-21.
2. Byar DP. Proceedings: The Veterans Administration Cooperative Urological Research Group's studies of cancer of the prostate. *Cancer* 1973; **32**: 1126.

3. Byar DP, Corle DK. Hormone therapy for prostate cancer: results of the Veterans Administration Cooperative Urological Research Group studies. *Natl Cancer Inst Monogr* 1988; 165.
4. Smaletz O, Scher HI, Small EJ, Verbel DA, McMillan A, Regan K, Kelly WK, Kattan MW. Nomogram for overall survival of patients with progressive metastatic prostate cancer after castration. *J Clin Oncol* 2002; **20**: 3972-82.
5. Eisenberger MA, Simon R, O'Dwyer PJ, Wittes RE, Friedman MA. A re-evaluation of nonhormonal cytotoxic chemotherapy in the treatment of prostatic carcinoma. *J Clin Oncol* 1985; **3**: 827-41.
6. Yagoda A, Petrylak D. Cytotoxic chemotherapy for advanced hormone-resistant prostate cancer. *Cancer* 1993; **71**: 1098-1109.
7. Tannock IF, de Wit R, Berry WR, Horti J, Pluzanska A, Chi KN, Oudard S, Theodore C, James ND, Turesson I, Rosenthal MA, Eisenberger MA; TAX 327 Investigators. Docetaxel plus prednisone or mitoxantrone plus prednisone for advanced prostate cancer. *N Engl J Med* 2004; **351**: 1502-12.
8. Petrylak DP, Tangen CM, Hussain MH, Lara PN Jr, Jones JA, Taplin ME, Burch PA, Berry D, Moinpour C, Kohli M, Benson MC, Small EJ, Raghavan D, Crawford ED. Docetaxel and estramustine compared with mitoxantrone and prednisone for advanced refractory prostate cancer. *N Engl J Med* 2004; **351**: 1513-20.
9. NICE approves docetaxel as a treatment option for men with advanced prostate cancer. Press release, NICE 2006/031 (www.nice.org.uk/page.aspx?o=335999, accessed 5 May 2007).
10. Small EJ, Halabi S, Dawson NA, Stadler WM, Rini BI, Picus J, Gable P, Torti FM, Kaplan E, Vogelzang NJ. Antiandrogen withdrawal alone or in combination with ketoconazole in androgen-independent prostate cancer patients: a phase III trial (CALGB 9583). *J Clin Oncol* 2004; **22**: 1025-33.

# PROBLEMA
## 20 Triagem em Câncer de Próstata

### Caso Clínico

Um homem caucasiano de 73 anos consulta seu clínico geral por suspeitar de câncer de próstata. Sua história clínica é sem maiores significados, a não ser por um quadro de osteoartrite. Ele apresenta prostatismo, mas não tem história de infecção do trato urinário. Ao toque retal (TR) a próstata é diagnosticada como simetricamente aumentada. O nível do antígeno prostático específico (PSA) é de 5,5 ng/mL e foi verificado 1 semana após o toque retal.

**Quais são as causas do PSA elevado?**

**Qual é a importância do nível do PSA?**

**Qual é o diagnóstico mais provável nesse paciente?**

### Fundamentos

O câncer de próstata está sendo detectado com frequência cada vez maior, em parte por causa da disponibilidade ampla da verificação do PSA sérico, embora a incidência estivesse crescendo mesmo antes de sua introdução.

Um "programa de gerenciamento de risco de câncer de próstata" foi publicado em 2002 por Watson *et al.*, em nome do Cancer Research UK[1] e visa a ajudar a equipe de cuidados primários a fornecer informações claras e equilibradas aos homens que perguntam sobre o teste para câncer de próstata.

**Quais são as causas do PSA elevado?**

O PSA pode se mostrar elevado por muitas razões (Boxe 20.1) e estas deverão ser consideradas antes de um teste de PSA. Em cuidados primários, o TR não é normalmente recomendado como teste de triagem em homens assintomáticos. Naqueles com sintomas, o PSA deverá ser testado antes de um TR. Se o TR for feito antes, o teste de PSA deverá ser retardado por uma semana. Essa questão, porém, é controversa, e alguns sentem que um teste de PSA pode ser feito imediatamente após um TR.[2]

### Discussão

**Qual é a importância do nível do PSA?**

Seguem-se as questões principais a serem discutidas com o paciente.

A verificação do PSA visa a detectar câncer de próstata localizado quando for possível oferecer um tratamento potencialmente curativo. Deve ficar claro que a verificação do PSA é controversa, e que os profissionais discordam sobre a utilidade do teste para triagem da população.[3] Até o momento, não existe evidência satisfatória de que a triagem para câncer de próstata pela verificação do PSA reduza a mortalidade.[4]

**Boxe 20.1 Causas benignas do PSA elevado**
- Hipertrofia prostática benigna
- Prostatite aguda
- Inflamação subclínica
- Biopsia de próstata nas 6 semanas anteriores
- Cistoscopia
- Ressecção transuretral da próstata
- Retenção urinária
- Ejaculação
- Toque retal
- Trauma perineal
- Infarto prostático

O tradicional nível de corte para o PSA é de 4,0 ng/mL,[5] entretanto alguns homens (até 20%) com câncer de próstata clinicamente importante não apresentarão PSA elevado, e em cerca de dois terços dos homens com esse nível elevado o câncer de próstata não é diagnosticado. Muitas modificações ao teste do PSA já foram tentadas, incluindo a redução dos cortes, testes de PSA sérico, velocidade de PSA, densidade de PSA livre, PSA complexo, faixas de referência específicas para a idade e faixas de referência específicas para a etnia. Entretanto, nenhum consenso foi atingido, e nenhuma das abordagens resultou em redução no número de biopsias desnecessárias.[6]

Um algoritmo para tratamento após verificação do PSA é fornecido no Boxe 20.2.

O teste de PSA não é diagnóstico e quando elevado exige-se uma biopsia da próstata para fins diagnósticos (Boxe 20.1). Pode haver complicações após a biopsia, incluindo sangramento (cerca de 1 em 3 homens apresenta hematúria/hematospermia após a biopsia), e se o resultado for negativo deve-se considerar o acompanhamento e, possivelmente, nova biopsia.[10] Esse procedimento é uma experiência desconfortável e tanto o teste de PSA quanto a biopsia podem causar muita ansiedade nos homens submetidos a esse procedimento.[11]

**Boxe 20.2 Resultados do teste de PSA e opções de tratamento**
- Se o nível de PSA for superior a 10 ng/mL recomenda-se a biopsia por que a probabilidade de se encontrar um câncer da próstata é superior a 50%. Entretanto, em muitos homens a doença não está mais confinada ao órgão e não é passível de cura[7]
- Se o nível de PSA estiver entre 4 ng/mL e 10 ng/mL, geralmente se aconselha a biopsia, independente dos achados do TR. Entretanto, para todos os cânceres de próstata detectados, quatro outros homens se submeterão a uma biopsia desnecessária
- Se o PSA for inferior a 4 ng/mL a conduta é menos clara, pois a maioria apresentará biopsia negativa. Entretanto, um número substancial de pacientes com câncer de próstata apresenta valores de PSA inferiores a 4 ng/mL.[8] Homens com níveis de PSA inferiores a 4 ng/mL têm probabilidade mais alta de doença confinada ao órgão[9]

Uma outra dificuldade é que o tratamento pode beneficiar apenas alguns homens com tumores potencialmente agressivos detectados após a verificação do PSA. Outros podem ter câncer de crescimento lento que nem causam sintomas nem encurtam a expectativa de vida. Por essa razão, alguns homens testados enfrentam ansiedade, testes clínicos e tratamentos desnecessários com efeitos colaterais e implicações de custo para o *National Health Service* (NHS) ou para qualquer outro sistema de cuidados de saúde. Uma revisão de Cochrane por Ilic *et al.* concluiu que "não há evidência forte de estudos clínicos controlados e randomizados sobre o impacto da triagem na qualidade de vida, perigos da triagem ou seu valor econômico".[12] Até esta data, análises econômicas publicadas (ou seja, identificação de custo, relação custo-benefício, eficácia de custo ou análise de custo-utilidade) para câncer de próstata são inconclusivas e com base nos dados disponíveis, a triagem de rotina ainda é questionável.[13]

A verificação do PSA não é usualmente recomendada para um homem assintomático com menos de 10 anos de expectativa de vida[14] e, portanto, os homens que mais se beneficiam da triagem são aqueles na faixa de 50 a 70 anos de idade ou com mais de 45 anos e em risco mais alto de câncer de próstata, como os afro-americanos ou aqueles com história familiar de câncer de próstata.

Deve-se enfatizar que a tomada de decisão informada é muito importante, e que o paciente deverá ser envolvido na decisão.

## Conclusão

**Qual é o diagnóstico mais provável nesse paciente?**

O paciente do caso clínico tem, provavelmente, hiperplasia da próstata. Entretanto, deve-se pesquisar história de infecção do trato urinário ou exercício rigoroso 48 horas antes do teste do PSA.

## Leituras Complementares

1. Watson *et al.* Prostate cancer risk management programme; an information pack for primary care. www.primarycare.ox.ac.uk/research/crukpcerg/publications/prostate/PCRMP
2. Chybowski FM, Bergstralh EJ, Oesterling JE. The effect of digital rectal examination on the serum prostate specific antigen concentration: results of a randomized study. *J Urol* 1992; **148**: 83.
3. Whitmore WF Jr. Natural history of low-stage prostatic cancer and the impact of early detection. *Urol Clin North Am* 1990; **17**: 689.
4. Barry MJ. Health decision aids to facilitate shared decision making in office practice. *Ann Intern Med* 2002; **136**: 127.
5. Mettlin C, Lee F, Drago J, Murphy GP. The American Cancer Society National Prostate Cancer Detection Project. Findings on the detection of early prostate cancer in 2425 men. *Cancer* 1991; **67**: 2949-58.
6. Carroll P, Coley C, McLeod D, Schellhammer P, Sweat G, Wasson J, Zietman A, Thompson I. Prostate-specific antigen best practice policy–part I: early detection and diagnosis of prostate cancer. *Urology* 2001; **57**: 217-24.
7. Catalona WJ, Smith DS, Ratliff TL, Dodds KM, Coplen DE, Yuan JJ, Petros JA, Andriole GL. Measurement of prostate-specific antigen in serum as a screening test for prostate cancer. *N Engl J Med* 1991; **324**: 1156-61.

8. Partin AW, Carter HB, Chan DW, Epstein JI, Oesterling JE, Rock RC, Weber JP, Walsh PC. Prostate specific antigen in the staging of localized prostate cancer: influence of tumor differentiation, tumor volume and benign hyperplasia. *J Urol* 1990; **143**: 747-52.
9. Catalona WJ, Smith DS, Ornstein DK. Prostate cancer detection in men with serum PSA concentrations of 2.6 to 4.0 ng/ml and benign prostate examination. *JAMA* 1997; **277**: 1452.
10. Ellis WJ, Brawer MK. Repeat prostate needle biopsy: who needs it? *J Urol* 1995; **153**: 1496.
11. National Cancer Institute. SEER mortality statistics, 1999 to 2001. Available at: http://srab.cancer.gov/devcan/canques.html
12. Ilic D, O'Connor D, Green S, Wilt T. Screening for prostate cancer. *Cochrane Database Syst Rev* 2006; **3**. CD004720
13. Albertsen PC. Screening for prostate cancer is neither appropriate nor cost-effective. *Urol Clin North Am* 1996; **23**: 521-30.
14. Roobol MJ van der, Cruijsen IW, Schroder FH. No reason for immediate repeat sextant biopsy after negative initial sextant biopsy in men with PSA level of 4.0 ng/ml or greater (ERSPC, Rotterdam). *Urology* 2004; **63**: 892.

PROBLEMA

# 21 Terapia de Ablação Local em Câncer Renal

## Caso Clínico

Durante exame de acompanhamento de rotina para hipertensão, um paciente de 65 anos descobre ter hematúria microscópica. Sua história clínica é extensa para doença vascular e ele fuma 20 cigarros por dia. Ele é então encaminhado com urgência a um urologista, e as investigações complementares revelam lesão aparentemente maligna de 3 cm no rim direito. Submetido o caso à reunião da equipe multidisciplinar, ele é considerado como não sendo um bom candidato à cirurgia, em virtude das comorbidades.

**Como esse paciente deverá ser inicialmente investigado pelo urologista?**

**Qual é o diagnóstico diferencial?**

**Quais tratamentos locais estão disponíveis para esse paciente?**

# Fundamentos

## Como esse paciente deverá ser inicialmente investigado pelo urologista?

Pacientes com malignidades renais podem se apresentar assintomáticos, desenvolvendo os sintomas se houver extensão local (dor, hematúria macroscópica, varicocele) ou doença metastática, ou com o desenvolvimento de síndromes paraneoplásicas (anorexia, caquexia, eritrocitose, trombocitose, hipercalcemia e polimialgia). A tríade clássica de dor no flanco, hematúria e massa no flanco é observada em apenas 10% dos pacientes e sugere doença local avançada.

Pacientes com hematúria microscópica precisam de investigações que incluam avaliação do grau da anemia, avaliação de doença renal (como glomerulonefrite, nefrite intersticial), exame citológico da urina (que pode demonstrar cilindros sugerindo doença do parênquima renal ou células malignas abrigadas no trato urinário) e investigação por imagens (incluindo radiografia do rim-ureter-bexiga em busca de calcificações, como cálculos, hematomas calcificados e carcinomas calcificados).

A ultrassonografia ajuda a determinar o tamanho do rim e na demonstração da presença de massas renais. Ele é menos sensível que a tomografia computadorizada (TC) na detecção de massas pequenas, mas é capaz de distinguir um simples cisto de um outro mais complexo. A urografia por TC substituiu completamente a uretrografia intravenosa na via diagnóstica, pois é mais sensível e fornece outras informações anatômicas. Se uma lesão maligna do trato renal for observada, o estadiamento completo será concluído com uma TC do tórax, que é mais sensível que a simples radiografia de tórax na detecção de doença metastática. A cistoscopia flexível também é necessária para revelar qualquer anormalidade da mucosa da bexiga, pois permite obter amostras de biopsia para a avaliação histopatológica. Isso pode ser feito sob sedação mínima, mas na presença de achados anormais, o exame sob anestesia e cistoscopia posterior são justificados.

## Qual é o diagnóstico diferencial?

O diagnóstico diferencial de massa sólida no rim inclui causas malignas como carcinomas de células renais (RCCs) (células claras: 75-85%; células papilares: 15%; cromófobos: 5%; do ducto coletor: 1%), carcinomas de células de transição ou, menos frequentemente, linfomas e sarcomas. Depósitos secundários (como pulmão, ovário, mama e cólon) também podem ocorrer. As causas benignas incluem: angiomiolipomas/hamartomas, oncocitomas e adenomas benignos.

De todas as massas renais pequenas e sólidas realçadas por TC, cerca de 83 a 90% comprovam ser um RCC na análise histopatológica,[1,2] e o restante inclui adenomas e oncocitomas renais.

# Discussão

## Quais tratamentos locais estão disponíveis para esse paciente?

A nefrectomia radical é o padrão-ouro no tratamento de RCC localizado. Embora a regressão espontânea da doença já tenha sido informada,[3] esse procedimento certamente melhorará muito mais a resposta ao tratamento sistêmico[4] e reduzirá o risco de sintomas locais problemáticos. A nefrectomia parcial pode ser considerada em pacientes com tumores polares pequenos (< 4 cm), com função renal comprometida, tumores bilaterais, tumores em rins solitários ou naqueles pacientes em risco de tumores primários secundários (como a doença de van Hippel-Lindau). Esse paciente é, porém, inoperável, em virtude das comorbidades, de modo que outras opções devem ser consideradas.

A vigilância poderia ser uma opção. Historicamente, o tamanho do tumor tem sido usado para diferenciar entre lesões benignas e malignas e o ponto de corte é a medida de 3 cm. A taxa de doença metastática com tumores de tamanho inferior a 3 cm tem sido informada como sendo de 1 a 3%. Estudos demonstraram taxas de crescimento lento de neoplasmas renais de até 1,1 cm/ano.[5] Isso sugere que as lesões pequenas podem ser mantidas em observação com intervenção apropriada se mostrarem crescimento razoável. Seguem-se os tratamentos locais disponíveis para esse paciente.

## Tratamentos de ablação local

Trata-se de tratamentos pioneiros em pacientes com lesões múltiplas ou bilaterais para tentar minimizar o dano ao rim normal e preservar a função renal. Hoje eles são usados como técnicas minimamente invasivas para tratar pacientes com doença localizada, porém inoperável.

## Crioterapia

Mediante orientação por imagens e sedação leve, criossondas são inseridas na lesão. A seguir, circula-se argônio pelas sondas para gerar temperaturas muito baixas (–100°C a –40°C) e causar o rompimento da integridade celular, levando à morte das células. Um estudo conduzido em 20 pacientes com RCC mostrou que em 10 pacientes com doença mensurável, 3 não apresentaram tumor visível aos 12 meses, e o restante mostrou algum grau de encolhimento do tumor.[6] Não há dados disponíveis quanto à sobrevida.

## Ablação por radiofrequência

A ablação por radiofrequência é a destruição de um tumor viável usando temperaturas de até 60°C. Mediante orientação por imagens e sedação leve, eletrodos são colocados nos tecidos e carregados com correntes alternantes de alta frequência, gerando agitação iônica. Isso produz calor localizado que resulta em coagulação por necrose do tumor. O processo pode ser repetido em várias sessões.

A evidência para uso dessa técnica vem de estudos em populações relativamente pequenas de pacientes com acompanhamento limitado. A taxa de ablação varia de 79 a 100%, com durabilidade modesta em até 12 meses de acompanhamento, e as complicações incluem: dor abdominal, hematomas, obstrução uteropélvica exigindo reparo cirúrgico e vazamentos dos cálices, o que exigiu a colocação de um dilatador *(stent)*.

## Ultrassom focalizado de alta intensidade

Este procedimento envolve ultrassom extracorpóreo de alta frequência aplicado ao tumor para aquecer um volume definido, destruindo assim as células por necrose de coagulação. O exame histológico da região revela demarcação nítida entre as células mortas e as não afetadas. O processo é não invasivo, e as lesões são alvejadas com ultrassom em tempo real. Os dados sobre a eficácia são limitados aos estudos de caso, com acompanhamento também limitado, mas os resultados são estimulantes.[7,8] Os efeitos colaterais são mínimos, incluindo queimaduras leves da pele e leve desconforto na região tratada.

## Embolização

A embolização é usada, ocasionalmente, para reduzir a vascularidade dos tumores renais antes da nefrectomia, para reduzir o risco de hemorragia grave. Raramente, em pacientes com lesões inoperáveis sintomáticas (como dor e hematúria) a técnica pode ser usada para tentar diminuir os tumores e aliviar os sintomas.[9] Os efeitos colaterais mais importantes são: dor, febre e náusea, que podem persistir por vários dias. Os pacientes precisam ter um estado de desempenho relativamente bom para tolerar esse procedimento.

## Conclusão

Como este paciente não é um candidato adequado para cirurgia, as opções como vigilância do crescimento do câncer ou a ablação local devem ser consideradas. Atualmente, a quimioterapia não está associada à alta taxa de sucesso.

## Leituras Complementares

1. Silver DA, Morash C, Brenner P, Campbell S, Russo P. Pathologic findings at the time of nephrectomy for renal masses. *Ann Surg Oncol* 1997; **4**: 570-4.
2. Lich MR. Renal adenoma and oncocytoma. *Semin Urol Oncol* 1995; **13**: 254-61.
3. Montie JE, Stewart BH, Straffon RA, Banowsky LH, Hewitt CB, Montague DK. The role of adjunctive nephrectomy in patients with metastatic renal cell carcinoma. *J Urol* 1977; **117**: 272-5.
4. Flanigan RC, Salmon SE, Blumenstein BA, Bearman SI, Roy V, McGrath PC, Caton JR Jr, Munshi N, Crawford ED. Nephrectomy followed by interferon alfa-2b compared with interferon alfa-2b alone for metastatic renal-cell cancer. *N Engl J Med* 2001; **345**: 1655-9.
5. Bosniak MA, Birnbaum BA, Krinsky GA, Waisman J. Small renal parenchymal neoplasms: further observations of growth. *Radiology* 1995; **197**: 589-97.
6. Shingleton WB, Sewell PE Jr. Percutaneous renal tumor cryoablation with magnetic resonance imaging guidance. *J Urol* 2001; **165**: 773.
7. Wu F, Wang ZB, Chen WZ, Bai J, Zhu H, Qiao TY. Preliminary experience using high intensity focused ultrasound for the treatment of patients with advanced stage renal malignancy. *J Urol* 2003; **170**(6 Pt 1): 2237-40.
8. Illing RO, Kennedy JE, Wu F, et al. The safety and feasibility of extracorporeal high-intensity focused ultrasound (HIFU) for the treatment of liver and kidney tumours in a Western population. *Br J Cancer* 2005; **93**: 890.
9. Swanson DA, Wallace S, Johnson DE. The role of embolization and nephrectomy in the treatment of metastatic renal carcinoma. *Urol Clin North Am* 1980; **7**: 719.

## PROBLEMA
## 22 Câncer Peniano

### Caso Clínico

Um sul-americano de 65 anos apresenta-se com lesão ulcerada na glande; os únicos achados clínicos relevantes são fimose e linfadenopatia inguinal bilateral de pequeno volume. A biopsia confirma um carcinoma de células escamosas.

**Essa apresentação é típica?**

**Qual é o próximo passo no tratamento desse paciente?**

A investigação por imagens confirma doença localizada, possivelmente T1/2.

**Quais opções de tratamento estão disponíveis para esse paciente?**

**Qual é a importância da linfadenopatia inguinal? Como isso influencia as opções de tratamento nesse paciente?**

O paciente passou por um procedimento com preservação do pênis e apresenta-se, 2 anos depois, com recorrência local.

**Quais são as expectativas e as opções de tratamento para esse paciente? Existe algum papel para a quimioterapia?**

### Fundamentos

**Essa apresentação é típica?**

O câncer peniano é uma doença rara nos países desenvolvidos. Entretanto, em certas regiões dos países emergentes, ele é responsável por até 10% de todas as malignidades masculinas. Fatores de predisposição conhecidos incluem o tabagismo e a fimose, que confere risco 3 e 10 vezes maior, respectivamente; a circuncisão neonatal parece fornecer proteção. A apresentação mais comum é a de lesão sólida; entretanto, lesões ulceradas também são comuns e, às vezes, também se observam lesões inflamatórias.

**Qual é o próximo passo no tratamento desse paciente?**

A primeira prioridade deverá ser o estadiamento patológico e radiológico, que deverá ser estabelecido com biopsia suficiente para avaliar a profundidade da invasão e obter informações histológicas adequadas. Além disso, a investigação por imagens radiológicas – tomografia computadorizada/investigação por ressonância magnética e uretroscopia – deverá ser realizada para investigar qualquer disseminação distante. O sistema de estadiamento atualmente usado é a classificação TNM, atualizada em 2002[1] (Tabelas 22.1 e 22.2).

## Problema 22  Câncer Peniano

**Tabela 22.1 Classificação TNM para câncer peniano**

| Nível T | Profundidade da invasão | Nível N | |
|---|---|---|---|
| Ta | Carcinoma verrucoso não invasivo | N1 | Linfonodo inguinal superficial único |
| Tis | Carcinoma *in situ* | N2 | Linfonodos superficiais múltiplos |
| T1 | Tecido conectivo subepitelial | N3 | Linfonodos inguinais/pélvicos profundos |
| T2 | Corpo esponjoso/cavernoso | **Nível M** | |
| T3 | Uretra/próstata | M0 | Sem metástases conhecidas |
| T4 | Estruturas adjacentes | M1 | Metástases distantes |

**Tabela 22.2 Estadiamento de cânceres penianos**

| Estádio | TNM | | |
|---|---|---|---|
| 0 | Ta/Tis | N0 | M0 |
| I | T1 | N0 | M0 |
| II | T ≤ 2 | N ≤ 1 | M0 |
| III | T ≤ 3 | N ≤ 2 | M0 |
| IV | Qualquer T4 | Qualquer N3 | Qualquer M1 |

## Discussão

### Quais opções de tratamento estão disponíveis para esse paciente?

O padrão-ouro para tratamento do câncer peniano invasivo continua sendo a excisão cirúrgica, cuja extensão dependerá principalmente da profundidade da invasão. Para lesões T1 a margem da excisão cirúrgica deverá ser suficiente para se obter pelo menos 10 mm para margem histológica nítida em grau 2 e de 15 mm para grau 3.[2] Desde que se mantenha uma extensão peniana superior a 2,5-3 cm após a cirurgia, os possíveis benefícios nas funções urinária e psicossexual justificam a penectomia parcial. Caso contrário, e também para doença classificada como T2/3, o procedimento radical (penectomia) deverá ser executado.

As principais morbidades funcionais e psicológicas associadas aos procedimentos mencionados levaram ao desenvolvimento de modalidades de tratamento que poupam o órgão para doenças T1 e T2, como a cirurgia micrográfica de Mohs, as técnicas cirúrgicas a *laser* e as abordagens baseadas em radioterapia.[4] Não há estudos randomizados de porte para comparar esses tratamentos com a abordagem cirúrgica radical. Entretanto, com base nos resultados de séries de casos publicados, parece que eles realmente oferecem alternativa razoável se o paciente estiver preparado para aceitar uma taxa acentuadamente mais alta de recidiva (até 65%), especialmente para doença T ≥ 2. Desde que haja acompanhamento de perto para detectar precocemente a recidiva locorregional, a cirurgia de resgate pode ser realizada.

## Qual é a importância da linfadenopatia inguinal? Como isso influencia as opções de tratamento nesse paciente?

O estado linfonodal é extremamente importante, pois tem prognóstico grave e implicações de tratamento. A positividade linfonodal reduz significativamente a sobrevida geral de 5 anos, em até 50%[5] em algumas séries. O prognóstico é particularmente ruim com doença linfonodal pélvica.

Entretanto, foi documentado um benefício à sobrevida com a linfadenectomia inguinal bilateral, especialmente para doença T ≥ 2;[6] e esse procedimento é hoje o padrão-ouro para determinar o estádio N. Infelizmente, o procedimento está associado a complicações consideráveis e morbidade a longo prazo. Portanto, outras abordagens têm sido propostas para limitar esse procedimento aos pacientes realmente linfonodo-positivos.

O exame clínico é insuficiente porque até 50% dos linfonodos palpáveis mostram-se não metastáticos, enquanto 10 a 20% das regiões não palpáveis da virilha abrigam doença metastática, com taxas mais altas em doença em estádio de alto grau (2-3) e T2-4 (até 50% em uma das séries[7]). A vigilância simples com procedimentos de resgate tardios também é nitidamente inferior em termos de sobrevida.[8]

Abordagens propostas mais recentemente são a linfadenectomia modificada ou seletiva e a biopsia do linfonodo sentinela. Essas abordagens sofrem taxas falso-negativas de até 20%, e até o momento faltam estudos randomizados de grande porte para compará-las umas com as outras e com o tratamento padrão-ouro.

A decisão final sobre o plano de tratamento deverá ser tomada pelo paciente, que precisa ser informado sobre as possíveis morbidades e os riscos de recaída associados a cada modalidade. Como a evidência disponível é insuficiente, a preferência do paciente, levando em conta as circunstâncias individuais sociais e psicológicas, será crítica para o plano final de tratamento.

## Quais são as expectativas e as opções de tratamento para esse paciente? Existe algum papel para a quimioterapia?

A recidiva local precisa ser tratada imediata e agressivamente, com penectomias complementares ou até exenterações anteriores em alguns casos com disseminação uretral, em virtude de seu potencial de agressividade.[9] O estado dos linfonodos também deverá ser avaliado com linfadenectomia inguinal bilateral, se ainda não tiver sido realizada. A doença limitada ao pênis e os linfonodos inguinais superficiais unilaterais carregam taxa média de sobrevida de 5 anos em cerca de 55%, mas uma vez a doença disseminada além desses limites, o prognóstico é desanimador com sobrevida geral de 5 anos para menos de 10% dos pacientes.

O uso da quimioterapia em tratamento adjuvante/neoadjuvante e para doenças metastáticas ainda não foi suficientemente investigado. Uma série pequena de casos (n < 40) demonstrou que a doença é relativamente sensível à quimioterapia. Cisplatina, bleomicina, metotrexato e 5-fluorouracil são os agentes mais usualmente estudados, mas as taxas de resposta objetiva tendem a ser baixas para agentes isolados (< 15%) e duram relativamente pouco mesmo em regimes de combinação com maior toxicidade, p. ex., veja Hass *et al.*[10] De modo geral, faltam dados, e a participação em estudos clínicos deverá ser estimulada. Um estudo do EORTC com irinotecan e cisplatina foi recentemente fechado para recrutamento, e os resultados são aguardados.

Em caso de doença localmente avançada mas não metastática, várias técnicas de modalidades combinadas foram tentadas, incluindo a quimioterapia intra-arterial e a (neo)adjuvante, a braquiterapia ou a radioterapia com feixe externo, com ou sem cirurgia. Embora haja casos individuais de sobrevida a longo prazo, de modo geral os dados são limitados e nosso estado atual de conhecimentos é insuficiente para justificar a defesa de uma forma particular de tratamento.

## Conclusão

A recorrência do câncer nesse paciente sugere que a única opção agora é a penectomia. A disseminação da doença para os linfonodos é indicadora de prognóstico ruim. As opções de tratamento deverão ser discutidas com o paciente, mas não há evidência confiável que sirva de base para os regimes quimioterapêuticos.

## Leituras Complementares

1. Greene FL, Page DL, Fleming ID, Fritz A, Balch C, Haller DG, Morrow M. (eds). *AJCC (American Joint Committee on Cancer) Cancer Staging Manual*, 6th edn. Springer-Verlag, New York, 2002: 303.
2. Agrawal A, Pai D, Ananthakrishnan N, Smile SR. The histological extent of the local spread of carcinoma of the penis and its therapeutic implications. *BJU Int* 2000; **85**: 299-301.
3. Brown MD, Zachary CB, Grekin RC, Swanson NA. Penile tumors: their management by Mohs micrographic surgery. *J Dermatol Surg Oncol* 1987; **13**: 1163-7.
4. Azrif M, Logue JP, Swindell R, Cowan RA, Wylie JP, Livsey JE. External-beam radiotherapy in T1–2 N0 penile carcinoma. *Clin Oncol (R Coll Radiol)* 2006; **18**: 320-5.
5. Pandey D, Mahajan V, Kannan RR. Prognostic factors in node-positive carcinoma of the penis. *J Surg Oncol* 2006; **93**: 133-8.
6. McDougal WS, Kirchner FK Jr, Edwards RH, Killion LT. Treatment of carcinoma of the penis: the case for primary lymphadenectomy. *J Urol* 1986; **136**: 38-41.
7. Horenblas S, van Tinteren H, Delemarre JF, Moonen LM, Lustig V, van Waardenburg EW. Squamous cell carcinoma of the penis. III. Treatment of regional lymph nodes. *J Urol* 1993; **149**: 492-7.
8. Wisneseky A, Campos F, de Moraes JR. Surgical treatment of invasive squamous cell carcinoma of the penis: retrospective analysis of 350 cases. *J Urol* 1994; **151**: 1244-9.
9. Ornellas AA, Seixas AL, Marota A. Management of recurrent penile cancer following partial or total penectomy. *Urol Clin North Am* 1994; **21**: 729-37.
10. Haas GP, Blumenstein BA, Gagliano RG, Russell CA, Rivkin SE, Culkin DJ, Wolf M, Crawford ED. Cisplatin, methotrexate and bleomycin for the treatment of carcinoma of the penis: a Southwest Oncology Group study. *J Urol* 1999; **161**: 1823-5.

# SEÇÃO QUATRO 4

# Cânceres Gastrointestinais

23  Câncer Esofágico
24  Quimioterapia para Câncer Gástrico
25  Câncer Pancreático
26  Tratamento do Câncer Colorretal após Cirurgia
27  Quimioterapia para Câncer Colorretal Metastático
28  Ressecção Hepática para Câncer Colorretal Metastático

## PROBLEMA
## 23 Câncer Esofágico

### Caso Clínico

Uma mulher de 54 anos de idade e com história anterior de refluxo gastroesofágico apresenta-se com disfagia progressiva e perda de peso. A esofagogastroduodenoscopia confirma a presença de tumor na porção média do esôfago, e a biopsia confirma um adenocarcinoma.

Quais investigações iniciais são necessárias? Defina o tratamento imediato.

Se não houver evidência de doença metastática, quais investigações de estadiamento complementar são necessárias antes de se decidir pela cirurgia?

Quais são as opções de tratamento se, após todas as investigações, não houver evidência de metástases e o câncer for considerado operável?

Qual seria a alteração no tratamento se o tumor fosse considerado localmente avançado e não passível de cirurgia?

Se houver evidência de doença metastática distante quais serão as opções de tratamento?

## Fundamentos

**Quais investigações iniciais são necessárias? Defina o tratamento imediato.**

As investigações iniciais incluem endoscopia e biopsias do trato gastrointestinal superior, além da tomografia computadorizada (TC).[1] A avaliação da intensidade da disfagia também é essencial. Se a ingestão de alimentos estiver intensamente limitada, o alívio rápido da disfagia poderá ser obtido por dilatação, inserção de uma endoprótese *(stent)* ou radioterapia paliativa.[1] Pode ser necessária a nutrição parenteral, que pode ser feita por alimentação nasogástrica, gastroscopia endoscópica percutânea ou jejunostomia.

A inserção endoscópica de *stent* é relativamente segura e não invasiva, apresentando resultados quase imediatos. A radioterapia paliativa também é geralmente bem tolerada, mas não está isenta de toxicidade e pode precisar de mais tempo que os demais tratamentos antes que os sintomas melhorem.

**Se não houver evidência de doença metastática, quais investigações de estadiamento complementar são necessárias antes de se decidir pela cirurgia?**

O prognóstico de câncer esofágico é significativamente dependente do estádio do tumor, e o estadiamento clínico preciso é essencial como avaliação para a possibilidade ou não de cirurgia. A ultrassonografia endoscópica fornece a estimativa mais precisa do estádio da doença e supera a TC na detecção de metástases para linfonodos.[1] A laparoscopia também está sendo cada vez mais executada e ajuda especialmente na identificação de linfonodos celíacos e de metástases subcapsulares do fígado.

A tomografia com emissão de pósitron (PET) com 18-fluoro-desoxiglicose é usada cada vez mais para detectar metástases distantes. Trata-se de uma técnica não invasiva e mais sensível que a TC, especialmente para detectar metástases ocultas, reduzindo a necessidade de tratamento agressivo. Entretanto, a avaliação do sítio primário e dos linfonodos locorregionais não é tão precisa.

**Quais são as opções de tratamento se, após todas as investigações, não houver evidência de metástases e o câncer for considerado operável?**

Só a cirurgia como opção de tratamento para câncer localmente avançado (T3 ou T4) é considerada pouco satisfatória com taxas de sobrevida de 5 anos entre 15 e 20%. Por isso, as estratégias de tratamento pré-operatório e adjuvante são muito importantes. A radioterapia isolada tem valor em pacientes com doença localmente avançada e não adequados para cirurgia ou quimioterapia. Em um estudo com 101 pacientes selecionados com doença local, as taxas de sobrevida de 3 e 5 anos foram de 27 e 21%, respectivamente.[2] A maioria dos pacientes, entretanto, se beneficia da quimioterapia pré-operatória ou da quimiorradioterapia.

Em um estudo, o *Medical Research Council* (MRC) do Reino Unido designou aleatoriamente 802 pacientes com carcinoma esofágico operável ou só para ressecção ou para 2 ciclos de CF (cisplatina + 5-fluorouracil) administrados a cada 3 semanas.[3] Os resultados estão resumidos na Tabela 23.1. De modo geral, a sobrevida foi acentuadamente maior no grupo de pacientes tratado com a quimioterapia. As amostras ressecadas dos pacientes tratados com quimioterapia foram menores, com extensão menos frequente para o tecido ao redor e menos envolvimento de linfonodos. Vários estudos têm sido desenvolvidos em que os benefícios da quimioterapia pré-operatória não foram observados. Um estudo com 467 pacientes designou aleatoriamente os participantes ou só para a cirurgia ou para 3 ciclos de quimioterapia pré-operatória à base de CF.[4] As taxas de resposta completa, sobrevida média e sobrevida de 1, 2 e 3 anos não apresenta-

**Tabela 23.1** Resultados do estudo clínico do *Medical Research Council* comparando só cirurgia com quimioterapia pré-operatória seguida de cirurgia

|  | Só cirurgia | Quimioterapia pré-operatória e cirurgia |
|---|---|---|
| Pacientes submetidos à cirurgia (%) | 92 | 97 |
| Pacientes com ressecção esofageana (%) | 54 | 60 |
| Sobrevida de 2 anos (%) | 34 | 43 |
| Sobrevida média (meses) | 13,3 | 16,8 |
| Frequência da recidiva local (%) | 11 | 12 |

**Tabela 23.2** Resultados de um estudo irlandês de investigação do papel da quimiorradioterapia pré-operatória

|  | Só cirurgia | Quimiorradioterapia pré-operatória |
|---|---|---|
| Sobrevida média (meses) | 11 | 16 |
| Sobrevida de 3 anos (%) | 6 | 32 |
| Envolvimento de linfonodo regional em amostras cirúrgicas (%) | 82 | 42 |

ram diferenças significativas. Como resultado das evidências do estudo do MRC, a quimioterapia pré-operatória com CF é amplamente aplicada no Reino Unido. Existe interesse em se substituir a cisplatina por oxaliplatina, e os estudos estão em andamento.

Nos EUA, a quimiorradioterapia pré-operatória combinada é a modalidade mais comum. Somente um estudo demonstrou benefício acentuado de sobrevida com quimiorradioterapia pré-operatória antes da cirurgia.[5] Esse estudo irlandês de 113 pacientes comparou a cirurgia isolada com a quimiorradioterapia pré-operatória à base de CF. A resposta patológica completa foi observada em 25% dos pacientes tratados com quimiorradioterapia pré-operatória e verificou-se também que o envolvimento de linfonodos regionais foi menor nas amostras cirúrgicas desse grupo (42% *versus* 82%, $P = 0,001$, respectivamente). Os resultados estão resumidos na Tabela 23.2. Os resultados do braço só tratado com cirurgia mostraram-se inferiores aos de outras séries contemporâneas.

## Discussão

**Qual seria a alteração no tratamento se o tumor fosse considerado localmente avançado e não passível de cirurgia?**

Em pacientes com doença não operável e sem metástases distantes, o melhor tratamento é a quimiorradioterapia. A quimioterapia sensibiliza o tumor para a radioterapia e, portanto, o efeito aditivo é muito maior. Os dados de quase todos os estudos clínicos randomizados envolveram carcinoma de células escamosas.

O estudo clínico do *Radiation Therapy Oncology Group* (RTOG), nos EUA, em que pacientes com doença localmente avançada foram randomizados ou para a radioterapia isolada ou para a quimiorradioterapia concorrente (à base de CF) terminou antes do planejado depois que 121 pacientes tinham sido recrutados, pois uma análise inicial mostrou benefício acentuado de sobrevida no braço tratado com quimiorradioterapia.[6] A atualização desse estudo mostrou sobrevida média (14 meses com quimiorradioterapia *versus* 9,3 com radioterapia) e sobrevida de 5 anos (27% *versus* 0%, respectivamente) muito melhores.

## Se houver evidência de doença metastática distante quais serão as opções de tratamento?

A taxa de sobrevida de 5 anos para adenocarcinoma metastático avançado do esôfago é de apenas 2%. Deve-se enfatizar principalmente o alívio dos sintomas por meio de uma abordagem multidisciplinar. O alívio da disfagia é semelhante àquele aplicado para pacientes com doença localmente avançada, embora os riscos potenciais da nutrição parenteral precisem ser considerados em um paciente que deve viver apenas mais alguns meses.

A quimioterapia combinada é normalmente administrada e, no Reino Unido, o tratamento de primeira linha envolve o uso do regime ECF (epirrubicina, cisplatina e 5-fluorouracil por infusão). Essa abordagem tem o suporte de um estudo clínico controlado e randomizado de 274 pacientes com câncer gastroesofágico avançado[7] que comparou o regime ECF com o regime FAMTX (5-fluorouracil, doxorrubicina e metotrexato). Os resultados estão resumidos na Tabela 23.3. A atualização desse estudo com acompanhamento médio de 27 meses continua a mostrar vantagem de sobrevida para o regime ECF.[8]

| Tabela 23.3 Comparação entre os regimes ECF e FAMTX em um estudo clínico randomizado | | |
|---|---|---|
| | ECF | FAMTX |
| Taxa de resposta (%) | 45 | 21 |
| Sobrevida média (meses) | 8,9 | 5,7 |
| Sobrevida de 1 ano (%) | 36 | 21 |

Os resultados preliminares de um estudo de Fase III (REAL-2) são encorajadores para oxaliplatina e capecitabina.[9] REAL-2 foi um estudo 2 × 2 que randomizou pacientes com cânceres esofágico e gástrico localmente avançados ou metastáticos para um dos seguintes quatro regimes:

- ECF (epirrubicina, cisplatina e 5-fluorouracil em infusão).
- EOF (epirrubicina, oxaliplatina e 5-fluorouracil).
- ECX (epirrubicina, cisplatina e capecitabina).
- EOX (epirrubicina, oxaliplatina e capecitabina).

Cerca de 1.000 pacientes foram inscritos, e o acompanhamento médio foi de 17,1 meses. O estudo concluiu que a capecitabina não era inferior ao 5-FU, e que a oxaliplatina não era inferior à cisplatina. Uma taxa de resposta superior, embora não significativa, foi observada com o regime EOX, em comparação com ECF. Como esperado, houve menos nefrotoxicidade e toxicidade hematológica, mas maior toxicidade gastrointestinal e neurotoxicidade nos pacientes tratados com oxaliplatina. Com base nesse estudo, parece viável substituir 5-FU e cisplatina por capecitabina e oxaliplatina, respectivamente.

Estudos randomizados complementares envolvendo outros agentes citotóxicos estão em andamento, assim como estudos que investigam o papel de novos agentes biológicos.

## Conclusão

A quimioterapia será benéfica a essa paciente, independente de o tumor ser operável ou não. Se houver metástases, isso indicará prognóstico muito ruim para ela. A Figura 23.1 resume um algoritmo de tratamento de todos os estádios do câncer esofágico.

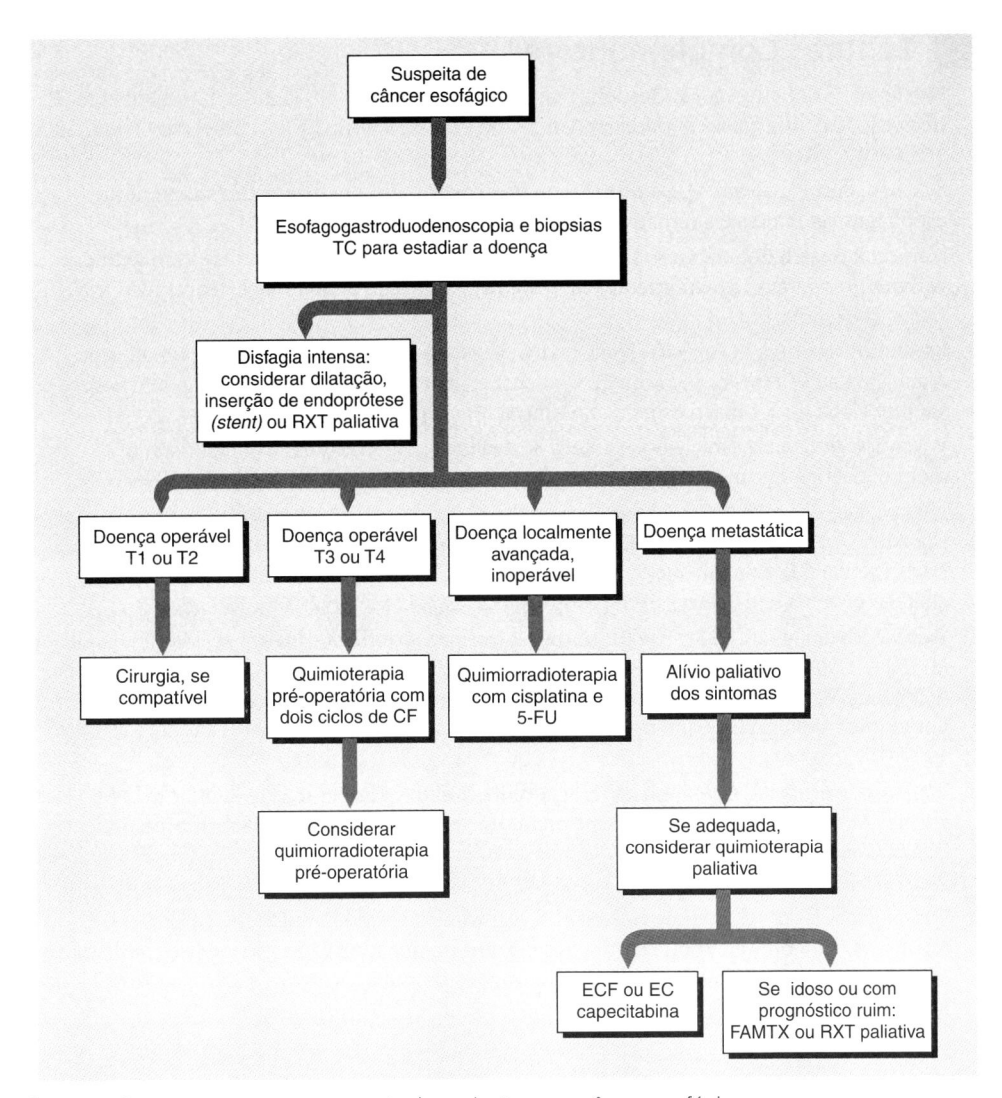

```
                    ┌─────────────────────┐
                    │    Suspeita de      │
                    │  câncer esofágico   │
                    └──────────┬──────────┘
                               │
                               ▼
              ┌────────────────────────────────────┐
              │ Esofagogastroduodenoscopia e biopsias │
              │     TC para estadiar a doença       │
              └────────────────┬───────────────────┘
                               │
                               ▼
              ┌────────────────────────────────────┐
              │       Disfagia intensa:            │
              │     considerar dilatação,          │
              │    inserção de endoprótese         │
              │     (stent) ou RXT paliativa       │
              └────────────────────────────────────┘
```

Doença operável T1 ou T2 → Cirurgia, se compatível

Doença operável T3 ou T4 → Quimioterapia pré-operatória com dois ciclos de CF → Considerar quimiorradioterapia pré-operatória

Doença localmente avançada, inoperável → Quimiorradioterapia com cisplatina e 5-FU

Doença metastática → Alívio paliativo dos sintomas → Se adequada, considerar quimioterapia paliativa → ECF ou EC capecitabina / Se idoso ou com prognóstico ruim: FAMTX ou RXT paliativa

**Fig. 23.1** Fluxograma para o tratamento de pacientes com câncer esofágico.

## Leituras Complementares

1. Benhidjeb T, Hohenberger P. Oesophageal cancer. In: Souhami RL, Tannock I, Hohenberger P, Horiot JC. *Oxford Textbook of Oncology*, Vol 2, 2nd edn. New York: Oxford University Press, 2002: 1483-515.
2. Sykes AJ, Burt PA, Slevin NJ, Stout R, Marrs JE. Radical radiotherapy for carcinoma of the esophagus: an effective alternative to surgery. *Radiother Oncol* 1998; **48**: 15-21.
3. Medical Research Council Oesophageal Cancer Working Group. Surgical resection with or without preoperative chemotherapy in oesophageal cancer: a randomised controlled trial. *Lancet* 2002; **359**: 1727-33.
4. Kelsen DP, Ginsberg R, Pajak TF, Sheahan DG, Gunderson L, Mortimer J, Estes N, Haller DG, Ajani J, Kocha W, Minsky BD, Roth JA. Chemotherapy followed by surgery compared with surgery alone for localized esophageal cancer. *N Engl J Med* 1998; **339**: 1979-84.
5. Walsh TN, Noonan N, Hollywood D, Kelly A, Keeling N, Hennessy TP. A comparison of multimodal therapy and surgery for esophageal adenocarcinoma. *N Engl J Med* 1996; **335**: 462-7.
6. Herskovic A, Martz K, al-Sarraf M, Leichman L, Brindle J, Vaitkevicius V, Cooper J, Byhardt R, Davis L, Emami B. Combined chemotherapy and radiotherapy compared with radiotherapy alone in patients with cancer of the esophagus. *N Engl J Med* 1992; **326**: 1593-8.
7. Webb A, Cunningham D, Scarffe JH, Harper P, Norman A, Joffe JK, Hughes M, Mansi J, Findlay M, Hill A, Oates J, Nicolson M, Hickish T, O'Brien M, Iveson T, Watson M, Underhill C, Wardley A, Meehan M. Randomized trial comparing epirubicin, cisplatin, and fluorouracil versus fluorouracil, doxorubicin, and methotrexate in advanced esophagogastric cancer. *J Clin Oncol* 1997; **15**: 261-7.
8. Waters JS, Norman A, Cunningham D, Scarffe JH, Webb A, Harper P, Joffe JK, Mackean M, Mansi J, Leahy M, Hill A, Oates J, Rao S, Nicolson M, Hickish T. Long-term survival after epirubicin, cisplatin and fluorouracil for gastric cancer: results of a randomized trial. *Br J Cancer* 1999; **80**: 269-72.
9. Cunningham D, Rao S, Starling N, Iveson T, Nicolson M, Coxon F, Middleton G, Daniel F, Gates J, Norman A. Randomised multi centre phase III study comparing capecitabine with 5FU and oxaliplatin with cisplatin in patients with advanced oesophagogastric cancer. The REAL2 study. *J Clin Oncol Proc* 2006; **24**: 182-5.

# PROBLEMA
## 24 Quimioterapia para Câncer Gástrico

### Caso Clínico

Um homem de 68 anos apresenta-se com perda de peso e dor abdominal persistente, com suspeita de câncer gástrico. Ele é submetido à ressecção gástrica para adenocarcinoma T3 N1 M0 no estômago e tem recuperação pós-operatória sem complicações.

**Qual é o tratamento inicial?**

**Quais outras investigações já teriam sido feitas nesse momento?**

**Na ausência de doença metastática, existe possibilidade de tratamento pré-operatório?**

**Existem outras opções de tratamento pós-operatório que possam reduzir o risco de recorrência para esse paciente?**

Um ano depois, ele se apresenta com falta de ar, fadiga e perda de apetite. As investigações revelam metástases hepáticas e metástases pulmonares de pequeno volume.

**Quais opções estão disponíveis para o tratamento desse paciente nessa segunda apresentação?**

### Fundamentos

**Qual é o tratamento inicial?**

Se necessário, o paciente deverá ter seu estado geral melhorado. Deve-se considerar uma transfusão de sangue para a anemia sintomática. O procedimento diagnóstico de escolha é, geralmente, a esofagogastroduodenoscopia, em virtude de sua sensitividade e especificidade, 2 vezes mais altas do que a radiografia contrastada e permite a biopsia. A tomografia computadorizada (TC) de tórax e de abdome é importante para estadiar a doença.

**Quais outras investigações já teriam sido feitas nesse momento?**

A ultrassonografia endoscópica fornece maior precisão no estadiamento pré-operatório do câncer gástrico. Dados acumulados de mais de 2 mil pacientes submetidos a essa técnica revelaram 69% de precisão para o estadiamento dos linfonodos e 77% para o estadiamento da profundidade da invasão.[1] A laparoscopia é mais invasiva que a TC ou a ultrassonografia endoscópica, mas permite visualizar diretamente os linfonodos locais, o peritônio e o fígado. Esse exame é normalmente considerado em pacientes em que a cirurgia definitiva esteja sendo planejada.

## Discussão

### Na ausência de doença metastática, existe possibilidade de tratamento pré-operatório?

Normalmente, a quimioterapia pré-operatória é administrada para diminuir o estadiamento de um tumor localmente avançado antes da tentativa de ressecção curativa. A quimioterapia antes da cirurgia é administrada, em geral, aos pacientes cuja doença esteja com risco mais elevado para metástases, ou seja, doença T3 ou T4 ou aquelas com envolvimento linfonodal. Na maioria dos pacientes, a doença será reavaliada radiologicamente antes da cirurgia definitiva. Uma pequena porcentagem desses pacientes ainda terá doença inoperável, ou então terá desenvolvido metástases nesse ínterim, poupando-os da morbidade de uma gastrectomia desnecessária.

Um estudo randomizado de pequeno porte, em que pacientes com câncer gástrico operável receberam 4 ciclos do regime FAMTX (5-fluorouracil [5-FU], doxorrubicina e metotrexato) antes da cirurgia, ou então somente a cirurgia não confirmou benefício significativo da quimioterapia pré-operatória.[2] Cerca de 44% dos pacientes não completaram a quimioterapia, e uma proporção maior de ressecções curativas foi observada no braço tratado somente com a cirurgia.

Outro estudo clínico randomizado que explorava a quimioterapia pré-operatória (MAGIC) chegou a um benefício acentuado de sobrevida (Tabela 24.1). No total, 503 pacientes foram randomizados ou só para a cirurgia ou para a quimioterapia pré e pós-operatória;[3] 74% dos pacientes tinham câncer gástrico. O regime usado foi o ECF (epirrubicina, cisplatina e 5-FU), com 3 ciclos antes e 3 ciclos após a cirurgia e acompanhamento médio de 3 anos. Somente 104 pacientes conseguiram completar a cirurgia e todos os 3 ciclos da quimioterapia pós-operatória. Surgiu o interesse em se comparar este regime com a quimiorradiação pós-operatória, e já há estudos clínicos investigando essa questão. Entretanto, esse tratamento é administrado cada vez mais no Reino Unido, com base no estudo MAGIC.

**Tabela 24.1** Resultados do estudo clínico MAGIC

|  | Só cirurgia | Quimioterapia + cirurgia |
|---|---|---|
| Sobrevida de 5 anos (%) | 23 | 36 |
| Pacientes submetidos à cirurgia curativa (%) | 79 | 70 |
| Tumor T1/2 (%) | 52 | 38 |
| Doença N0/N1 (%) | 84 | 76 |

A radioterapia pré-operatória ainda não foi extensivamente investigada. Na China, um estudo com 370 pacientes aleatoriamente designados à radioterapia pré-operatória (40 Gy) ou somente à cirurgia mostrou taxa de sobrevida superior a 5 anos para os pacientes tratados com radioterapia (30% *versus* 20% no grupo que recebeu só a cirurgia).[4]

### Existem outras opções de tratamento pós-operatório que possam reduzir o risco de recorrência para esse paciente?

No Reino Unido, não há recomendações para quimioterapia adjuvante no tratamento de câncer gástrico. Uma metanálise de 19 estudos clínicos estimou que o risco de morte foi reduzido em 17% com a quimioterapia adjuvante, e essa redução foi ainda maior quando a análise se limitou a 17 estudos clínicos que exigiram a ressecção completa da doença.[5] A quimioterapia adjuvante é tóxica, e, com frequência, as doses planejadas não são atingidas.

Nos EUA, geralmente se oferece a quimiorradioterapia adjuvante pós-operatória, e um dos maiores estudos clínicos realizados para apoiar essa abordagem foi o estudo INT-016,[6] em que 556 pacientes foram randomizados para observação ou para a quimiorradioterapia combinada adjuvante de quimioterapia (5-FU com leucovorina) com a radioterapia (45 Gy em frações de 1,8 Gy). Mais de 2/3 dos tumores eram T3 ou T4, e 85% dos pacientes apresentavam metástases linfonodais. Os resultados desse estudo estão sumarizados na Tabela 24.2. Observaram-se toxicidades significativas em grau 3/4, e três pacientes (1%) foram a óbito em virtude das toxicidades relacionadas com o tratamento. O estudo foi criticado por não estipular que os pacientes deveriam ter sido submetidos a um procedimento cirúrgico adequado. Esse fator explica, provavelmente, a sobrevida inferior observada.

**Tabela 24.2   Resultados do estudo clínico INT-016**

|  | Só cirurgia | Quimiorradioterapia |
|---|---|---|
| Sobrevida de 3 anos sem a doença (%) | 31 | 48 |
| Sobrevida geral (%) | 41 | 50 |
| Sobrevida média (meses) | 27 | 36 |

## Quais opções estão disponíveis para o tratamento desse paciente nessa segunda apresentação?

A doença metastática é comum na apresentação inicial, com cerca da metade dos pacientes afetada. Quanto ao tratamento complementar de pacientes com doença metastática, a ênfase deverá se concentrar no alívio dos sintomas. Recomendam-se medidas simples como controle da dor com analgesia e reposição de sangue e/ou de ferro.

A ressecção paliativa para sangramento ou dor só deverá ser considerada se os sintomas não puderem ser controlados de outra maneira. Não há benefício de sobrevida para a gastrectomia radical nesse tratamento. A radioterapia pode proporcionar alívio rápido para a dor e sangramento. Não há estudos clínicos controlados e randomizados comparando a radioterapia com as técnicas cirúrgicas endoscópicas/paliativas. A hemorragia também pode ser tratada por coagulação do plasma com argônio.

Nesse caso, se o paciente estiver estável e apresentar bom índice de desempenho, então a quimioterapia deverá ser considerada. Recomenda-se a quimioterapia de combinação em virtude de taxas de resposta melhores, mas as taxas de sobrevida geral são semelhantes àquelas obtidas com tratamentos em monoterapia. Em um estudo clínico controlado e randomizado envolvendo 274 pacientes,[7] foram comparados entre si os regimes ECF e FAMTX (Tabela 24.3). O regime ECF foi associado a mais complicações, em virtude da necessidade de colocação de cateter de acesso central. No Reino Unido, esse regime é usado regularmente como tratamento de primeira linha em casos de câncer gástrico avançado.

**Tabela 24.3   Resultados do estudo clínico controlado e randomizado de comparação entre ECF e FAMTX**

|  | Taxa de resposta (%) | Sobrevida média (meses) |
|---|---|---|
| ECF | 45 | 8,9 |
| FAMTX | 21 | 5,7 |

## Opções mais recentes

Estudos clínicos envolvendo combinações com taxanos têm levado a resultados interessantes. Os resultados do estudo clínico multinacional com 457 pacientes tratados com cisplatina + 5-FU com ou sem docetaxel estão resumidos na Tabela 24.4.

**Tabela 24.4** Resultados do estudo clínico multinacional do tratamento de combinação com taxanos

|  | CF | CF + docetaxel |
|---|---|---|
| Taxa de resposta (%) | 25 | 37 |
| Tempo para a progressão (meses) | 3,7 | 5,6 |
| Sobrevida de 2 anos (%) | 9 | 18 |
| Diarreia grau 3/4 (%) | 8 | 20 |

CF = Cisplatina + 5-FU.

Os resultados preliminares de um estudo de fase III demonstraram resultados encorajadores para o regime de oxaliplatina e capecitabina.[9] Esse foi um estudo 2 × 2 que randomizou pacientes com cânceres esofágico e gástrico localmente avançados ou metastáticos para um dos quatro regimes, conforme discutido no Capítulo 23.

## Conclusão

A Figura 24.1 mostra um algoritmo sumarizando com o tratamento de todos os estágios do câncer gástrico.

## Leituras Complementares

1. Pollack BJ, Chak A, Sivak M Jr. Endoscopic ultrasonography. *Semin Oncol* 1996; **23**: 336-46.
2. Songun I, Keizer HJ, Hermans J, Klementschitsch P, de Vries JE, Wils JA, van der Bijl J, van Krieken JH, van de Velde CJ. Chemotherapy for operable gastric cancer: results of the Dutch randomised FAMTX trial. The Dutch Cancer Group (DGCG). *Eur J Cancer* 1999; **35**: 558-62.
3. Cunningham D, Allum WH, Stenning SP, Thompson JN, van de Velde CJ, Nicolson M, Scarffe JH, Lofts FJ, Falk SJ, Iveson TJ, Smith DB, Langley RE, Verma M, Weeden S, Chua YJ, MAGIC Trial Participants. Perioperative chemotherapy versus surgery alone for resectable gastroesophageal cancer. *N Engl J Med* 2006; **355**: 11-20.
4. Zhang ZX, Gu XZ, Yin WB, Huang GJ, Zhang DW, Zhang RG. Randomized clinical trial on the combination of preoperative irradiation and surgery in the treatment of adenocarcinoma of gastric cardia (AGC) – report on 370 patients. *Int J Radiot Oncol Biol Phys* 1998; **42**: 929-34.
5. Earle C, Maroun J. Adjuvant chemotherapy after curative resection for gastric cancer in non-Asian patients: revisiting a meta-analysis of randomised trials. *Eur J Cancer* 1999; **35**: 1059-64.
6. Macdonald IS, Smalley SR, Benedetti J, Hundahl SA, Estes NC, Stemmermann GN, Haller DG, Ajani JA, Gunderson LL, Jessup JM, Martenson JA. Chemoradiotherapy after surgery compared

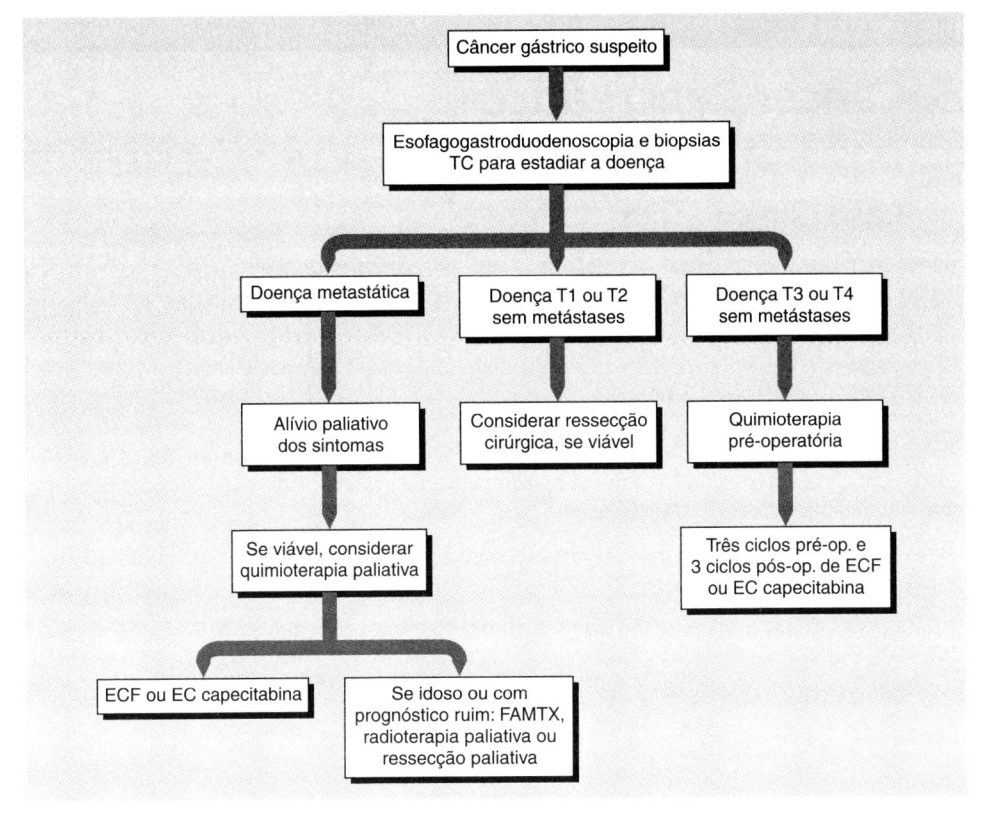

```
                    ┌─────────────────────────┐
                    │ Câncer gástrico suspeito │
                    └───────────┬─────────────┘
                                ▼
         ┌──────────────────────────────────────────┐
         │ Esofagogastroduodenoscopia e biopsias    │
         │ TC para estadiar a doença                │
         └──────────────────────────────────────────┘
```

```
┌──────────────────┐   ┌──────────────────┐   ┌──────────────────┐
│ Doença metastática│   │ Doença T1 ou T2  │   │ Doença T3 ou T4  │
│                  │   │ sem metástases   │   │ sem metástases   │
└──────────────────┘   └──────────────────┘   └──────────────────┘

┌──────────────────┐   ┌──────────────────┐   ┌──────────────────┐
│ Alívio paliativo │   │ Considerar ressecção│ │ Quimioterapia    │
│ dos sintomas     │   │ cirúrgica, se viável│ │ pré-operatória   │
└──────────────────┘   └──────────────────┘   └──────────────────┘

┌──────────────────┐                           ┌──────────────────┐
│ Se viável, considerar│                       │ Três ciclos pré-op. e │
│ quimioterapia paliativa│                     │ 3 ciclos pós-op. de ECF│
└──────────────────┘                           │ ou EC capecitabina│
                                               └──────────────────┘

┌────────────────────┐ ┌──────────────────────────┐
│ ECF ou EC capecitabina│ │ Se idoso ou com       │
└────────────────────┘ │ prognóstico ruim: FAMTX, │
                       │ radioterapia paliativa ou│
                       │ ressecção paliativa      │
                       └──────────────────────────┘
```

**Fig. 24.1** Fluxograma para o tratamento de pacientes com câncer gástrico.

with surgery alone for adencocarcinoma of the stomach or gastroesophageal junction. *N Engl J Med* 2001; **345**: 725-30.

7. Webb A, Cunningham D, Scarffe JH, Harper P, Norman A, Joffe JK, Hughes M, Mansi J, Findlay M, Hill A, Oates J, Nicolson M, Hickish T, O'Brien M, Iveson T, Watson M, Underhill C, Wardley A, Meehan M. Randomized trial comparing epirubicin, cisplatin, and fluorouracil versus fluorouracil, doxorubicin, and methotrexate in advanced esophagogastric cancer. *J Clin Oncol* 1997; **15**: 261-7.

8. Moiseyenko V, Ajani J, Tjulandin S, Majlis A, Constenla M, Boni C, Anelli A, Yuee A, Van Cutsem E. Final results of a randomized controlled phase III trial (TAX 325) comparing docetaxel (T) combined with cisplatin (C) and 5-fluorouracil (F) to CF in patients (pts) with metastatic gastric adenocarcinoma (MGC). *J Clin Oncol* 2005; **23** (16S): 4002.

9. Cunningham D, Rao S, Starling N, Iveson T, Nicolson M, Coxon F, Middleton G, Daniel F, Gates J, Norman A. Randomised multi centre phase III study comparing capecitabine with 5FU and oxaliplatin with cisplatin in patients with advanced oesophagogastric cancer. The REAL2 study. *J Clin Oncol Proc* 2006; **24**: 182-5.

PROBLEMA

# 25 Câncer Pancreático

## Caso Clínico

Um paciente de 74 anos apresenta-se com perda de peso, icterícia, urina escura e fezes pálidas. A TC confirma a presença de massa na cabeça do pâncreas, sem evidência de doença metastática, e ele é submetido à pancreaticoduodenectomia com preservação do piloro. O exame histológico confirma adenocarcinoma. Um ano depois, ele manifesta dores abdominais e perda de peso, e a investigação por TC confirma metástases hepáticas.

**Quais são as investigações iniciais e o tratamento imediato?**

**Caso o paciente seja elegível à ressecção pancreática de grande porte, quais fatores determinam a viabilidade dessa ressecção?**

**Quais são os fatores prognósticos importantes? Que recomendação você faria quanto ao tratamento adjuvante?**

**Quais opções de tratamento estão disponíveis em pacientes com doença localmente avançada?**

**Que recomendação você faria ao paciente diante da confirmação de doença metastática?**

## Fundamentos

**Quais são as investigações iniciais e o tratamento imediato?**

As investigações iniciais visam a obter um diagnóstico definitivo. A investigação por ultrassonografia do fígado pode identificar a dilatação do ducto biliar e a massa na cabeça do pâncreas. A TC tem melhor sensibilidade que a ultrassonografia e pode detectar a disseminação extrapancreática, como as metástases hepáticas, a linfadenopatia e a ascite. A colangiopancreatografia retrógrada endoscópica (CPRE) tem alta sensibilidade e especificidade, principalmente, se nem a TC nem a US puderem identificar a massa. A CPRE é útil para os pacientes que necessitam alívio da obstrução biliar. A colangiografia transepática percutânea (CTHP) é uma alternativa à CPRE para alívio dessa obstrução e recomendada caso a CPRE falhe ou não possa ser executada. A colangiopancreatografia por ressonância magnética (CPRM) é a investigação preferida, caso as opções anteriores – CPRE/CTHP – não sejam possíveis, pois pode-se criar uma imagem 3D das árvores pancreática e biliar, do fígado e das estruturas vasculares adjacentes.

O tratamento imediato mais importante é o alívio da obstrução biliar, normalmente executado pela inserção endoscópica de uma endoprótese *(stent)*. Esse procedimento é considerado tão eficaz quanto a derivação cirúrgica, com menos morbidade e mortalidade associada ao procedimento.[1] As desvantagens são representadas por internações mais frequentes devido à oclusão do *stent*, icterícia recorrente e colangite. O ideal seria que os pacientes com doença passível de ressecção fossem submetidos à cirurgia antes do alívio da obstrução biliar, mas na prática isso raramente é prático ou possível.

Na doença não passível de ressecção, tente obter um diagnóstico histológico. Isso pode ser feito por biopsia percutânea guiada por ultrassonografia ou por punção com agulha fina guiada por TC (PAF) ou biopsia, PAF orientada por ultrassonografia ou biopsia ou uso de escova durante a CPRE. Uma vez obtida essa biopsia, o paciente deverá ser encaminhado ao oncologista para tratamento complementar.

## Discussão

### Caso o paciente seja elegível à ressecção pancreática de grande porte, quais fatores determinam a viabilidade dessa ressecção?

Os fatores são:

- Adequação e a disposição do paciente em se submeter a uma ressecção pancreática de grande porte.
- Falta de envolvimento de um grande vaso sanguíneo, incluindo a veia porta, a artéria e a veia mesentéricas superiores, o tronco celíaco e a artéria hepática.
- Ausência de doença metastática.

A varredura de três fases por TC fornece informações úteis sobre o envolvimento dos grandes vasos, o que é essencial para determinar a viabilidade da ressecção. A ultrassonografia endoscópica está sendo também cada vez mais usado na avaliação do envolvimento linfonodal ou dos grandes vasos. Além disso, a laparoscopia para estadiamento também está sendo cada vez mais executada, permitindo classificação mais precisa e reduzindo a taxa de casos considerados inoperáveis na laparotomia. Entretanto, ainda há controvérsias sobre se a laparoscopia contribui realmente com qualquer informação complementar sobre a TC de fase tripla e sobre a ultrassonografia endoscópica.

### Quais são os fatores prognósticos importantes? Que recomendação você faria quanto ao tratamento adjuvante?

Os fatores prognósticos importantes estão resumidos no Boxe 25.1. O melhor tratamento adjuvante ainda gera controvérsias, e a prática clínica atual é a da observação após a cirurgia. Várias abordagens adjuvantes têm sido investigadas em estudos clínicos.

---

**Boxe 25.1** Fatores prognósticos em câncer pancreático

- Situação linfonodal: sobrevida de 5 anos em 10% dos casos de doença linfonodo-positiva e em 25 a 30% nos casos de doença linfonodo-negativa
- Tamanho do tumor: se inferior a 3 cm indica prognóstico favorável
- Margens negativas
- Tumores bem diferenciados
- Perda intraoperatória de sangue: < 750 mL

O estudo ESPAC-1 apresentou dados em duas publicações separadas. Em uma análise de grupo, 541 pacientes foram aleatoriamente designados ao tratamento após ressecção de carcinoma ductal do pâncreas e os grupos de tratamento eram:

- Quimiorradioterapia pós-operatória *versus* nenhum tratamento (68 pacientes).
- Quimioterapia pós-operatória (à base de 5-fluorouracil [5-FU]) *versus* nenhum tratamento (188 pacientes).
- Estudo fatorial 2 × 2 com quatro grupos (Tabela 25.1).

**Tabela 25.1  Desenho do estudo clínico ESPAC-1**

| Quimiorradiação | Quimioterapia |
|---|---|
| 73 pacientes | 75 pacientes |
| Quimiorradioterapia + quimioterapia | Observação |
| 72 pacientes | 69 pacientes |

Um relatório inicial da análise consolidada demonstrou não haver diferença na sobrevida entre pacientes recebendo quimioterapia com radioterapia *versus* observação (15,5 e 16 meses, respectivamente). Um benefício acentuado de sobrevida foi observado em pacientes tratados com quimioterapia, em comparação com aqueles em observação (19,7 e 14 meses, respectivamente). O relatório mais recente concentrou-se em pacientes aleatoriamente designados ao estudo de quatro braços[3] (Tabela 25.2).

**Tabela 25.2  Sumário dos resultados do estudo clínico ESPAC**

| | Sobrevida (%) | |
|---|---|---|
| | 2 anos | 5 anos |
| Braço de quimiorradioterapia | | |
| Sem tratamento | 41 | 29 |
| Tratamento | 20 | 8 |
| Braço de quimioterapia | | |
| Sem tratamento | 30 | 8 |
| Tratamento | 40 | 21 |

A sobrevida média geral entre pacientes tratados com quimioterapia foi de 20,1 meses, em comparação com os 15,5 meses para o braço em observação. Chegou-se à conclusão de que a quimiorradioterapia não trouxe benefício em termos de sobrevida e pode até ter afetado negativamente essa sobrevida; os resultados para a quimioterapia adjuvante foram mais encorajadores. O estudo ESPAC-3 deve completar os dados sobre esse aumento e foi designado para testar se o tratamento pós-operatório com gencitabina ou 5-FU mais ácido fólico melhora a sobrevida, em comparação com nenhum tratamento após a cirurgia para remoção do câncer do pâncreas. O estudo vai comparar também os dois regimes.

Há menos dados disponíveis para a quimioterapia adjuvante isolada. Em um estudo da Alemanha, 368 pacientes com CA19-9 pós-operatório inferior a 2,5 do limite superior do normal foram randomizados para receber ou gencitabina durante 6 meses ou para observação.[4] A sobrevida média sem a doença foi de 14,2 meses no braço tratado com quimioterapia e de 7,5 meses no braço de observação.

## Quais opções de tratamento estão disponíveis em pacientes com doença localmente avançada?

As opções terapêuticas para doença localmente avançada incluem:

- *Radioterapia (RXT) com quimioterapia concomitante.* Essa abordagem demonstrou benefício modesto à sobrevida, em comparação só com a radioterapia. O *Gastrointestinal Tumor Study Group* (GITSG) randomizou pacientes com adenocarcinoma pancreático localmente avançado à RXT (60 Gy) isolada ou à RXT concomitante (ou com 40 Gy ou 60 Gy) e 5-FU.[5] Após a inclusão de 106 pacientes, o braço tratado só com RXT foi suspenso quando uma análise interina mostrou tempo médio superior para a progressão e sobrevida geral nos grupos tratados com quimiorradiação. A sobrevida de 1 ano foi de 11% no braço tratado só com RXT, em comparação com 38 e 36% com RXT de 40 Gy e 60 Gy mais 5-FU, respectivamente.
- *Quimioterapia paliativa com gencitabina.* Esse tratamento não foi estudado extensivamente em doença localmente avançada, em comparação com a quimiorradiação. A combinação de gencitabina e RXT demonstrou ser tóxica, mas alguns estudos de pequeno porte têm sido encorajadores.[6,7] São necessários estudos randomizados.

## Que recomendação você faria ao paciente diante da confirmação de doença metastática?

A sobrevida média para pacientes com doença metastática é de 3-6 meses.[8] Deve-se enfatizar o alívio dos sintomas e a melhora na qualidade de vida. Ao se avaliar a resposta aos tratamentos ou às intervenções, os parâmetros finais de qualidade de vida são mais importantes que as medições do tumor, pois as medições tradicionais são frequentemente inadequadas. Em estudos clínicos, pacientes que não tiveram respostas objetivas ao tratamento geralmente apresentaram redução de sintomas. A taxa de resposta de benefício clínico (CBR) é uma ferramenta usada para avaliar respostas aos tratamentos com base em parâmetros finais de qualidade de vida.

As taxas de resposta objetiva a vários agentes quimioterapêuticos testados no passado têm sido muito baixas (p. ex., 5-FU: 0 a 9%) e desapontadoras.[8] Um estudo piloto de fase II com gencitabina foi publicado em 1996,[9] mostrando taxa de resposta de 11% e CBR de 27%. Com base nesse estudo clínico, a gencitabina tornou-se o padrão de cuidados em câncer pancreático avançado. Esse estudo foi seguido de outro estudo randomizado de menor porte em paciente com doença localmente avançada ou metastática, tratada com gencitabina ou com 5-FU, que mostrou CBR significativamente favorável à gencitabina (24% *versus* 5%).[10] A sobrevida de 1 ano também foi consideravelmente melhor com a gencitabina (18% *versus* 2%). Muitos estudos avaliaram a combinação de gencitabina com outros agentes, mas nenhum dos regimes se mostrou superior à monoterapia com essa substância. Dois estudos clínicos devem ser mencionados:

- Um estudo de fase III envolvendo 533 pacientes comparou a monoterapia com gencitabina com a administração de gencitabina semanal em combinação com capecitabina diária durante 21 dias, a cada 4 semanas. Verificou-se a duplicação na taxa de resposta (14% *versus* 7%) e benefício geral à sobrevida (proporção de risco *[hazard ratio]* de 0,80) para a terapia de combinação.[11] Observou-se também maior toxicidade hematológica e a síndrome da mão-pé.
- Em um estudo de fase III de gencitabina em combinação com erlotinibe (Tarceva) e de gencitabina com placebo em 569 pacientes,[12] a sobrevida geral mostrou-se significativamente mais longa no braço tratado com gencitabina e erlotinibe, com proporção de risco estimada em 0,82 (IC 95%, 0,69-0,99; $P = 0,038$), com taxas de sobrevida de 1 ano de 23% *versus* 17% para gencitabina mais erlotinibe *versus* gencitabina mais placebo, respectivamente ($P = 0,023$). Nos EUA, o erlotinibe foi aprovado para uso em combinação com gencitabina para o tratamento de câncer pancreático localmente avançado, não passível de ressecção ou metastático.

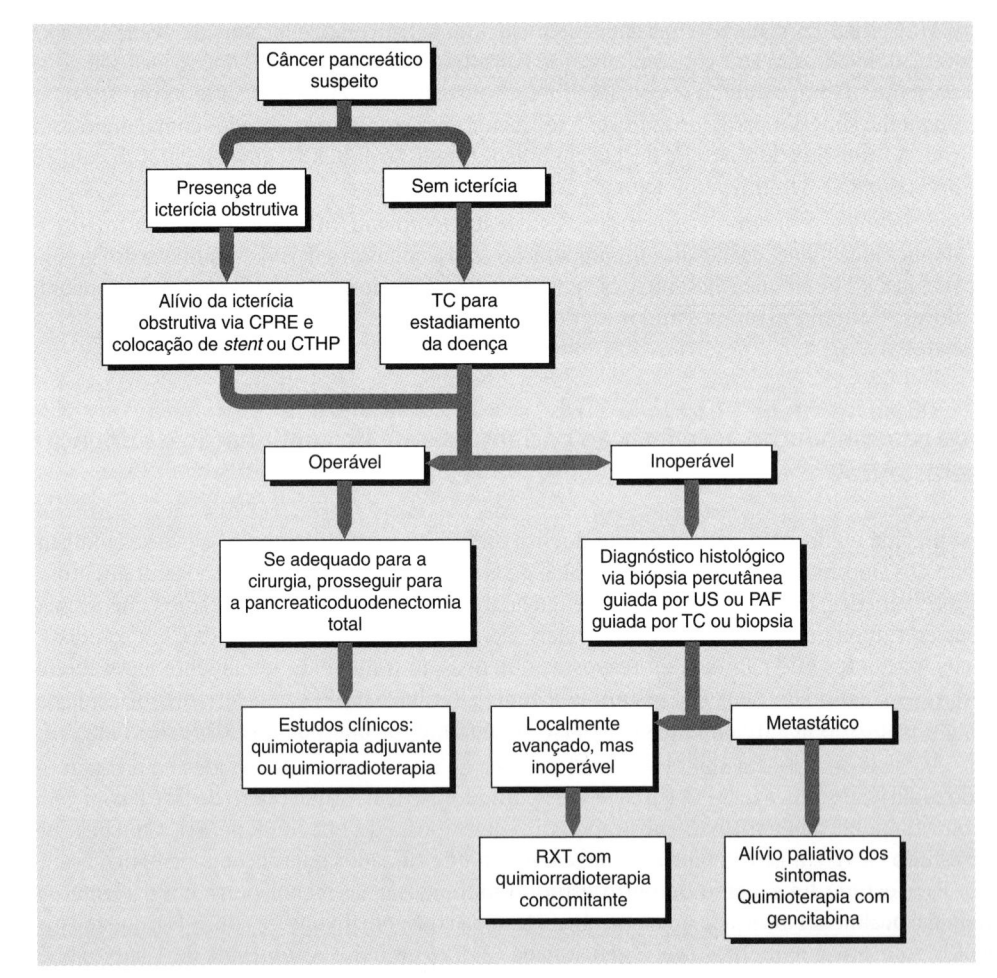

**Fig. 25.1** Fluxograma para o tratamento de pacientes com câncer pancreático.

## Conclusão

A TC deverá ser feita para avaliar a extensão das metástases pulmonares e verificar a existência de metástases no fígado. Os cuidados paliativos deverão ser realizados por uma equipe multidisciplinar. A Figura 25.1 mostra um algoritmo resumindo o tratamento de todos os estágios do câncer pancreático.

## Leituras Complementares

1. Smith AC, Dowsett JF, Russell RC, Hatfield AR, Cotton PB. Randomized trial of endoscopic stenting versus surgical bypass in malignant low bile duct obstruction. *Lancet* 1994; **344**: 1655-60.
2. Neoptolemos JP, Dunn JA, Stocken DD, Almond J, Link K, Beger H, Bassi C, Falconi M, Pederzoli P, Dervenis C, Fernandez-Cruz L, Lacaine F, Pap A, Spooner D, Kerr DJ, Friess H, Buehler MW; European Study Group for Pancreatic Cancer. Adjuvant chemoradiotherapy and chemotherapy in resectable pancreatic cancer: a randomised controlled trial. *Lancet* 2001; **358**: 1576-85.
3. Neoptolemos JP, Stocken DD, Friess H, Bassi C, Dunn JA, Hickey H, Beger H, Fernandez-Cruz L, Dervenis C, Lacaine F, Falconi M, Pederzoli P, Pap A, Spooner D, Kerr DJ, Buehler MW; European Study Group for Pancreatic Cancer. A randomized trial of chemoradiotherapy and chemotherapy after resection of pancreatic cancer. *N Engl J Med* 2004; **350**: 1200-10.
4. Neuhaus P, Oettle H, Post S, *et al.* A randomized, prospective, multicenter phase III trial of adjuvant chemotherapy with gemcitabine vs observation in patients with resected pancreatic cancer. *J Clin Oncol* 2005; **23**(16S): 4013.
5. Moertel CG, Frytak S, Hahn RG, O'Connell MJ, Reitemeier RJ, Rubin J, Schutt AJ, Weiland LH, Childs DS, Holbrook MA, Lavin PT, Livstone E, Spiro H, Knowlton A, Kaiser M, Barkin J, Lessner H, Mann-Kaplan R, Ramming K, Douglas HO Jr, Thomas P, Nave H, Bateman J, Lokich J, Brooks J, Chaffey J, Corson JM, Zamcheck N, Novak JW. Therapy of locally unresectable pancreatic carcinoma: a randomized comparison of high dose (6000 rads) radiation alone, moderate dose radiation (4000 rads + 5-fluorouracil), and high dose radiation + 5-fluorouracil: The Gastrointestinal Tumor Study Group. *Cancer* 1981; **48**: 1705-10.
6. Ammori JB, Colletti LM, Zalupski MM, Eckhauser FE, Greenson JK, Dimick J, Lawrence TS, McGinn CJ. Surgical resection following radiation therapy with concurrent gemcitabine in patients with previously unresectable adenocarcinoma of the pancreas. *J Gastrointest Surg* 2003; **7**: 766-72.
7. Li CP, Chao Y, Chi KH, Chan WK, Teng HC, Lee RC, Chang FY, Lee SD, Yen SH. Concurrent chemoradiotherapy treatment of locally pancreatic cancer: gemcitabine versus 5-fluorouracil, a randomized controlled study. *Intl Radiat Oncol Biol Phys* 2003; **57**: 98-104.
8. Russell R, Ross P, Cunningham D. Cancer of the pancreas. In: *Oxford Textbook of Oncology*, 2nd edn, Vol 2. 1603-26.
9. Rothenberg ML, Moore MJ, Cripps MC, Andersen JS, Portenoy RK, Burris HA 3rd, Green MR, Tarassoff PG, Brown TD, Casper ES, Storniolo AM, Von Hoff DD. A Phase II trial of gemcitabine in patients with 5-FU-refractory pancreas cancer. *Ann Oncol* 1996; **7**: 347-53.
10. Burris HA 3rd, Moore MJ, Andersen J, Green MR, Rothenberg ML, Modiano MR, Cripps MC, Portenoy RK, Storniolo AM, Tarassoff P, Nelson R, Dorr FA, Stephens CD, Von Hoff DD. Improvements in survival and clinical benefit with gemcitabine as first-line therapy for patients with advanced pancreas cancer: a randomized trial. *J Clin Oncol* 1997; **15**: 2403-13.

11. Cunningham D, Chau I, Stocken D, *et al*. Phase III randomized comparison of gemcitabine versus gemcitabine plus capecitabine in patients with advanced pancreatic cancer. *Eur J Cancer Suppl* 2005; **3**: 4.
12. Moore MJ, Goldstein D, Hamm J, Figer A, Hecht JR, Gallinger S, Au Hi, Murawa P, Walde D, Wolff RA, Campos D, Lim R, Ding K, Clark G, Voskoglou-Nomikos T, Ptasynski M, Parulekar W. Erlotinib plus gemcitabine compared to gemcitabine alone in patients with advanced pancreatic cancer: a phase III trial of the National Institute of Canada Clinical Trials Group (NCNC-CTG). *J Clin Oncol* 2005; **23**: is (abstract).

PROBLEMA

# 26 Tratamento do Câncer Colorretal após Cirurgia

## Caso Clínico

Uma senhora de 63 anos foi submetida à hemicolectomia esquerda para um carcinoma Dukes C do cólon descendente, com 2/12 linfonodos positivos (pT4 N1 MX). Antes da operação o antígeno carcinoembrionário (CEA) estava elevado, mas voltou ao normal 4 semanas após a cirurgia. Ela está sendo encaminhada para deliberação sobre tratamento adjuvante e não tem história clínica anterior relevante.

**Qual deve ser a investigação complementar para essa paciente?**

**Se não forem identificados outros locais de doença, qual será o prognóstico para essa paciente sem tratamento adjuvante, e como esse prognóstico será alterado pelo 5-fluorouracil?**

**Deve-se oferecer a ela o tratamento adjuvante com irinotecan, oxaliplatina ou anticorpos monoclonais (cetuximabe ou bevacizumabe?)**

**Como o tratamento seria alterado se o tumor fosse um carcinoma Dukes B do cólon (pT4 N0 MX)?**

## Fundamentos

### Qual deve ser a investigação complementar para essa paciente?

A investigação por imagens radiológicas deverá ser feita para excluir a presença de metástases distantes e completar o estadiamento do tumor. O local mais comum para essas metástases é o fígado, e a investigação adequada por imagens desse local é, portanto, prioritária. Poucos estudos definiram a melhor modalidade de investigação nessa situação. A ultrassonografia e a TC são mais amplamente disponíveis, e ambas têm benefícios e desvantagens potenciais. No Reino Unido, a orientação atual sugere que todos os pacientes devam ser submetidos à TC do abdome e da pelve.[1] Essa diretriz baseia-se amplamente na maior sensibilidade (embora menor especificidade) da TC sobre a ultrassonografia para a detecção de metástases hepáticas.

Um CEA pré-operatório elevado que não volta ao normal pode ser considerado como fator prognóstico ruim. Entretanto, ele não é o fator prognóstico independente, em virtude de associações que confundem com o estádio crescente do tumor e a má diferenciação histológica.[2] Exames de sangue de rotina e um eletrocardiograma (ECG) deverão ser feitos para avaliar as comorbidades.

### Se não forem identificados outros locais de doença, qual será o prognóstico para essa paciente sem tratamento adjuvante, e como esse prognóstico será alterado pelo 5-fluorouracil?

Os tumores Dukes C têm 60% de risco de recaída, enquanto os tumores Dukes A e B mostram risco muito menor, de 20 e 10%, respectivamente. A quimioterapia adjuvante à base de fluoropirimidina já está bem estabelecida para os tumores C, resultando em cerca de 25% de redução do risco de morte.[3-5] Isso equivale a um benefício na sobrevida geral de 5 anos de 4 a 12%. Os recursos on-line, como o banco de dados da Clínica Mayo (www.mayoclinic.com/calcs/) permitem a estimativa do risco de recidiva e do benefício potencial da quimioterapia adjuvante.

O melhor regime possível com 5-fluorouracil (5-FU) evoluiu nos últimos 15 anos. 5-FU em bolo administrado na dose de 370-500 mg/m$^2$ é a base para a maioria dos regimes adjuvantes. O regime total de 5-FU durante 6 meses, modulado por ácido folínico em baixa dose parece ser, atualmente, o melhor tratamento. Períodos mais longos de tratamento ou doses mais altas de ácido folínico não resultam em efeitos superiores.[3,6] Muitos programas de 5-FU em bolo e em infusão já foram avaliados e parecem demonstrar eficácia similar, mas diferem em seus perfis de conveniência e toxicidade. Evidências recentes também sugerem que capecitabina, uracil e tegafur (UFT), fluoropirimidinas orais, são tão eficazes quanto os programas de 5-FU em bolo no tratamento adjuvante.[7,8]

## Discussão

### Deve-se oferecer a ela o tratamento adjuvante com irinotecan, oxaliplatina ou anticorpos monoclonais (cetuximabe ou bevacizumabe)?

Dois estudos clínicos controlados e randomizados avaliaram o uso de oxaliplatina no tratamento adjuvante. O estudo clínico MOSAIC randomizou os pacientes para receberem o regime de 5-FU em infusão/monoterapia com leucovorina ou em combinação com oxaliplatina.[9] Os pacientes tratados com o regime de combinação com oxaliplatina apresentaram melhora de 5% na sobrevida de 3 anos sem a doença (p = 0,002). O estudo NSABP C-07 randomizou pacientes de maneira similar à do MOSAIC, mas usou regimes de quimioterapia em bolo. Os dados preliminares de eficácia também mostram melhora de 5% na sobrevida de 3 anos sem a doença (p = 0,004).[10] Geralmente é necessário melhora na sobrevida geral antes da incorporação de um tratamento novo na terapia adjuvante. O acompanhamento médio desses dois estudos atualmente é curto, e nenhuma melhora na sobrevida geral foi detectada em nenhum desses estudos.

Em estudos clínicos adjuvantes anteriores observou-se uma associação de destaque entre as melhorias na sobrevida de 3 anos sem a doença e as melhorias consequentes na sobrevida geral de 5 anos.[11] Essa descoberta encorajou o uso da oxaliplatina na prática clínica, especialmente em portadores de tumores Dukes C de alto risco, antes da demonstração do benefício à sobrevida geral. A toxicidade neurossensorial de terceiro grau, característica da oxaliplatina, foi observada em 8 a 12% dos pacientes no estudo MOSAIC e C-07; 1 a 2% dos pacientes apresentaram sintomas de terceiro grau persistentes 12 meses após o término da quimioterapia. Essa toxicidade é potencialmente importante em um grupo de indivíduos sadios em idade produtiva e exige consideração durante as discussões sobre os riscos e os benefícios do tratamento adjuvante com oxaliplatina.

O uso de irinotecan, um inibidor da topoisomerase-1, no tratamento adjuvante foi investigado em três estudos clínicos controlados e randomizados: CALGB C89803,[12] PETACC3[13] e FU/leucovorina isolados ou um regime de combinação de 5-FU e irinotecan. O estudo CALGB C89803 não revelou nenhum benefício notável quanto à adição de irinotecan. Surpreendentemente, 2,8% dos pacientes tratados com a quimioterapia combinada em bolo foram a óbito durante o tratamento, em comparação com 1% dos pacientes no braço de 5-FU/leucovorina. Os estudos PETACC3 e FNLCC Accord02 usaram programas similares de quimioterapia de combinação em infusão, e os dois estudos demonstraram taxas aceitáveis de toxicidade quimioterápica e de mortalidade relacionada com o tratamento. Nenhum dos estudos mostrou benefício notável para a adição de irinotecan. Desequilíbrios nas características patológicas dos casos foram observados nos dois estudos, com maior proporção dos pacientes randomizados para receber irinotecan com a característica de "alto risco" (isto é, doença T4 e/ou N2). Com base nas evidências atuais, irinotecan não deverá ser usado no tratamento adjuvante fora de um estudo clínico.

Bevacizumabe (Avastin) é um anticorpo monoclonal humanizado que se liga ao fator de crescimento endotelial vascular, inibindo sua atividade. Cetuximabe (Erbitux) é um anticorpo monoclonal quimérico que adere ao receptor do fator de crescimento epidérmico (EGFR, Her-1). As duas drogas demonstraram atividade no tratamento de metástases e existem vários estudos em andamento, no tratamento adjuvante, randomizando os pacientes para receberem ou bevacizumabe (QUASAR 2, NSABP C-08, AVANT) ou cetuximabe (PETACC-8, Intergroup 0147). Ainda não há dados de eficácia e de segurança disponíveis, e nenhuma dessas drogas deverão ser usadas no tratamento adjuvante fora de um estudo clínico.

## Como o tratamento seria alterado se o tumor fosse um carcinoma Dukes B do cólon (pT4 N0 MX)?

O risco de recorrência para tumores Dukes B é de 20%. O estudo QUASAR1 do Reino Unido randomizou pacientes com indicação incerta para quimioterapia adjuvante, 91% dos quais eram portadores de tumores Dukes B, para receberem 6 meses de quimioterapia adjuvante com 5-FU/leucovorina ou a política de observação padrão.[15] Os pacientes tratados com quimioterapia apresentaram 4% de melhora na sobrevida sem recorrência (risco relativo [RR] 0,78 (0,67-0,91), p = 0,001) e 3% de melhoria na sobrevida geral de 5 anos (RR 0,83 (0,71-0,97), p = 0,02). Antes da divulgação dos dados desse estudo, nenhum estudo clínico com poder suficiente tinha sido conduzido em cânceres Dukes B. Uma metanálise sugeriu melhora de proporções similares, embora não significativa, nos resultados de pacientes tratados com quimioterapia adjuvante.[16,17] O benefício absoluto da quimioterapia adjuvante com 5-FU para tumores Dukes B é pequeno, e os custos e benefícios potenciais do tratamento demandam discussões em bases individuais.

A categoria Dukes B abrange um grupo heterogêneo de tumores com consequências clínicas variáveis. Vários fatores prognósticos clínicos e patológicos já foram identificados para ajudar a definir pacientes em risco relativamente alto de recorrência do tumor. A presença de invasão vascular extramural, o envolvimento do peritônio ou de órgãos adjacentes (T4), a perfuração do tumor e uma margem cirúrgica comprometida parecem ter importância especial.[18] Os pacientes podem ser "subestadiados" se poucos linfonodos foram avaliados. Nessa situação, parece que os pacientes apresentam efeitos similares aos dos pacientes Dukes C e, por isso, eles podem ser considerados para a quimioterapia adjuvante. Não existe corte absoluto para o número de linfonodos necessários para avaliação, mas as diretrizes do Reino Unido sugerem que os patologistas avaliem uma média de 12 linfonodos em sua prática.[1]

Os fatores mencionados possuem valor prognóstico e indicam maior risco de recorrência que pode influenciar as decisões sobre o tratamento adjuvante. Entretanto, eles não são prognósticos da eficácia do tratamento. Há trabalhos em andamento para identificar prognosticadores moleculares dos resultados da quimioterapia, mas nenhum deles é usado atualmente na prática clínica.

## Conclusão

Após a ressecção de câncer colorretal com intenção curativa, os pacientes deverão ser estadiados por meio da radiologia. A quimioterapia adjuvante à base de 5-FU melhora as taxas de cura em carcinomas Dukes C, com benefício menor em carcinomas Dukes B. A adição de oxaliplatina à quimioterapia adjuvante parece reduzir ainda mais a recorrência, mas à custa da neurotoxicidade.

## Leituras Complementares

1. National Institute for Clinical Excellence. *Improving Outcomes in Colorectal Cancers*. Guidance on Cancer Services. London: National Institute of Clinical Excellence, 2004.
2. DeVita VT, Hellman S, Rosenberg SA. *Cancer: Principles and Practice of Oncology*, 6th edn. Philadelphia: Lippincott, Williams and Wilkins, 1998.
3. O'Connell MJ, Laurie JA, Kahn M, Fitzgibbons RJ Jr, Erlichman C, Shepherd L, Moertel CG, Kocha WI, Pazdur R, Wieand HS, Rubin J, Vukov AM, Donohue JH, Krook JE, Figueredo A. Prospectively randomized trial of postoperative adjuvant chemotherapy in patients with high-risk colon cancer. *J Clin Oncol* 1998; **16**: 295-300.
4. Moertel CG, Fleming TR, Macdonald JS, Haller DG, Laurie JA, Tangen CM, Ungerleider JS, Emerson WA, Tormey DC, Glick JH, Veeder MH, Mailliard JA. Fluorouracil plus levamisole as effective adjuvant therapy after resection of stage III colon carcinoma: a final report. *Ann Intern Med* 1995; **122**: 321-6.
5. Efficacy of adjuvant fluorouracil and folinic acid in colon cancer. International Multicentre Pooled Analysis of Colon Cancer Trials (IMPACT) investigators. *Lancet* 1995; **345**: 939-44.
6. Comparison of fluorouracil with additional levamisole, higher-dose folinic acid, or both, as adjuvant chemotherapy for colorectal cancer: a randomised trial. QUASAR Collaborative Group. *Lancet* 2000; **355**: 1588-96.

7. Twelves C, Wong A, Nowacki MP, Abt M, Burris H 3rd, Carrato A, Cassidy J, Cervantes A, Fagerberg J, Georgoulias V, Husseini F, Jodrell D, Koralewski P, Kroning H, Maroun J, Marschner N, McKendrick J, Pawlicki M, Rosso R, Schuller J, Seitz JF, Stabuc B, Tujakowski J, Van Hazel G, Zaluski J, Scheithauer W. Capecitabine as adjuvant treatment for stage III colon cancer. *N Engl J Med* 2005; **352**: 2696-704.

8. Lembersky BC, Wieand HS, Petrelli NJ, O'Connell MJ, Colangelo LH, Smith RE, Seay TE, Giguere JK, Marshall ME, Jacobs AD, Colman LK, Soran A, Yothers G, Wolmark N. Oral uracil and tegafur plus leucovorin compared with intravenous fluorouracil and leucovorin in stage TI and III carcinoma of the colon: results from National Surgical Adjuvant Breast and Bowel Project Protocol C-06. *J Clin Oncol* 2006; **24**: 2059-64.

9. Andre T, Boni C, Mounedji-Boudiaf L, Navarro M, Tabernero J, Hickish T, Topham C, Zaninelli M, Clingan P, Bridgewater J, Tabah-Fisch I, de Gramont A; Multicenter International Study of Oxaliplatin/5-Fluorouracil/Leucovorin in the Adjuvant Treatment of Colon Cancer (MOSAIC) Investigators. Oxaliplatin, fluorouracil, and leucovorin as adjuvant treatment for colon cancer. *N Engl J Med* 2004; **350**: 2343-51.

10. Wolmark N, Wieand HS, Kuebler JP, Colangelo L, Smith RE. A phase III trial comparing FULV to FU/LV + oxaliplatin in stage II or III carcinoma of the colon: Results of NSABP Protocol C-07. In: Proceedings of the American Society of Clinical Oncology, 2005, Orlando, USA (abstract 3500).

11. Sargent DJ, Wieand HS, Haller DG, Gray R, Benedetti JK, Buyse M, Labianca R, Seitz IF, O'Callaghan CJ, Francini G, Grothey A, O'Connell M, Catalano P1, Blanke CD, Kerr D, Green E, Wolmark N, Andre T, Goldberg RM, de Gramont A. Disease-free survival versus overall survival as a primary end point for adjuvant colon cancer studies: individual patient data from 20,898 patients on 18 randomized trials. *J Clin Oncol* 2005; **23**: 8664-70.

12. Wang L, Abou-Alfa GK, Liu F, Saltz LB, Kalaigian J, Zhao B, Colville J, Nyoro J, Schwartz B, Schwartz L, Memorial Sloan-Kettering Cancer Center, New York, NY, Bayer Pharmaceuticals, West Haven, CT. Irinotecan plus fluorouracil/leucovorin (IFL) versus fluorouracil/leucovorin alone (FL) in stage III colon cancer (intergroup trial CALGB C89803). In: Proceedings of the American Society of Clinical Oncology, 2004, New Orleans, USA (abstract 3500).

13. Van Cutsem E, Labianca R, Hossfeld D, Bodoky G, Roth A, Aranda E, Nordlinger B, Assadourian S, Wang K, Cunningham D. Randomized phase III trial comparing infused irinotecan/5-fluorouracil (5-FU)/folinic acid (IF) versus 5-FU/FA (F) in stage 3 colon cancer patients: PETACC3. In: Proceedings of the American Society of Clinical Oncology, 2005, Orlando, USA (abstract 8).

14. Ychou M, Raoul J, Douillard J, Bugat R, Mineur L, Viret F, Becouarn Y, Bouche O, Jacobs I, Gourgou-Bourgade S. A phase 3 randomised trial of LV5FU2+CPT-11 vs. LV5FU2 alone in adjuvant high risk colon cancer (FNLCC Accord02/ FFCD9802). In: Proceedings of the American Society of Clinical Oncology, 2005, Orlando, USA.

15. Gray RG, Barnwell J, Hills R, McConkey C, Williams N, Kerr D. QUASAR: A randomised study of adjuvant chemotherapy (CT) vs observation including 3238 colorectal cancer patients. In: Proceedings of the American Society of Clinical Oncology, 2004, New Orleans, USA.

16. Gill S, Loprinzi CL, Sargent DJ, Thome SD, Alberts SR, Haller DG, Benedetti J, Francini G, Shepherd LE, Francois Seitz J, Labianca R, Chen W, Cha SS, Heldebrant MP, Goldberg RM. Pooled analysis of fluorouracil-based adjuvant therapy for stage II and III colon cancer: who benefits and by how much? *J Clin Oncol* 2004; **22**: 1797-806.

17. Efficacy of adjuvant fluorouracil and folinic acid in B2 colon cancer. International Multicentre Pooled Analysis of B2 Colon Cancer Trials (IMPACT B2) Investigators. *J Clin Oncol* 1999; **17**: 1356-63.
18. Petersen VC, Baxter KJ, Love SB, Shepherd NA. Identification of objective pathological prognostic determinants and models of prognosis in Dukes' B colon cancer. *Gut* 2002; **51**: 65-9.

# PROBLEMA
# 27 Quimioterapia para Câncer Colorretal Metastático

## Caso Clínico

Um paciente de 76 anos apresenta-se com carcinoma obstruindo o cólon sigmoide e é submetido ao procedimento de emergência de Hartmann. Na cirurgia, observam-se várias metástases peritoneais e hepáticas. Ele sobrevive à operação, mas 4 semanas depois está se alimentando mal, tem dor no quadrante abdominal superior direito e passa a maior parte do tempo dentro de casa. Ele tem história de hipertensão, controlada com bloqueadores beta, e mora a 24 km de distância da unidade de oncologia com sua esposa de 74 anos, que tem boa saúde, mas visão parcial que a impede de dirigir.

Qual é o prognóstico para esse paciente e como esse prognóstico será afetado pela quimioterapia paliativa?

Quais são as opções dele para a quimioterapia de primeira linha e quais fatores influenciariam a recomendação para o tratamento?

Por quanto tempo a quimioterapia de primeira linha deverá continuar?

Quando se deve considerar a falha da quimioterapia de primeira linha e quais são as opções para as linhas de tratamento subsequente?

## Fundamentos

**Qual é o prognóstico para esse paciente e como esse prognóstico será afetado pela quimioterapia paliativa?**

A sobrevida de 5 anos com doença metastática é inferior a 5%, e a sobrevida média sem tratamento é de 6 a 9 meses. Os tratamentos atuais podem prolongar a sobrevida média para 18-20 meses. Os pacientes assintomáticos apresentam sobrevida média prolongada, períodos mais longos sem sintomas e levam mais tempo para a progressão da doença se a quimioterapia for iniciada imediatamente, em vez de atrasar o tratamento até que os sintomas se desenvolvam. O regime com 5-fluorouracil/ácido folínico (5-FU/FA) confere o benefício de sobrevida em relação aos cuidados de suporte (sobrevida média de 11,7 e 8 meses; sobrevida de 1 ano: 50 e 34%, respectivamente).[1] A oxaliplatina ou irinotecan em combinação com 5-FU/FA melhorou ainda mais as taxas de resposta e a sobrevida.

## Quais são as opções dele para a quimioterapia de primeira linha e quais fatores influenciariam a recomendação para o tratamento? (Tabela 27.1)

### 5-FU/FA em infusão

Os regimes de 5-FU em infusão são mais dispendiosos e exigem, com frequência, acesso vascular permanente e/ou internação em hospital. Eles são superiores aos regimes em bolo em termos de sobrevida sem a doença, taxas de resposta, toxicidade e qualidade de vida, além de igualmente eficazes em termos de sobrevida geral.

### Fluoropirimidinas orais

A capecitabina e tegafur/uracil (UFT) imitam o 5-FU infusional venoso prolongado, e os benefícios em potencial incluem: conveniência, menos visitas ao hospital, eliminação dos riscos representados pelo cateter venoso central de demora, perfil diferente de toxicidade e menos internações relacionadas com o tratamento. Em comparação com o regime Mayo, a capecitabina demonstrou atingir uma taxa de resposta nitidamente superior, perfil superior de segurança, tempo equivalente para a progressão da doença e sobrevida geral equivalente.[2] Os estudos demonstraram que a capecitabina é eficiente e bem tolerada pelos idosos não elegíveis à quimioterapia combinada,[3] e que os pacientes preferem capecitabina aos regimes intravenosos.[4] Em comparação com o regime Mayo, o regime UFT demonstrou eficácia equivalente, mas melhor perfil de toxicidade.[5]

### Irinotecan em combinação com 5-FU/FA

Essa combinação é superior à da monoterapia com 5-FU em termos de taxa de resposta, tempo para a progressão da doença e sobrevida.[6-8]

### Oxaliplatina em combinação com 5-FU/FA

Essa combinação melhorou a eficácia com melhor taxa de resposta, sobrevida sem progressão da doença e sobrevida média, em comparação com a monoterapia com 5-FU.[9-11] Os estudos de comparação de irinotecan e de 5-FU/FA com a combinação de oxaliplatina e 5-FU/FA mostraram resultados mistos. No momento, não há evidência suficiente a sugerir que qualquer uma dessas combinações seja superior em termos de eficácia.

### Oxaliplatina em combinação com capecitabina

O regime XELOX demonstrou alta atividade similar em pacientes mais jovens e mais idosos com diferenças clinicamente não relevantes no perfil de segurança.[12] No contexto de uma população em processo de envelhecimento, esse regime forneceu uma opção de tratamento altamente eficaz e tolerável.[13] Os pacientes deverão ser encorajados a participar dos estudos clínicos em andamento.

Os fatores que influenciam a escolha do tratamento incluem: extensão da doença, idade, índice de desempenho, tratamento anterior, benefícios e efeitos colaterais do tratamento, programa de tratamento (paciente internado ou de ambulatório, via IV ou oral), conveniência, frequência de visitas ao hospital, desejos dos pacientes, riscos do cateter venoso central de demora, qualidade de vida, comorbidade e custo.

## Discussão

### Por quanto tempo a quimioterapia de primeira linha deverá continuar?

A prática comum em vigor é continuar com a quimioterapia de primeira linha durante 6 meses, no máximo, se bem tolerada, com avaliação da resposta aos 3 meses e ao final do tratamento. Existe um debate em andamento sobre se o uso intermitente da quimioterapia à base de 5-FU é tão eficaz quanto o tratamento contínuo até a progressão da doença. O estudo clínico MRC COIN, em andamento, pode trazer a resposta a essa pergunta.

### Quando se deve considerar a falha da quimioterapia de primeira linha e quais são as opções para as linhas de tratamento subsequente?

Cerca de 60% dos pacientes apresentam melhora em seu quadro ou a estabilização da doença após a terapia de primeira linha à base de 5-FU/FA. Na presença de progressão, a mesma terapia poderá ser repetida. A chance de resposta é boa se o intervalo se limitar a apenas alguns meses. Entretanto, por fim, o paciente acaba desenvolvendo resistência às drogas. Nos demais 40%, existe falha primária do tratamento, com progressão da doença ainda durante o tratamento ou ao final do mesmo.

As opções para as linhas subsequentes de tratamento são:

- *Irinotecan.* Em comparação com os melhores cuidados possíveis de suporte, o irinotecan demonstrou melhora significativa na sobrevida geral e manteve a qualidade de vida por mais tempo, apesar da toxicidade adicional.[14] Em comparação com 5-FU de infusão, essa droga novamente demonstrou aumentar a sobrevida de 1 ano, a sobrevida média e sobrevida sem a doença, com resultados similares às medições de qualidade de vida.[15]
- *Oxaliplatina em combinação com 5-FU/FA.* Em comparação com a monoterapia de 5-FU/FA, essa combinação mostrou melhorar a sobrevida média geral, a sobrevida sem a doença e a taxa de resposta.

Tabela 27.1 Diretrizes atuais (2006) do NICE para opções de quimioterapia de primeira e de segunda linhas para câncer colorretal metastático

| | Opções de quimioterapia |
|---|---|
| Primeira linha | Segunda linha |
| Infusão de 5-FU/ácido fólico | Irinotecan |
| Capecitabina ou tegafur/uracil | Oxaliplatina e infusão de 5-FU/ácido folínico |
| Irinotecan e infusão de 5-FU/ácido folínico | Estudos clínicos |
| Oxaliplatina e infusão de 5-FU/ácido folínico | |
| Estudos clínicos | |

- *Cetuximabe.* Cetuximabe demonstrou alguma atividade[16] para pacientes com câncer colorretal metastático positivo para a expressão do receptor do fator de crescimento epidérmico e em que a quimioterapia com irinotecan e com oxaliplatina tenha falhado. Essa droga não tem aprovação do *National Institute for Health and Clinical Excellence* (NICE), dos EUA, para uso no momento (deve ser revisado em 2009). Os pacientes deverão ser incentivados a participar dos estudos clínicos em andamento.

## Sequência do tratamento

Se um paciente tiver doença avançada, e a cura não for a meta, e se planejamos usar mais de uma droga, devemos administrá-las em conjunto desde o começo ou usá-las em sequência? No estudo de Tournigang, embora as sequências de tratamento não tenham sido acentuadamente diferentes em termos de sobrevida, a infusão sequencial de 5-FU/FA com irinotecan, seguida da infusão de 5-FU/FA com oxaliplatina foi melhor que a sequência oposta.[17] No estudo FOCUS, o tratamento de combinação de primeira linha foi mais efetivo em termos de sobrevida sem a doença que o regime 5-FU/FA de primeira linha. Entretanto, não se observou diferença estatisticamente significativa para a sobrevida geral entre os planos de quimioterapia estadiados e de combinação.

## Conclusão

No panorama apresentado, a opção de quimioterapia mais apropriada seria a capecitabina, desde que a função cardíaca se mostre satisfatória. Entretanto, medidas paliativas deverão ser instituídas em primeiro lugar, incluindo controle da dor, esteroides para melhorar o apetite e para a dor provocada pela cápsula hepática, suporte nutricional e suporte de uma equipe de cuidados paliativos, incluindo enfermagem especializada. Em virtude do índice de desempenho insatisfatório do paciente do caso clínico, é possível que ele nunca chegue a ter condições satisfatórias para se beneficiar da quimioterapia.

## Leituras Complementares

1. Colorectal Cancer Collaborative Group. Palliative chemotherapy for advanced colorectal cancer: systematic review and meta-analysis. *BMJ* 2000; **321**: 531-5.
2. Cassidy J, Twelves C, Van Cutsem E, *et al.* First-line oral capecitabine therapy in metastatic colorectal cancer: a favorable safety profile compared with intravenous 5-fluorouracil/leucovorin. *Ann Oncol* 2002; **13**: 566-75.
3. Feliu J, Escudero P, Llosa F, *et al.* Capecitabine as first line treatment for patients older than 70 years with metastatic colorectal cancer: an Oncopaz Cooperative Group study. *J Clin Oncol* 2005; **23**: 3104-11.
4. Liu G, Franssen E, Fitch MI, *et al.* Patients preference for oral versus intravenous palliative chemotherapy. *J Clin Oncol* 1997; **15**: 110-15.
5. Douillard JY, Hoff PM, Skillings JR, *et al.* Multicenter phase III study of uracil/tegafur and oral leucovorin versus fluorouracil and leucovorin in patients with previously untreated metastatic colorectal cancer. *J Clin Oncol* 2002; **20**: 3605-16.

6. Douillard JY, Cunningham D, Roth AD, et al. Irinotecan combined with fluorouracil compared with fluorouracil alone as first-line treatment for metastatic colorectal cancer: a multicentre randomised trial. Lancet 2000; 355: 1041-7.
7. Saltz LB, Cox IV, Blanke C, et al. Irinotecan plus fluorouracil and leucovorin for metastatic colorectal cancer. Irinotecan Study Group. N Engl J Med 2000; 343: 905-14.
8. Kohne CH, Van Cutsem E, Wils JA, et al. Irinotecan improves the activity of the AIO regimen in metastatic colorectal cancer: Results of EORTC GI Group study 40986. Proc Am Soc Clin Oncol 2003; 22: 254 (abstract 1018).
9. de Gramont A, Figer A, Seymour M, et al. Leucovorin and 5-fluorouracil with or without oxaliplatin as first line treatment in advanced colorectal cancer. J Clin Oncol 2000; 18: 2938-47.
10. Giacchetti S, Perpoint B, Zidani R, et al Phase III multicentre randomized trial of oxaliplatin added to chronomodulated fluorouracil-leucovorin as first line treatment of metastatic colorectal cancer. J Clin Oncol 2000; 18: 136-47.
11. Grothey A, Deschler B, Kroening H, et al. Phase III study of bolus 5-fluorouracil (5-FU)/ folinic acid (FA) (Mayo) versus weekly high-dose 24h 5-FU infusion/FA + oxaliplatin (OXA) (FUFOX) in advanced colorectal cancer (ACRC). Proc Am Soc Clin Oncol 2002; 21: 129a (abstract 512).
12. Twelves CJ, Butts CA, Cassidy J, et al. Capecitabine/Oxaliplatin, a safe and active first line regimen for older patients with metastatic colorectal cancer. Post hoc analysis of a large phase II study. Clin Colorectal Cancer 2005; 5: 101-17.
13. Salud, Escudero P, Feliu J, et al. XELOX (capecitabine and oxaliplatin) as 1st line treatment for elderly patients with advanced/metastatic colorectal cancer. Proc Am Soc Clin Oncol 2005; 23: 276 (abstract 3620).
14. Cunningham D, Pyrhonen S, James RD, et al. Randomised trial of irinotecan plus supportive care versus supportive care alone after fluorouracil failure for patients with metastatic colorectal cancer. Lancet 1998; 352: 1413-18.
15. Rougier P, Van Cutsem E, Bajetta E, et-al. Randomised trial of irinotecan versus fluorouracil by continuous infusion after fluorouracil failure in patients with metastatic colorectal cancer. Lancet 1998; 352: 1407-12.
16. Cunningham D, Humblet Y, Siena S, et al. Cetuximab (C225) alone or in combination with irinotecan (CPT-11) in patients with epidermal growth factor receptor (EGFR)-positive, irinotecan-refractory metastatic colorectal cancer (MCRC). Proc Am Soc Clin Oncol 2003; 22: 252 (abstract 1012).
17. Tournigand C, Andre T, Achille E, et al. FOLFIRI followed by FOLFOX6 or the reverse sequence in advanced colorectal cancer: a randomized GERCOR study. J Clin Oncol 2004; 22: 229-37.
18. Seymour M. Fluorouracil, Oxaliplatin and CPT-11 (irinotecan), use and Sequencing (MRC FOCUS): a 2135-patient randomized trial in advanced colorectal cancer (ACRC). American Society of Clinical Oncology Annual Meeting, 2005 (abstract 3518).

## Leituras Complementares Adicionais

Gallego R, Sanchez N, Maurel J. Chemotherapy for elderly patients with advanced colorectal carcinoma. *Expert Rev Anticancer Ther* 2006; **6**: 795-800.

Golfinopoulos V, Pentheroudakis G, Pavlidis N. Treatment of colorectal cancer in the elderly: a review of the literature. *Cancer Treat Rev* 2006; **32**: 1-8.

Goyle S, Maraveyas A. Chemotherapy for colorectal cancer. *Dig Surg* 2005; **22**: 401-14.

National Institute for Clinical Excellence. Technology Appraisal 61, 2003.

National Institute for Clinical Excellence. Technology Appraisal 93, 2005.

Pasetto LM, Monfardini S. The role of capecitabine in the treatment of colorectal cancer in the elderly. *Anticancer Res* 2006; **26**: 2381-6.

Terstriep S, Grothey A. First- and second-line therapy of metastatic colorectal cancer. *Expert Rev Anticancer Ther* 2006; **6**: 921-30.

PROBLEMA

# 28 Ressecção Hepática para Câncer Colorretal Metastático

## Caso Clínico

Um paciente de 70 anos apresenta níveis cada vez mais altos do antígeno carcinoembrionário (CEA), 3 anos após uma hemicolectomia esquerda para tratamento de carcinoma Dukes C do cólon descendente. A ultrassonografia abdominal sugere metástases hepáticas. O paciente está bem e assintomático, e é indicada uma ressecção hepática.

**Qual avaliação complementar deverá ser feita para esse paciente?**

**Quais fatores determinam a ressecabilidade do tumor?**

**Assumindo-se que seja possível eliminar o tumor do fígado, qual é o prognóstico imediato e a longo prazo?**

**Quais serão as opções do paciente se o fígado for o único local da doença, mas com tumores que não possam ser extirpados?**

## Problema 28 Ressecção Hepática para Câncer Colorretal Metastático

## Fundamentos

**Qual avaliação complementar deverá ser feita para esse paciente?**

Todos os pacientes com metástases hepáticas suspeitas ou diagnosticadas que possam ser extirpadas deverão ser encaminhados a cirurgiões hepáticos especialistas para avaliação.[1] Os pacientes com possibilidade de cirurgia para ressecção hepática exigem avaliação clínica completa para assegurar sua adequação para uma cirurgia de grande porte. Se houver dúvidas sobre a existência de comorbidades, o paciente deverá ser submetido à avaliação anestésica ou ser encaminhado ao especialista apropriado antes da cirurgia. Os exames de sangue a serem executados antes da cirurgia incluem: hemograma completo, coagulograma, ureia e eletrólitos, marcadores tumorais e testes de função hepática. É importante verificar a função sintética do fígado, pois portadores de esteatose, de fibrose ou de cirrose não tolerariam uma cirurgia desse tipo.

A tomografia computadorizada (TC) de tórax, abdome e pelve deverá ser realizada para fins de estadiamento do tumor. A ressonância magnética (RM) do fígado também é realizada por causa da maior sensibilidade na detecção e caracterização de lesões menores (Fig. 28.1). A localização anatômica precisa por imagens e o mapeamento do tumor são essenciais para avaliar a viabilidade de uma ressecção oncológica segura do fígado e para determinar a presença de metástases extra-hepáticas.[2] A avaliação radiológica se completa com a ultrassonografia intraoperatória. Esse último exame ajuda a detectar lesões até então desconhecidas e a localizar lesões profundas e difíceis de serem apalpadas.

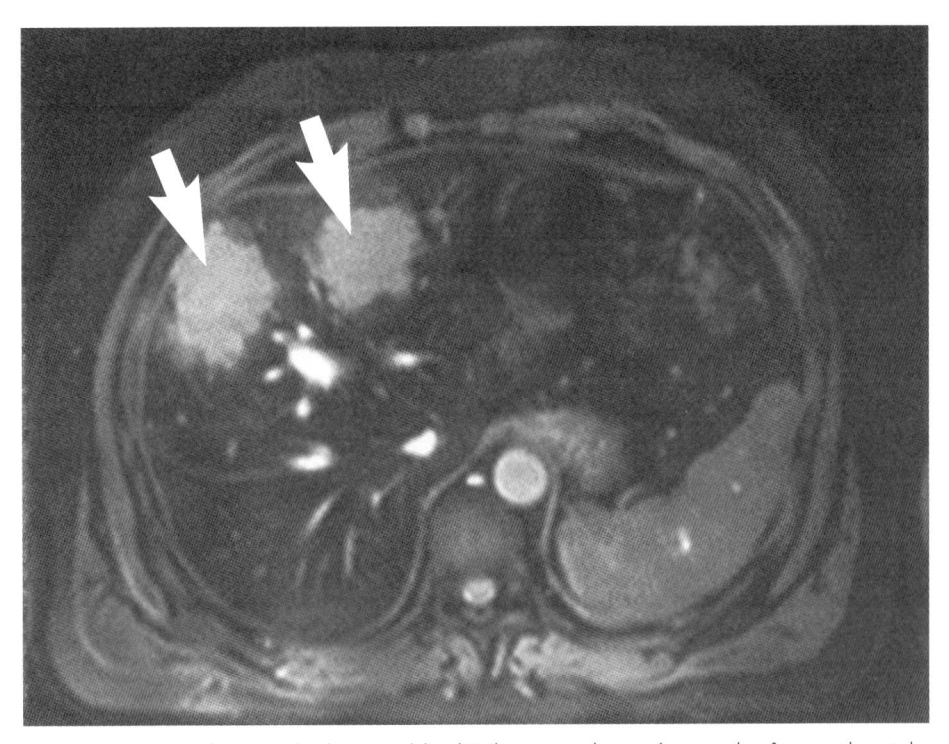

**Fig. 28.1** Imagens de ressonância magnética (RM) mostrando metástases de câncer colorretal no fígado.

## Quais fatores determinam a possibilidade de ressecção de um tumor?

Atualmente, a ressecção cirúrgica é o procedimento padrão potencialmente curativo para metástases hepáticas (Fig. 28.2 – *veja segunda contracapa*). Entretanto, menos de 30% dos pacientes são adequados, em virtude da extensão e da distribuição da doença ou de incapacidade clínica concorrente.[3]

A maioria dos pacientes com metástases hepáticas não exige cirurgia extensa. Entretanto, os tumores centrais, aqueles próximos aos grandes vasos ou tumores múltiplos espalhados por três segmentos do órgão precisam de ressecções extensas para se obter a eliminação oncológica adequada. Anteriormente, as ressecções extensas não eram normalmente consideradas, em virtude da morbidade associada e do alto risco de mortalidade peroperatória. Com os avanços nas técnicas cirúrgicas e anestésicas, a mortalidade decorrente da ressecção hepática foi reduzida de mais de 20% para menos de 5%.[1,4,5] A mortalidade mais baixa e a melhora na sobrevida a longo prazo levaram à introdução da cirurgia mais agressiva.

A cirurgia é indicada se as metástases puderem ser extirpadas deixando uma porção suficiente do parênquima hepático, independente do número ou do tamanho das lesões. Mais de 20% do fígado funcional deverá ser poupado para reduzir o risco de insuficiência hepática após a ressecção.[6] A porcentagem de fígado residual deverá ser mais alta após a quimioterapia, em virtude da ocorrência da esteatoepatite e da síndrome da obstrução sinusoidal associadas à quimioterapia.

Estratégias têm sido desenvolvidas para aumentar a reserva funcional do fígado antes da ressecção, incluindo a embolização pré-operatória da veia porta e hepatectomia em dois estágios. O objetivo dessa embolização é o de bloquear o fluxo venoso da porta à porção do fígado contendo as metástases, induzindo assim à hipertrofia contralateral e aumentando o tamanho do fígado remanescente.[1,6,9]

As metástases extra-hepáticas, excluindo-se as pulmonares passíveis de ressecção, indicam prognóstico ruim e representam contraindicação relativa à ressecção hepática. Entretanto, elas não significam contraindicação absoluta se puderem ser extirpadas simultaneamente.[10]

Ressecções repetidas do fígado deverão ser consideradas se um paciente apresentar recorrência hepática, e os mesmos critérios deverão ser obedecidos, como aplicado para a primeira operação. As ressecções hepáticas de repetição são tecnicamente desafiadoras em virtude das aderências e da distorção e desorientação anatômica da arquitetura do fígado que acompanha a regeneração. Entretanto, a cirurgia é o tratamento escolhido para os pacientes com doença recorrente passível de ressecção.[10,11]

## Assumindo-se que seja possível eliminar o tumor do fígado, qual é o prognóstico imediato e a longo prazo?

As metástases hepáticas são a causa principal de morte em pacientes com câncer colorretal e estão presentes em 15 a 25% dos pacientes após o tratamento do câncer primário.[11-13]

A taxa de sobrevida de 5 anos para pacientes submetidos à ressecção curativa do fígado é de aproximadamente 40%. A sobrevida média para metástases não tratadas é de 6 a 12 meses, que pode se estender para 12 a 18 meses com os regimes de quimioterapia mais recentes.[1,5,11,13] Os dois fatores nitidamente associados ao resultado menos favorável são as margens de ressecção positivas e a presença de doença extra-hepática à época da ressecção.[5,14]

Após a ressecção hepática curativa, entre 50 e 70% dos pacientes desenvolverão recorrência local, regional ou distante, 50% terão recidiva da doença na porção do fígado remanescente, e 30% terão a doença isolada para o fígado.[2] Desses pacientes, 10% terão condições de se submeter a uma segunda hepatectomia.[10,11] Após essa segunda ressecção hepática, um terço dos pacientes que desenvolver recidiva no fígado será adequado para mais uma hepatectomia.[15] A morbidade das ressecções hepáticas de repetição é hoje semelhante àquela da primeira ressecção e não há diferença na sobrevida geral.[2,11] Não há diferença na sobrevida entre metástases síncronas ou metácronas.[1,14]

## Discussão

**Quais serão as opções do paciente se o fígado for o único sítio da doença, mas com tumores que não possam ser extirpados?**

O objetivo do tratamento para metástases hepáticas não extirpáveis é prolongar a sobrevida e manter boa qualidade de vida.[16] Geralmente, o médico oferece a quimioterapia adjuvante com regimes modernos que incorporam oxaliplatina ou irinotecan além do 5-fluorouracil e da leucovorina. Os pacientes deverão ser reavaliados após a quimioterapia adjuvante, pois as metástases podem ter sido adequadamente reduzidas para permitir a ressecção.[16] Nem sempre se chega a um acordo sobre a extensão da ressecção (doença residual *versus* todas as áreas envolvidas), que é orientada por considerações técnicas. A sobrevida de 5 anos para pacientes submetidos à ressecção após resposta satisfatória à quimioterapia está agora se aproximando daquela dos pacientes que se submeteram primeiro à operação.[1,17] Entretanto, os pacientes cuja doença progride apesar da quimioterapia adjuvante têm prognóstico ruim, não justificando a intervenção cirúrgica.

A infusão da artéria hepática é uma alternativa à quimioterapia sistêmica prolongada. O objetivo é tratar metástases conhecidas no fígado e micrometástases suspeitas com altas concentrações de quimioterapia, ao mesmo tempo em que se reduz a toxicidade sistêmica. A infusão da quimioterapia é feita na artéria hepática, que é o principal suprimento sanguíneo para as metástases no fígado; a veia porta alimenta a maioria das células hepáticas normais.[6,12,18] O cateter na artéria hepática deve ser inserido cirurgicamente; a quimioterapia via perfusão regional pode ser tecnicamente difícil de ser administrada. Alguns estudos demonstraram resposta radiológica considerável, permitindo que os pacientes fossem submetidos à ressecção cirúrgica posteriormente.[18]

A ablação por criocirurgia (CSA) e a ablação por radiofrequência (RFA) são técnicas usadas para a destruição localizada de metástases hepáticas em pacientes não adequados para a cirurgia. A intenção é a de destruir todo o tumor e o manguito adjacente de tecido normal para criar uma margem livre de tumor.[19] Na CSA, temperaturas muito baixas causam a destruição das células do tumor via desnaturação proteica e desidratação celular. Os ciclos de congelamento-descongelamento destroem as células.[19] Entretanto, a CSA está associada à taxa elevada de complicações e foi substituída pela RFA.

A RFA é uma técnica nova. Trata-se de um tratamento opcional para pacientes não candidatos à ressecção e é um complemento importante à ressecção cirúrgica em pacientes com lesões contralaterais pequenas e profundas. A RFA funciona convertendo a energia eletromagnética em lesão térmica dentro do tecido-alvo. Acima de 60°C ocorre a necrose de coagulação[11] e sob temperaturas mais altas a membrana celular, o núcleo e toda a arquitetura da célula, é danificada.[3,20,21] A corrente é produzida por um gerador ligado a um eletrodo em agulha com centro móvel que avança e retrai um eletrodo curvado a partir da ponta (Fig. 28.3). A RFA pode ser executada via abordagem percutânea orientada por imagens, por laparoscopia ou durante uma laparotomia aberta. Trata-se de uma técnica considerada segura, com baixo índice de mortalidade e de morbidade.[22,23]

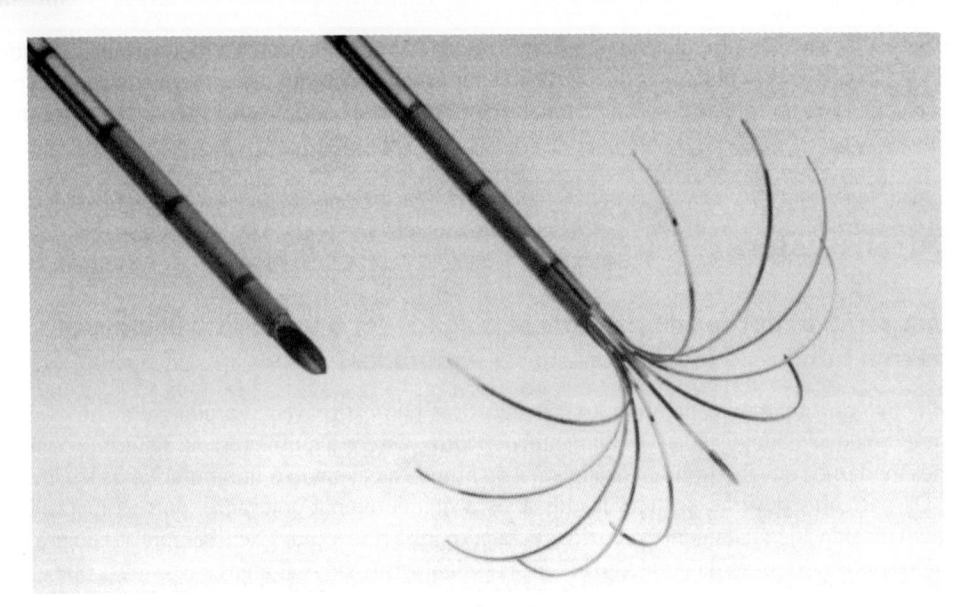

Fig. 28.3 Eletrodo usado em ablação por radiofrequência.

Embora no início a RFA tenha demonstrado resultados favoráveis,[24] estudos recentes demonstraram taxas elevadas de recidiva local, de até 40%,[20] correlacionadas com a falha na ablação completa das lesões. A seleção cuidadosa dos tumores pode reduzir a taxa de recorrência local para mais próxima daquela da ressecção cirúrgica, ao mesmo tempo em que minimiza a morbidade e a mortalidade que acompanham uma operação.[3] Já se estabeleceu que a RFA fornece benefício de sobrevida sobre a quimioterapia isolada nos pacientes. Portanto, embora a sobrevida após a RFA não seja comparável àquela observada após a ressecção, essa técnica deverá ser considerada para os casos em que a cirurgia não seja viável.[3]

## Conclusão

O tamanho e a localização das metástases e a função hepática deverão ser avaliados por TC para se avaliar a adequação (ou não adequação) do paciente para a ressecção do fígado. Se os tumores não forem passíveis dessa operação, a quimioterapia adjuvante e a ablação local poderão ser discutidas.

## Leituras Complementares

1. McLoughlin JM, Jenson EH, Malafa M. Resection of colorectal liver metastases: current perspectives. *Cancer Causes Control* 2006; **13**: 32-41.
2. Chu QD, Vezeridis MP, Avradopoulos KA, Wanebo HJ. Repeat hepatic resection for recurrent colorectal cancer. *World J Surg* 1997: **21**: 292-6.
3. Feliberti EC, Wagman LD. Radiofrequency ablation of liver metastases from colorectal cancer. *Cancer Causes Control* 2006; **13**: 48-51.

4. Capussotti L, Polastri R. Operative risks of major hepatic resections. *Hepatogastroenterology* 1998; **45**: 184-90.
5. Scheele J, Stang R, Altendorf-Hofmann A, Paul M. Resection of colorectal liver metastases. *World J Surg* 1995; **19**: 59-71.
6. Selzner N, Pestalozzi BC, Kadry Z, Selzner M, Wildermuth S, Clavien PA. Downstaging colorectal liver metastases by concomitant unilateral portal vein ligation and selective intra-arterial chemotherapy. *Br J Surg* 2006; **93**: 587-92.
7. Karoui M, Penna C, Amin-Hashem M, Mitry E, Benoist S, Franc B, Rougier P, Nordlinger B. Influence of preoperative chemotherapy on the risk of major hepatectomy for colorectal liver metastases. *Ann Surg* 2006; **243**: 1-7.
8. Fernandez FG, Ritter J, Goodwin JW, Linehan DC, Hawkins WG, Strasberg SM. Effect of steatohepatitis associated with irinotecan or oxaliplatin pretreatment on resection of hepatic colorectal metastases. *J Am Coll Surg* 2005; **200**: 845-53.
9. Simmonds PC, Primrose JN, Colquitt JL., Garden OJ, Poston GJ, Rees M. Surgical resection of hepatic metastases from colorectal cancer: A systemic review of published studies. *Br J Cancer* 2006; **94**: 982-99.
10. Muratore A, Polastri R, Bouzari H, Vergara V, Ferrero A, Capussotti L. Repeat hepatectomy for colorectal metastases: a worthwhile operation? *J Surg Oncol* 2001; **76**: 127-32.
11. Shaw IM, Rees M, Welsh FK, Bygrave S, John TG. Repeat hepatic resection for recurrent colorectal liver metastases is associated with favourable long-term survival. *Br J Surg* 2006; **93**: 457-64.
12. Kemeny N, Huang Y, Cohen AM, Shi W, Conti JA, Brennan MF, Bertino JR, Turnbull AD, Sullivan D, Stockman J, Blumgart LH, Fong Y. Hepatic artery infusion of chemotherapy after resection of hepatic metastases from colorectal cancer. *N Engl J Med* 1999; **341**: 2039-48.
13. Bennett JJ, Cao D, Posner MC. Determinants of unresectability and outcome of patients with occult colorectal hepatic metastases. *J Surg Oncol* 2005; **92**: 64-9.
14. Memon MA, Beckingham IJ. Surgical resection of colorectal liver metastases. *Colorect Dis* 2001; **3**: 361-73.
15. Tanaka K, Shimada H, Mitsuyoshi O, Togo S, Saitou S, Yamaguchi S, Endo I, Sekido H. Procedures for choice for resection of primary and recurrent liver metastases from colorectal cancer. *World J Surg* 2004; **28**: 482-7.
16. Benoist S, Pautrat K, Mitry E. Treatment strategy for patients with colorectal cancer and irresectable liver metastases. *Br J Surg* 2005; **92**: 1155-60.
17. Capussotti L, Muratore A, Mulas MM, Massucco P, Aglietta M. Neoadjuvant chemotherapy and resection for initially irresectable colorectal liver metastases. *Br J Surg* 2006; **93**: 1001-6.
18. Homsi J, Garrett CR. Hepatic arterial infusion of chemotherapy for hepatic metastases from colorectal cancer. *Cancer Causes Control* 2006; **13**: 42-7.
19. Joosten J, Jager G, Oycn W, Wobbes T, Ruers T. Cryosurgery and radiofrequency ablation for unresectable colorectal liver metastases. *Eur J Surg Oncol* 2005; **31**: 1152-9.
20. van Duijnhoven FH, Jansen MC, Junggeburt JM, van Hillegersberg R, Rijken AM, van Coevorden F, van der Sijp JR, van Gulik TM, Slooter GD, Klaase JM, Putter H, Tollenaar RA. Factors influencing the local failure rate of radiofrequency ablation of colorectal liver metastases. *Ann Surg Oncol* 2006; **13**: 651-8.
21. Siperstien AE, Gitomirski A. History and technological aspects of radiofrequency thermoablation. *Cancer J* 2000; **5**: 293-303.

22. Livraghi T, Solbiati L, Meloni MF, Gazelle GS, Halpern EF, Goldberg SN. Treatment of focal liver tumours with percutaneous radio-frequency ablation: complications encountered in a multicentre study. *Radiology* 2003; **226**: 441-51.
23. Casaril A, Abu-Hilal M, Ciola M, Invernizzi L, Campagnaro T, Nicoli N. One death after radiofrequency thermal ablation for hepatocellular carcinoma in a cirrhotic patient. *Surgery* 2003; **133**: 598.
24. Oshowo A, Gillams A, Harrison E, Lees WR, Taylor I. Comparison of resection and radiofrequency ablation for treatment of solitary colorectal liver metastases. *Br J Surg* 2003; **90**: 1240-3.
25. Abdalla EK, Vauthey IN, Ellis LM, Ellis V, Pollock R, Broglio KR, Hess K, Curley SA. Recurrence and outcomes following hepatic resection, radiofrequency ablation, and combined resection/ablation for colorectal liver metastases. *Ann Surg* 2004; **239**: 818-25.

# SEÇÃO CINCO

# Melanoma

29  Tratamento do Melanoma Primário
30  Melanoma na Gravidez
31  Tratamento Clínico do Melanoma Metastático

## PROBLEMA
## 29 Tratamento do Melanoma Primário

### Caso Clínico

Um homem de 50 anos de idade se apresenta com lesão ulcerada no ombro e massa na axila. A biopsia excisional da lesão revela melanoma nodular, Breslow = 5 mm de espessura, e a dissecção axilar revela 4/15 linfonodos positivos para melanoma, sem disseminação extracapsular. O paciente é então encaminhado para avaliação de tratamento adjuvante.

Qual é a margem de excisão recomendada para o melanoma primário?
Quais são as considerações cirúrgicas sobre a excisão mais ampla dessa lesão?
Se não houver outro foco da doença, qual será o prognóstico para esse paciente?
Qual é a evidência para atividade do interferon em baixa, média e alta doses no tratamento de melanoma?
Quais são os efeitos colaterais a curto e longo prazos do interferon em alta dose?
Esse paciente deveria ser submetido à radioterapia axilar adjuvante?

### Fundamentos

**Qual é a margem de excisão recomendada para o melanoma primário?**

A margem de excisão recomendada é de 2 cm. Dois estudos clínicos foram conduzidos em pacientes portadores de melanoma com menos de 2 mm: o estudo clínico da Organização Mundial de Saúde (WHO)[1] comparou margens de 1 cm e de 3 cm, e o estudo clínico do *Swedish Melanoma Group*[2] comparou margens de 2 cm e de 5 cm. O estudo *Intergroup*[3] randomizou pacientes com melanoma entre 1 e 4 mm a margens de 2 cm e de 4 cm. Não se observaram diferenças em recidiva, na sobrevida sem a doença e na sobrevida geral entre os grupos de excisão estreita e ampla.

Um estudo clínico do Reino Unido – UK-MSG – comparou margens de 1 cm e de 3 cm para melanoma com mais de 2 mm e demonstrou taxas mais altas de recidiva no braço com margens de 1 cm, mas sem diferença na sobrevida geral. Portanto, a margem de 1 cm é adequada para melanoma com menos de 2 mm, e a margem de 2 cm é adequada para melanoma com mais de 2 mm.

### Quais são as considerações cirúrgicas sobre a excisão mais ampla dessa lesão?

A excisão mais ampla da lesão no ombro, com margem de 2 cm, pode colocar em risco a morbidade cosmética e a perda funcional e exige enxertia. Da mesma forma, a dissecção axilar pode resultar em linfedema, desfiguração cosmética e perda de função.

### Se não houver outro foco da doença, qual será o prognóstico para esse paciente?

A doença do paciente está classificada como T4 N3 M0 estádio IIIc e as taxas de sobrevida geral de 5 e 10 anos são de 26,7 ± 2,5% e de 18,4 ± 2,5% (Tabela 29.1).[5]

## Discussão

### Qual é a evidência para atividade do interferon em baixa, média e alta doses no tratamento de melanoma?

Quatro estudos clínicos controlados e randomizados sobre interferon em alta dose[6-9] já foram publicados e um quinto estudo clínico apenas em formato de resumo *(abstract)*. A análise atualizada do estudo clínico 1684 de referência do *Eastern Cooperative Oncology Group* (ECOG)[6] comparando interferon de alta dose e a observação mostrou melhora na sobrevida sem recorrência, mas não na sobrevida geral. O estudo clínico 1690 do ECOG[7] mostrou tendência à melhora na sobrevida sem recaída, mas não na sobrevida geral. O estudo clínico 1694 do ECOG[8] mostrou o benefício do interferon em dose alta na sobrevida sem recorrência e na sobrevida geral, em comparação com uma vacina de gangliosídios, mas a vacina pode não ter tido um controle apropriado. O estudo clínico do NCCTG[9] comparou o interferon em alta dose intramuscular com a observação e não revelou qualquer diferença em termos de sobrevida. Os resultados consolidados dos três estudos do ECOG[10] revelaram uma diferença na sobrevida sem recorrência, mas não na sobrevida geral.

O interferon em dose média foi investigado em um grande estudo clínico conduzido pela *European Organization for Research and Treatment of Cancer* (EORTC), que revelou tendência ao benefício nos braços de tratamento para a sobrevida sem a doença, mas sem diferenças notáveis de modo geral.[11] Cinco estudos clínicos controlados e randomizados de comparação do interferon em dose baixa com a observação não demonstraram qualquer vantagem na sobrevida sem a doença ou na sobrevida geral com o uso dessa droga.[12] Por fim, duas metanálises de todos os estudos clínicos controlados e randomizados de comparação de interferon com a observação demonstraram diferença acentuada na sobrevida sem a recorrência, mas não na sobrevida geral.[13,14]

### Quais são os efeitos colaterais a curto e longo prazos do interferon em alta dose?

No estudo clínico ECOG 1684[6] 67% dos pacientes sofreram toxicidade intensa (grau ≥ 3) incluindo sintomas constitucionais e neurológicos, mielossupressão e hepatotoxicidade, com 9% dos

**Tabela 29.1** Taxas de sobrevida para melanoma TNM e categorias de estadiamento

| Estádio patológico | TNM | Espessura (mm) | Ulceração | Linfonodos positivos | Tamanho do linfonodo | Metástases distantes | Nº de pacientes | Sobrevida ±SE 1 ano | 2 anos | 5 anos | 10 anos |
|---|---|---|---|---|---|---|---|---|---|---|---|
| IA | T1a | 1 | Não | 0 | – | – | 4.510 | 99,7 ± 0,1 | 99,0 ± 0,2 | 95,3 ± 0,4 | 87,9 ± 1,0 |
| IB | T1b | 1 | Sim ou nível IV, V | 0 | – | – | 1.380 | 99,8 ± 0,1 | 98,7 ± 0,3 | 90,0 ± 1,0 | 83,1 ± 1,5 |
|    | T2a | 1,01-2,0 | Não | 0 | – | – | 3.285 | 99,5 ± 0,1 | 97,3 ± 0,3 | 89,0 ± 0,7 | 79,2 ± 1,1 |
| IIA | T2b | 1,01-2,0 | Sim | 0 | – | – | 958 | 98,2 ± 0,5 | 92,9 ± 0,9 | 77,4 ± 1,7 | 64,4 ± 2,2 |
|    | T3a | 2,01-4,0 | Não | 0 | – | – | 1.717 | 98,7 ± 0,3 | 94,3 ± 0,6 | 78,7 ± 1,2 | 63,8 ± 1,7 |
| IIB | T3b | 2,01-4,0 | Sim | 0 | – | – | 1.523 | 95,1 ± 0,6 | 84,8 ± 1,0 | 63,0 ± 1,5 | 50,8 ± 1,7 |
|    | T4a | > 4,0 | Não | 0 | – | – | 563 | 94,8 ± 1,0 | 88,6 ± 1,5 | 67,4 ± 2,4 | 53,9 ± 3,3 |
| IIC | T4b | > 4,0 | Sim | 0 | – | – | 978 | 89,9 ± 1,0 | 70,7 ± 1,6 | 45,1 ± 1,9 | 32,3 ± 2,1 |
| IIIA | N1a | Qualquer | Não | 1 | Micro | – | 252 | 95,9 ± 1,3 | 88,0 ± 2,3 | 69,5 ± 3,7 | 63,0 ± 4,4 |
|    | N2a | Qualquer | Não | 2-3 | Micro | – | 130 | 93,0 ± 2,4 | 82,7 ± 3,8 | 63,3 ± 5,6 | 56,9 ± 6,8 |
| IIB | N1a | Qualquer | Sim | 1 | Micro | – | 217 | 93,3 ± 1,8 | 75,0 ± 3,2 | 52,8 ± 4,1 | 37,8 ± 4,8 |
|    | N2a | Qualquer | Sim | 2-3 | Micro | – | 111 | 92,0 ± 2,7 | 81,0 ± 4,1 | 49,6 ± 5,7 | 35,9 ± 7,2 |
|    | N1b | Qualquer | Não | 1 | Macro | – | 122 | 88,5 ± 2,9 | 78,5 ± 3,7 | 59,0 ± 4,8 | 47,7 ± 5,8 |
|    | N2b | Qualquer | Não | 2-3 | Macro | – | 93 | 76,8 ± 4,4 | 65,6 ± 5,0 | 46,3 ± 5,5 | 39,2 ± 5,8 |
| IIIC | N1b | Qualquer | Sim | 1 | Macro | – | 98 | 77,9 ± 4,3 | 54,2 ± 5,2 | 29,0 ± 5,1 | 24,4 ± 5,3 |
|    | N2b | Qualquer | Sim | 2-3 | Macro | – | 109 | 74,3 ± 4,3 | 44,1 ± 4,9 | 24,0 ± 4,4 | 15,0 ± 3,9 |
|    | N3 | Qualquer | Qualquer | 4 | Micro/macro | – | 396 | 71,0 ± 2,4 | 49,8 ± 2,7 | 26,7 ± 2,5 | 18,4 ± 2,5 |
| IV | M1a | Qualquer | Qualquer | Qualquer | Qualquer | Pele, SC | 179 | 59,3 ± 3,7 | 36,7 ± 3,6 | 18,8 ± 3,0 | 15,7 ± 2,9 |
|    | M1b | Qualquer | Qualquer | Qualquer | Qualquer | Pulmão | 186 | 57,0 ± 3,7 | 23,21 ± 3,2 | 6,7 ± 2,0 | 2,5 ± 1,5 |
|    | M1c | Qualquer | Qualquer | Qualquer | Qualquer | Outras vísceras | 793 | 40,6 ± 1,8 | 23,6 ± 1,5 | 9,5 ± 1,1 | 6,0 ± 0,9 |
| Total |  |  |  |  |  |  | 17.600 |  |  |  |  |

Fonte: Balch et al., 2001.[5]

pacientes desenvolvendo toxicidade potencialmente fatal, com 2 óbitos prematuros. Toxicidades similares foram encontradas no estudo ECOG 1690,[7] mas sem óbitos relacionados com o tratamento. Na fase de indução, as reduções de dose e os atrasos devidos à toxicidade ocorreram em 44 e 37% dos pacientes no estudo ECOG 1684[6] e ECOG 1690,[7] respectivamente. Da mesma forma, na fase de manutenção, as reduções de dose e os atrasos por causa da toxicidade ocorreram em 36 e 52% dos pacientes, respectivamente. Os efeitos colaterais a longo prazo incluem hipotireoidismo e hiperlipidemia.

**Esse paciente deveria ser submetido à radioterapia axilar adjuvante?**

A radioterapia adjuvante após uma linfadenectomia gera controvérsias e, em geral, não é recomendada. Estudos de pequeno porte, randomizados e não randomizados, demonstraram controle locorregional aumentado entre pacientes com características de alto risco como múltiplos linfonodos positivos, extensão extracapsular ou doença linfonodal recorrente. A maioria desses estudos incluiu pacientes com radioterapia adjuvante cervical, axilar ou inguinal e, em geral, as taxas de controle locorregional de 5 anos variam de 84 a 95%, em comparação com as taxas de 50 e 80% atingidas só com a cirurgia. Entretanto, a sobrevida geral de 5 anos permanece inalterada, variando de 22 a 50%,[15-18] e a radioterapia adjuvante está associada à toxicidade moderada. As taxas informadas de linfedema após a radioterapia axilar variam de 17,1 a 41%.[15,16] A radioterapia adjuvante não pode ser recomendada, pois ainda não há estudos controlados e randomizados de grande porte, e os dados disponíveis sobre a toxicidade a longo prazo são insuficientes.

## Conclusão

O melanoma desse paciente deverá ser excisado com margem de 2 cm, assim como o linfonodo axilares. A sobrevida a longo prazo para esse estádio da doença é curta. O uso do interferon parece não melhorar a sobrevida, além de causar toxicidade, de modo que seu uso não seria recomendado neste caso. A radioterapia também não é recomendada para esse paciente.

## Leituras Complementares

1. Veronesi U, Cascinelli N, Adamus J, Balch C, Bandiera D, Barchuk A, Bufalino R, Craig P, De Marsillac J, Durand JC. Thin stage I primary cutaneous malignant melanoma. Comparison of excision margins of 1 or 3 cm. *N Engl J Med* 1988; **318**: 1159.
2. Cohn-Cedermark G, Rutqvist LE, Andersson R, Breivald M, Ingvar C, Johansson H, Jonsson PE, Krysander L, Lindholm C, Ringborg U. Long-term results of a randomised study by the Swedish Melanoma Study Group on 2 cm versus 5 cm resection margins for patients with cutaneous melanoma with a tumour thickness of 0.8-2.0 mm. *Cancer* 2000; **89**: 1495-501.
3. Balch CM, Soong SJ, Smith T, Ross MI, Urist MM, Karakousis CP, Temple WJ, Mihm MC, Barnhill RI, Jewell WR, Wanebo HJ, Desmond R. Long-term results of a prospective surgical trial comparing 2 cm vs 4 cm excision margins for patients with 1-4 mm melanomas. *Ann Surg Ducal* 2001; **8**: 101-8.
4. Thomas JM, Newton-Bishops J, A'Hern R, Coombes G, Timmons M, Evans J, Cook M, Theaker J, Fallowfield M, O'Neill T, Ruka W, Bliss JM. Excision margins in high-risk malignant melanoma. *N Engl J Med* 2004; **350**: 757-66.

5. Balch CM, Buzaid AC, Soong SJ, Atkins MB, Cascinelli N, Coit DG, Fleming ID, Gershenwald JE, Houghton A Jr, Kirkwood JM, McMasters KM, Mihm MF, Morton DL, Reintgen DS, Ross MI, Sober A, Thompson IA, Thompson IF. Final version of the American Joint Committee on Cancer Staging System for cutaneous melanoma. *J Clin Oncol* 2001; **19**: 3635-48.
6. Kirkwood JM, Strawderman MH, Ernstoff MS, Smith TJ, Borden EC, Blum RH. Interferon alfa-2b adjuvant therapy of high-risk resected cutaneous melanoma: the Eastern Cooperative Oncology Group Trial ESI' 1684. *J Clin Oncol* 1996; **14**: 7-17.
7. Kirkwood JM, Ibrahim JG, Sondak VK, Richards J, Flaherty LE, Ernstoff MS, Smith TJ, Rao U, Steele M, Blum RH. High- and low-dose interferon alfa-2b in high-risk melanoma: first analysis of Intergroup Trial E 1690/S9011/C9190. *J Clin Oncol* 2000; **18**: 2444-58.
8. Kirkwood JM, Ibrahim JG, Sosman JA, Sondak VK, Agarwala SS, Ernstoff MS, Rao U. High dose interferon alfa-2b significantly prolongs relapse-free and overall survival compared with the GM2-KLH/QS-21 vaccine in patients with resected Stage IIB-IV melanoma: results of the IntergroupTrial E1694/ S9512/ C509801. *J Clin Oncol* 2001; **19**: 2370-80.
9. Creagan ET, Dalton RJ, Ahmann DL, Jung SH, Morton RF, Langdon RM Jr, Kugler J, Rodrigue LJ. Randomised surgical adjuvant clinical trial of recombinant interferon alfa-2b in selected patients with malignant melanoma. *J Clin Oncol* 1995; **13**: 2776-83.
10. Kirkwood J, Manola J, Ibrahim J, Sondak VK, Ernstoff MS, Ran U. A pooled analysis of Eastern Cooperative Oncology Group and Intergroup trials of high-dose adjuvant interferon for melanoma. *Clin Cancer Res* 2004; **10**: 1670-7.
11. Eggermont AM, Suciu S, Mackie R, Ruka W, Testori A, Kruit W, Punt CJ, Delauney M, Sales F, Groenewegen G, Ruiter DJ, Jagiello I, Stoitchkov K, Keilholz U, Lienard D; EORTC Melanoma Group. Post-surgery adjuvant therapy with intermediate doses of interferon alfa 2b versus observation in patients with stage IIb/III melanoma (EORTC 18952): randomised con-trolled trial. *Lancet* 2005; **366**: 1189-96.
12. Verma S, Quirt I, McCready D, Bak K, Charette M, Iscoe N. Systematic review of systemic adjuvant therapy for patients at high-risk for recurrent melanoma. *Cancer* 2006; **106**: 1431-42.
13. Wheatley K, Ives N, Hancock B, Gore M, Eggermont A, Suciu S. Does adjuvant interferon-alpha for high-risk melanoma provide a worthwhile benefit? A meta-analysis of the randomised trials. *Cancer Treat Rev* 2003; **29**: 241-52.
14. Pirard D, Heenen M, Melot C, Vereecken P. Interferon-alpha as adjuvant postsurgical treatment of melanoma. *Dermatology* 2004; **208**: 43-8.
15. Strom EA, Ross MI. Adjuvant radiotherapy after axillary lymphadenectomy for metastatic melanoma: toxicity and local control. *Ann Surg Oncol* 1995; **2**: 445-9.
16. Ballo MT, Strom EA, Zagars GK, Bedikian AY, Prieto VG, Mansfield PF, Lee JE, Gershenwald JE, Ross MI. Adjuvant irradiation for axillary metastases from malignant melanoma. *Intl Radiat Oncol Biol Phys* 2002; **52**: 964-72.
17. Bailo MT, Merrick IR, Cormier JN, Myers JN, Lee JE, Gershenwald JE, Hwu P, Zagars GK. Combined-modality therapy for patients with regional nodal metastases from melanoma *Intl Radial Oncol Biol Phys* 2006; **64**: 106-13.
18. Fuhrmann D, Lippold A, Borrrosch F, Ellwanger U, Garbe C, Suter L. Should adjuvant radio-therapy be recommended following resection of regional lymph node metastases of malignant melanomas? *Br J Dermatol* 2001; **144**: 66-70.

# PROBLEMA

## 30 Melanoma na Gravidez

### Caso Clínico

Uma paciente de 28 anos e com 14 semanas de gestação do primeiro filho apresenta-se com lesão pigmentada crescente na perna, que apresentou sangramento em várias ocasiões. A biopsia excisional mediante anestesia local revela melanoma maligno nodular ulcerado, Breslow = 3,6 mm de espessura, com margens de excisão inferiores a 3 mm.

**Qual deverá ser o tratamento cirúrgico complementar?**

**Quais investigações de estadiamento deverão ser feitas para essa paciente?**

**Quais são as implicações da gravidez?**

**Como a gravidez vai influenciar o prognóstico para essa paciente?**

### Fundamentos

**Qual deverá ser o tratamento cirúrgico complementar?**

Essa paciente tem uma lesão primária T3b. Embora grávida, a cirurgia apropriada no local da lesão primária não deverá ser postergada. A paciente precisa de excisão local ampla (WLE) da lesão primária. Esse tipo de excisão minimiza o risco de se deixar para trás células malignas que possam recidivar no local ou formar metástases. Os fatores de risco para a recidiva local são lesões primárias com espessura elevada, ulceração e lesões primárias da cabeça e do pescoço.[1] As grandes excisões executadas de maneira não adequada podem resultar em desfiguração cosmética, déficits funcionais e a necessidade de uma cirurgia maior envolvendo enxertia cutânea; portanto, uma margem de excisão mínima (mas apropriada) é essencial. No caso clínico, a margem de excisão recomendada é de 2 cm (Capítulo 29) em relação ao nível da fáscia profunda, com enxerto ou retalho cutâneo separado. Esse procedimento pode ser executado sob anestesia local.

O tratamento da cadeia linfonodal para lesões T2-3 permanece controverso. A base lógica de que a remoção precoce de linfonodos subclinicamente envolvidos seja superior à remoção uma vez que a doença linfonodal desenvolvida tem o apoio de vários estudos retrospectivos mostrando que as taxas de sobrevida de 5 anos melhoraram em pacientes com lesões de espessura intermediária. Estudos prospectivos subsequentes, incluindo o estudo da Organização Mundial de Saúde (WHO)[2], o estudo Intergroup Melanoma[3] e uma revisão sistemática,[4] demonstraram que a dissecção eletiva de linfonodos (ELND), em comparação com a dissecção tardia não afetava a sobrevida.

O procedimento ELND está associado à morbidade considerável, com taxas gerais informadas de morbidade da ferida operatória, infecção, linfedema e cicatrização retardada entre 35 e 51% na axila e 25 a 90% na região inguinal. Uma análise seguinte de subgrupo no estudo da OMS mostrou que pacientes com linfonodos positivos no ELND apresentaram vantagem acentuada de sobrevida sobre o grupo com linfonodos positivos e LND tardia, mas 80% dos pacientes que se submeteram ao ELND não apresentaram metástases linfonodais e, portanto, só 20% dos pacientes submetidos ao ELND podem ter sido beneficiados. Esses achados reforçam o uso da biopsia do linfonodo sentinela (SNB) para identificar pacientes com alto risco de doença linfonodal. Vários estudos de pequeno porte demonstraram que a SNB é um teste altamente sensível e específico para estadiamento linfonodal e que a situação do linfonodo sentinela (SLN) é um fator independente poderoso de prognóstico de sobrevida.[5]

Vários estudos randomizados de confirmação de SNB estão em andamento. O estudo MSLT-1 comparou WLE/SNB com WLE isolada; os pacientes com SNB positiva foram submetidos à LND imediata, e o braço tratado só com WLE foi submetido à LND tardia após detecção clínica de doença linfonodal. Após 59,5 meses de acompanhamento, os resultados iniciais mostraram melhora significativa na sobrevida de 5 anos sem a doença ($P = 0,01$), mas nenhuma vantagem na sobrevida geral no braço tratado com WLE/SNB (87% *versus* 86% no braço tratado só com WLE).[6] A sobrevida de 5 anos foi significativamente mais alta após a LND imediata para pacientes SN-positivos que a LND tardia para recorrência linfonodal clínica (71 e 55%, respectivamente), mas isso não foi uma comparação estritamente aleatória, pois o último grupo pode ter sido um grupo biologicamente desfavorável de pacientes. O estudo MSLT-II está investigando o benefício terapêutico da LND comparada à SNM isolada em pacientes SN-positivos. A SNB não está isenta de morbidade, mas a taxa geral de complicações pós-operatórias de 5% é inferior àquela observada na ELND.[7] Como não existe, atualmente, evidência de benefício terapêutico da SNB, os pacientes com lesões superiores a 1 mm deverão considerar a SNB em um estudo clínico. Essa paciente grávida não seria elegível para qualquer estudo clínico.

### Quais investigações de estadiamento deverão ser feitas para essa paciente?

No Reino Unido, as diretrizes recomendam que pacientes portadores de tumor IIb (Tabela 29.1)[5] e acima deverão se submeter às seguintes investigações para estadiamento: hemograma completo, testes de função hepática, desidrogenase lática, radiografia de tórax e ultrassonografia do fígado ou TC com contraste do tórax, abdome e/ou pelve.[8] No caso-clínico, a investigação por imagens com risco de exposição à radiação deve obrigatoriamente ser evitada. Na interpretação dos exames de sangue deverão ser consideradas as alterações associadas à gravidez.

## Discussão

### Quais são as implicações da gravidez?

Uma busca abrangente no banco de dados da MEDLINE, de 1966 a 2002, revelou 27 casos informados de melanoma metastático na gravidez afetando a placenta e/ou o feto. Em 6 desses casos o feto foi afetado e 5 de 6 bebês foram a óbito por causa da doença.[9] Entretanto, um grande estudo epidemiológico, em que apenas algumas mulheres com doença regional e distante e mulheres que abortaram antes de 20 semanas foram excluídas, mostrou não haver diferenças nas taxas de parto cesariano, na permanência no hospital, no risco de baixo peso ao nascer, prematuridade e morte neonatal em 148 pacientes grávidas com melanoma, em comparação com mulheres grávidas sem melanoma.[10] A paciente do caso-clínico parece ser portadora de doença em estádio precoce e, portanto, deverá levar a gestação a termo. Não há dados que justifiquem o aborto como intervenção terapêutica para melhorar a sobrevida (veja a seguir).

## Como a gravidez vai influenciar o prognóstico para essa paciente?

A gravidez da paciente não vai influenciar o prognóstico. As primeiras preocupações surgiram quando relatórios de casos e pequenos estudos retrospectivos dos anos de 1950 a 1970 informaram prognóstico pior em gestantes com melanoma, e dois pequenos estudos epidemiológicos informaram intervalos mais curtos sem a doença em gestantes, em comparação com não gestantes com melanoma.[11,12] Entretanto, estudos epidemiológicos mais recentes e de maior porte[10,13,14] demonstraram que a gravidez não exerce efeito negativo na sobrevida. Em comparação com mulheres não grávidas portadoras de melanoma, não se observaram diferenças quanto à localização do tumor, subtipo histológico, ulceração do tumor, invasão vascular ou estádio da doença. Embora esses estudos não tenham revelado diferenças estatisticamente significativas quanto à espessura do tumor, dois estudos[13,14] mostraram tendência para melanomas mais espessos em gestantes.

## Conclusão

Apesar da gravidez, essa paciente deverá ser submetida à cirurgia para assegurar a obtenção de uma margem de excisão de 2 cm. Durante o exame minucioso para o estadiamento, devem ser consideradas as alterações fisiológicas associadas à gestação. Atualmente, não existe evidência de que o prognóstico dessa paciente seja afetado pela gravidez e não há necessidade da interrupção clínica da gestação.

## Leituras Complementares

1. Balch CM, Soong SJ, Smith T, Ross MI, Urist MM, Karakousis CP, Temple WJ, Mihm MC, Barnhill RJ, Jewell WR, Wanebo HJ, Desmond R. Long-term results of a prospective surgical trial comparing 2 cm vs 4 cm excision margins for patients with 1-4 mm melanomas. *Ann Surg Oncol* 2001; **8**: 101-8.
2. Cascinelli N, Morabito A, Santinami M, Mackie RM, Belli F. Immediate or delayed dissection of regional nodes in patients with melanoma of the trunk: a randomised trial. WHO Melanoma Programme. *Lancet* 1998; **351**: 793-6.
3. Balch CM, Soong SJ, Bartolucci AA, Urist MM, Karakousis CP, Smith TJ, Temple WJ, Ross MI, Jewell WR, Mihm MC, Barnhill RI, Wanebo HJ. Efficacy of an elective regional lymph node dissection of 1 to 4 mm thick melanomas for patients 60 years of age and younger. *Ann Surg* 1996; **224**: 255-63.
4. Lens MB, Dawes M, Goodacre T, Newton-Bishop JA. Elective lymph node dissection in patients with melanoma: systematic review and meta-analysis of randomised controlled trials. *Arch Surg* 2002; **137**: 458-61.
5. Balch CM, Buzaid AC, Soong SJ, Atkins MB, Cascinelli N, Coit DG, Fleming ID, Gershenwald JE, Houghton A Jr, Kirkwood JM, McMasters KM, Mihm MF, Morton DL, Reintgen DS, Ross MI, Sober A, Thompson JA, Thompson JF. Final version of the American Joint Committee on Cancer Staging System for cutaneous melanoma. *J Clin Oncol* 2001; **19**: 3635-48.
6. Morton DL, Thompson JF, Cochran AJ, Essner R, Elashoff R; Multicenter Selective Lymphadenectomy Trial Group. Interim results of the Multicenter Selective Lympadenectomy Trial (MSLT-1) in clinical stage 1 melanoma. American Society of Clinical Oncology Annual Meeting, 2005 (abstract 7500).

7. McMasters KM, Noyes RD, Reintgen DS, Goydos JS, Beitsch PD, Davidson BS, Sussman JJ, Gershenwald J, Ross MI; Sunbelt Melanoma Trial. Lessons learnt from the Sunbelt melanoma trial. *J Surg Oncol* 2004; **86**: 212-23.
8. Roberts DLL, Anstey AV, Barlow RJ, Cox NH on behalf of the British Association of Dermatologists and Newton-Bishop JA, Corrie PG, Evans J, Gore ME, Hall PN, Kirkham N on behalf of the Melanoma Study Group. UK guidelines for the management of cutaneous melanoma. *Br J Dermatol* 2002; **146**: 7-17.
9. Alexander A, Samlowski WE, Grossman 1), Bruggers CS, Harris RM, Zone JJ, Noyes RD, Bowen GM, Leachman SA. Metastatic melanoma in pregnancy: risk of transplacental metastases in the infant. *J Clin Oncol* 2003; **21**: 2179-86.
10. O'Meara AT, Cress R, Xing G, Danielsen B, Smith LH. Malignant melanoma in pregnancy. *Cancer* 2005; **103**: 1217-26.
11. Houghton AM, Flannery J, Viola MV. Malignant melanoma of the skin occurring in pregnancy. Cancer 1981; **48**: 407-10.
12. Reintgen DS, McCarty KS Jr, Vollmer R, Cox E, Seigler HF. Malignant melanoma and pregnancy. *Cancer* 1985; **55**: 1340-4.
13. Daryanani D, Plukker JT, De Hullu JA, Kuiper H, Nap RE, Hoekstra HJ. Pregnancy and early stage melanoma. *Cancer* 2003; **97**: 2248-53.
14. Lens MB, Rosdahl I, Ahlbom A, Farahmand BY, Synnerstad I, Boeryd B, Newton Bishop JA. Effect of pregnancy on survival in women with cutaneous malignant melanoma. *J Clin Oncol* 2004; **22**: 4369-75.

PROBLEMA

# 31 Tratamento Clínico do Melanoma Metastático

## Caso Clínico

Um homem de 60 anos foi submetido à excisão de melanoma das costas há 5 anos, e linfadenectomia axilar com 3/16 linfonodos positivos para melanoma 2 anos depois. No acompanhamento de rotina, a radiografia de tórax mostra várias lesões numulares bilaterais.

**Quais investigações complementares por imagens devem ser realizadas para esse paciente?**

**É necessário um diagnóstico histológico, e por que?**

**Assumindo-se a ausência de outros locais da doença, e que o paciente é assintomático, qual seriam as opções iniciais de tratamento?**

**Quais tratamentos clínicos paliativos poderiam ser considerados para esse paciente?**

## Fundamentos

**Quais investigações complementares por imagens devem ser realizadas para esse paciente?**

Antes de ser submetido à investigação complementar, o paciente deverá passar por um exame físico com atenção especial à possível recorrência regional. Exames de sangue incluindo desidrogenase lática, ureia e eletrólitos, testes de função hepática, cálcio e hemograma completo deverão ser realizados.

O método mais confiável para avaliação de metástases pulmonares é a TC com contraste. A precisão dessa investigação foi comparada com a da radiografia de tórax em um estudo com 42 pacientes portadores de melanoma de alto risco.[1] A TC revelou nódulos evidentes em 20 pacientes, enquanto a radiografia identificou os nódulos em apenas 11 pacientes. A TC também é superior para avaliar adenopatias do mediastino e do hilo e a presença de linfangite, que é particularmente importante ao se avaliar um paciente com metástase pulmonar isolada e potencialmente extirpável. Se a TC confirmar metástases pulmonares múltiplas, então o paciente poderá ser acompanhado com radiografias de tórax para avaliar a progressão ou a resposta ao tratamento sistêmico.

O fígado é um local comum de doença metastática (em até 58% dos pacientes com melanoma metastático[2]) e pode ser avaliado por ultrassonografia ou TC. As metástases hepáticas geralmente são múltiplas, mas as lesões solitárias podem ser consideradas para ressecção, ablação por radiofrequência ou crioterapia, quando então se recomenda a avaliação complementar por ressonância magnética. Nos casos de melanoma, é comum a metástase para o intestino delgado.[3] A investigação cerebral por imagens é controversa em pacientes assintomáticos. Cerca de 25% dos pacientes com melanoma metastático apresentam metástases cerebrais assintomáticas, mas ainda não está esclarecido se essas lesões exigem intervenção. Assim, alguns médicos defendem a investigação em busca de envolvimento do sistema nervoso central apenas em pacientes sintomáticos,[4] quando então a RM será a investigação preferida.

**É necessário um diagnóstico histológico, e por que?**

O diagnóstico histológico é importante quando há dúvidas sobre o diagnóstico e quando a doença não está seguindo seu curso natural típico. Em melanomas precoces, a maioria dos estudos indica que cerca de 80% das recorrências ocorrem nos primeiros 3 anos. Entretanto, até 16% das primeiras recorrências foram informadas como tendo ocorrido após 5 anos.[5]

Por isso, nesse paciente, metástases distantes ocorrendo 3 anos após a dissecção do nódulo não são uma surpresa, e seria mais seguro evitar a biopsia. Entretanto, se a história for menos típica, deve-se considerar a realização da biopsia de pulmão.

## Discussão

**Assumindo-se a ausência de outros locais da doença, e que o paciente é assintomático, qual seriam as opções iniciais de tratamento?**

Uma vez que o melanoma não é passível de ressecção, o prognóstico é extremamente ruim, e o tratamento deverá se concentrar no alívio paliativo dos sintomas. O melanoma não extirpável de estádio IV é refratário à maioria dos regimes sistêmicos padronizados de tratamento. Taxas de resposta de até 20% podem ser obtidas, mas não há aumento associado na sobrevida média, e menos de 5% dos pacientes sobrevivem aos 5 anos. Em uma metanálise de 83 estudos com 6.322 pacientes, a sobrevida média dos pacientes tratados para doença metastática foi de 8,9 meses, nos estudos publicados desde 1985.[6] A sobrevida a longo prazo foi de 13,6 aos 2 anos e de 2,3 aos 5 anos.

Os pacientes deverão ser envolvidos na tomada de decisões sobre o tratamento. Eles deverão ser informados do prognóstico desfavorável e estimulados a considerar a participação em estudos clínicos. Nesse caso, a espera vigilante seria um tratamento inicial razoável. O paciente deverá ser examinado regularmente e a progressão da doença monitorada com exames de sangue e radiografias torácicas.

## Quais tratamentos clínicos paliativos poderiam ser considerados para esse paciente?

### Quimioterapia paliativa

O tratamento sistêmico padronizado fora dos estudos clínicos de melanoma não extirpável em estádio IV é feito com dacarbazina (DTIC), considerada como o mais ativo agente único com taxa de resposta de 10 a 20%.[7] A grande maioria das respostas é parcial, e a duração média da resposta é de apenas 4 a 6 meses. Outros agentes com atividade modesta de agente único são os alcaloides de vinca, os compostos de platina e os taxanos.

A atividade de agente único da DTIC levou à administração dessa droga em combinação com vários outros agentes. Embora as taxas de resposta possam ser mais altas, regimes com múltiplas drogas não melhoram a sobrevida, em comparação com a DTIC como agente único e não são recomendados fora dos estudos clínicos.[8]

### Tratamento biológico e bioquimioterapia

Os dois tratamentos biológicos aparentemente mais ativos contra o melanoma são o interferon-$\alpha$ e a interleucina-2 (IL-2). As taxas de resposta para o primeiro regime variam de 8 a 22%, e a administração a longo prazo na base de 3 vezes por semana parece ser superior ao regime de 1 vez por semana ou a programas mais intermitentes.[9] A resposta a IL-2 é similar e está entre 10 e 20%. A IL-2 em altas doses é usada por alguns centros para melanoma não extirpável em estádio IV. Os efeitos colaterais incluem a síndrome de vazamento capilar, arritmias cardíacas e complicações renais.[10]

A combinação da quimioterapia com interferon-$\alpha$ ou IL-2 falhou na produção de taxas de resposta consideravelmente melhores, duração dessas respostas ou sobrevida geral.[8] A bioquimioterapia tem toxicidade maior e por isso não pode ser considerada como padrão de cuidados.

### Cuidados paliativos

Pacientes com melanoma avançado exigem abordagem multiprofissional coordenada com a colaboração de uma equipe especializada em cuidados paliativos. Os pacientes podem precisar de serviços de suporte financeiro, social, funcional e de reabilitação. O paciente pode ser encaminhado em qualquer fase do curso do câncer e especialmente se tem sintomas mal controlados.

### Estudos clínicos e novas abordagens

Um estudo combinado de fase I/II de sorafenib, um inibidor de transdução de sinal, em combinação com carboplatina e paclitaxel em melanoma refratário demonstrou alguma esperança, com 14/36 respostas parciais e 17 pacientes com períodos prolongados de doença estável.[11] A combinação de sorafenib com DTIC também foi estudada em 30 pacientes com melanoma metastático avançado;[12] 5 pacientes (16%) apresentaram resposta parcial e 13 (43%) apresentaram doença estável. Estudos clínicos de primeira e de segunda linhas estão em andamento. Outras abordagens incluem a imunomodulação (ou seja, com o anticorpo MDX-010 anti-CTLA-4) e a terapia gênica.

## Conclusão

A TC deverá ser executada para avaliar a extensão das metástases pulmonares e verificar a presença de metástase hepática. Serão necessários cuidados paliativos prestados por uma equipe multidisciplinar.

## Leituras Complementares

1. Heaston DK, Putman CE, Rodan BA, Nicholson E, Ravin CE, Korobkin M, Chen JT, Seigler HF. Solitary pulmonary metastasis in high risk melanoma patients: a prospective comparison of conventional and computed tomography. *Am J Roentgenol* 1983; **141**:169-74.
2. Shirkhoda A, Albin J. Malignant melanoma: correlating abdominal and pelvic CT with clinical staging. *Radiology* 1987; **165**: 75.
3. Reintgen DS, Thompson W, Garbutt J, Seigler HF. Radiologic, endoscopic, and surgical considerations of melanoma metastatic to the gastrointestinal tract. *Surgery* 1984; **95**: 635-9.
4. Kuvshinoff BW, Kurtz C, Coit DG. Computed tomography in evaluation of patients with stage 111 melanoma. *Ann Surg Oncol* 1997; **4**: 252-8.
5. McCarthy WH, Shaw HM, Thompson JF, Milton GW. Time and frequency of recurrence of cutaneous stage 1 malignant melanoma with guidelines for follow up. *Surg Gynecol Obstet* 1988; **166**: 497-502.
6. Lee ML, Tomsu K, Von Eschen KB. Duration of survival for disseminated malignant melanoma: results of a meta-analysis. *Melanoma Res* 2000; **10**: 81-92.
7. Crosby T, Fish R, *et al.* Systemic treatments for metastatic cutaneous melanoma. In: Cochrane Library, issue 4, Update Software, Oxford, 2002.
8. Hernberg M, *et al.* Regimens with or without interferon-alpha as treatment for metastatic melanoma and renal cell carcinoma: an overview of randomized trials. *J Immunother* 1999; **22**: 145-54.
9. Agarwala SS, Kirkwood JM. Interferons in melanoma. *Curr Opin Oncol* 1996; **8**: 167-174.
10. Atkins MB, Lotze MT, Dutcher JP, Fisher RI, Weiss G, Margolin K, Abrams J, Sznol M, Parkinson D, Hawkins M, Paradise C, Kunkel L, Rosenberg SA. High dose recombinant interleukin-2 therapy for patients with metastatic melanoma: analysis of 270 patients treated between 1985 and 1993. *J Clin Oncol* 1999; **17**: 2105.
11. Flaherty KT, Brose M, Schuchter L, Tuveson D, Lee R, Schwartz B, Lathia C, Weber B, O'Dwyer P. Phase I/II trial of BAY 43-9006, carboplatin and paclitaxel demonstrates preliminary antitumour activity in the expansion cohort of patients with metastatic melanoma. *J Clin Oncol* 2004; **22** (Suppl) (abstract 7507).
12. Lorigan P, Corrie D, Chao P. Phase II trial of sorafenib combined with dacarbazine in metastatic melanoma patients. *J Clin Oncol* 2006; **24** (Suppl) (abstract 8012).

# SEÇÃO SEIS

# 6

# Câncer de Pulmão

32 Câncer de Pulmão – Diagnóstico Inicial e Exame Clínico Minucioso
33 Tratamento Adjuvante para Câncer de Pulmão de não Pequenas Células Ressecado
34 Câncer de Pulmão de não Pequenas Células Avançado
35 Carcinoma de Pequenas Células do Pulmão

**PROBLEMA**

## 32 Câncer de Pulmão – Diagnóstico Inicial e Exame Clínico Minucioso

### Caso Clínico

Um paciente fumante e com estado geral razoável apresenta-se com tosse persistente. A broncoscopia revela tumor endobrônquico obstrutivo no lobo médio direito, a 1 cm da subcarina, confirmado pela biopsia como sendo um carcinoma de células escamosas. O estadiamento por tomografia computadorizada (TC) mostra colapso/consolidação no lobo médio distal direito para um tumor de 2,5 cm e vários linfonodos entre 1,5 e 2 cm no mediastino, nas posições N1 e N2. Não são visualizados nódulos metastáticos nos outros lobos do pulmão e não há metástases distantes.

**Quais são os estádios broncoscópico e radiológico desse tumor?**

**Quais são as implicações para o tratamento?**

### Fundamentos

**Quais são os estádios broncoscópico e radiológico desse tumor?**

O estadiamento preciso tem papel crítico na determinação da melhor terapia (Tabelas 32.1 e 32.2) para os pacientes com câncer de pulmão não pequenas células (CPNPC). Ele reflete a natureza e a extensão da doença e fornece informações prognósticas importantes. O tratamento preferido para CPNPC primário continua a ser a cirurgia, e a probabilidade de cura depende da extensão local do tumor primário e da presença de quaisquer metástases distantes.[1,2]

## Seção 6  Câncer de Pulmão

**Tabela 32.1  Estadiamento TNM de câncer de pulmão não pequenas células**

### Tumor primário (T)

| | |
|---|---|
| Tx | Tumor primário que não pode ser avaliado ou tumor confirmado pela presença de células malignas no escarro ou nos lavados brônquicos, mas não visualizado por investigação por imagens ou broncoscopia |
| T0 | Sem evidência de tumor primário |
| Tis | Carcinoma *in situ* |
| T1 | Tumor com menos de 3 cm em sua dimensão maior, circundado por pulmão ou pleura visceral, sem evidência broncoscópica de invasão mais proximal que o brônquio lobar |
| T2 | Tumor com qualquer uma das características de tamanho ou extensão a seguir:<br>• mais de 3 cm na maior dimensão<br>• compromete o brônquio principal em mais de 2 cm distais à carina<br>• invade a pleura visceral<br>• associado à atelectasia ou pneumonite obstrutiva que se estende para a região hilar, mas sem envolver todo o pulmão |
| T3 | Tumor de qualquer tamanho que invade diretamente: a parede do tórax (inclusive os tumores do sulco superior), o diafragma, a pleura mediastinal, o pericárdio parietal; ou tumor no brônquio principal a menos de 2 cm distais à carina, mas sem envolvimento da carina; ou tumor associado com atelectasia ou pneumonite obstrutiva de todo o pulmão |
| T4 | Tumor de qualquer tamanho que invade qualquer das estruturas a seguir: mediastino, coração, grandes vasos, traqueia, esôfago, vértebras, carina; ou tumor com derrame pleural ou pericárdico maligno, ou com nódulos tumorais satélites dentro do lobo ipsilateral do tumor primário do pulmão |

### Linfonodos regionais (N)

| | |
|---|---|
| Nx | Linfonodos regionais que não podem ser avaliados |
| N0 | Ausência de metástases em linfonodos regionais |
| N1 | Metástases para linfonodos peribrônquicos ipsilaterais e/ou hilares ipsilaterais e linfonodos intrapulmonares invadidos por extensão direta do tumor primário |
| N2 | Metástases para linfonodos ipsilaterais mediastinais e/ou subcarinais |
| N3 | Metástases para linfonodos mediastinais contralaterais, hilares contralaterais, escalenos ipsilaterais ou contralaterais |

### Metástases à distância (M)

| | |
|---|---|
| Mx | A presença de metástases à distância não pode ser avaliada |
| M0 | Ausência de metástases à distância |
| M1 | Presença de metástases à distância |

A broncoscopia é uma investigação tanto diagnóstica quanto de estadiamento, revelando, neste caso, um tumor T1. A TC é usada para definir a extensão da doença e determinar se o tumor primário é extirpável. A investigação por ressonância magnética (RM) do tórax não oferece melhora na precisão do estadiamento do tumor primário[3] e não é rotineiramente executada.

## Discussão

### Quais são as implicações para o tratamento?

A Figura 32.1 fornece um algoritmo para o tratamento do CPNPC.

| Tabela 32.2 | Estadiamento de câncer de pulmão não pequenas células |
|---|---|
| Estadiamento | TNM |
| 0 | Carcinoma *in situ* |
| IA | T1 N0 M0 |
| IB | T2 N0 M0 |
| IIA | T1 N1 M0 |
| IIB | T2 N1 M0 |
| | T3 N0 M0 |
| IIIA | T3 N1 M0 |
| | T1 N2 M0 |
| | T2 N2 M0 |
| | T3 N2 M0 |
| IIIB | T4 N0 M0 |
| | T4 N1 M0 |
| | T1 N3 M0 |
| | T2 N3 M0 |
| | T3 N3 M0 |
| | T4 N3 M0 |
| IV | Qualquer T Qualquer N M1 |

A lesão primária desse paciente é passível de lobectomia. Entretanto, ele apresenta linfonodos anormalmente aumentados nas posições N1 e N2, ou seja, doença em estádio IIIA radiológico. O estadiamento linfonodal é importante em pacientes com CPNPC, pois tem implicações importantes em termos de adequação do paciente à cirurgia curativa.[4] Os pacientes com doença em estádio IIIA com envolvimento de linfonodos N2 têm prognóstico pior, e a probabilidade de serem curados só com a cirurgia é muito pequena.[4,5] A taxa de sobrevida para doença N2 depende, entretanto, da descoberta ser radiológica, mediastinoscópica ou histológica, pós-operatória. Algumas estatísticas de sobrevida pós-operatória incluem pacientes em que a doença N2 não suspeita antes da cirurgia foi diagnosticada somente microscopicamente em alguns linfonodos N2 ressecados na operação. A sobrevida desses pacientes é nitidamente superior àquela da maioria dos pacientes com doença em estádio IIIA. Pacientes com doença positiva para linfonodos N3 não são candidatos à cirurgia curativa.[5]

A avaliação da doença linfonodal é difícil, pois linfonodos aumentados na radiografia de tórax ou na TC não implicam, necessariamente, em metástases linfonodais. A precisão da TC para o estadiamento linfonodal não é alta, com sensibilidade e especificidade de 60 a 65% e de 60 a 70%, respectivamente.[5] Os linfonodos podem estar aumentados em virtude de processos inflamatórios ou de outros processos benignos e, ao contrário, linfonodos de tamanho normal podem conter células malignas. No caso clínico, os linfonodos N1 e N2 aumentados podem ser resultado de acometimento maligno ou da inflamação relacionada à pneumonite obstrutiva.

A mediastinoscopia ou, ocasionalmente, a aspiração broncoscópica com agulha fina através da carina pode ser feita para se obter confirmação histológica ou citológica de acometimento intratorácico de linfonodos. A mediastinoscopia continua a ser o método mais preciso de estadiamento linfonodal, mas precisa ser associada a uma taxa pequena, embora importante, de morbi-

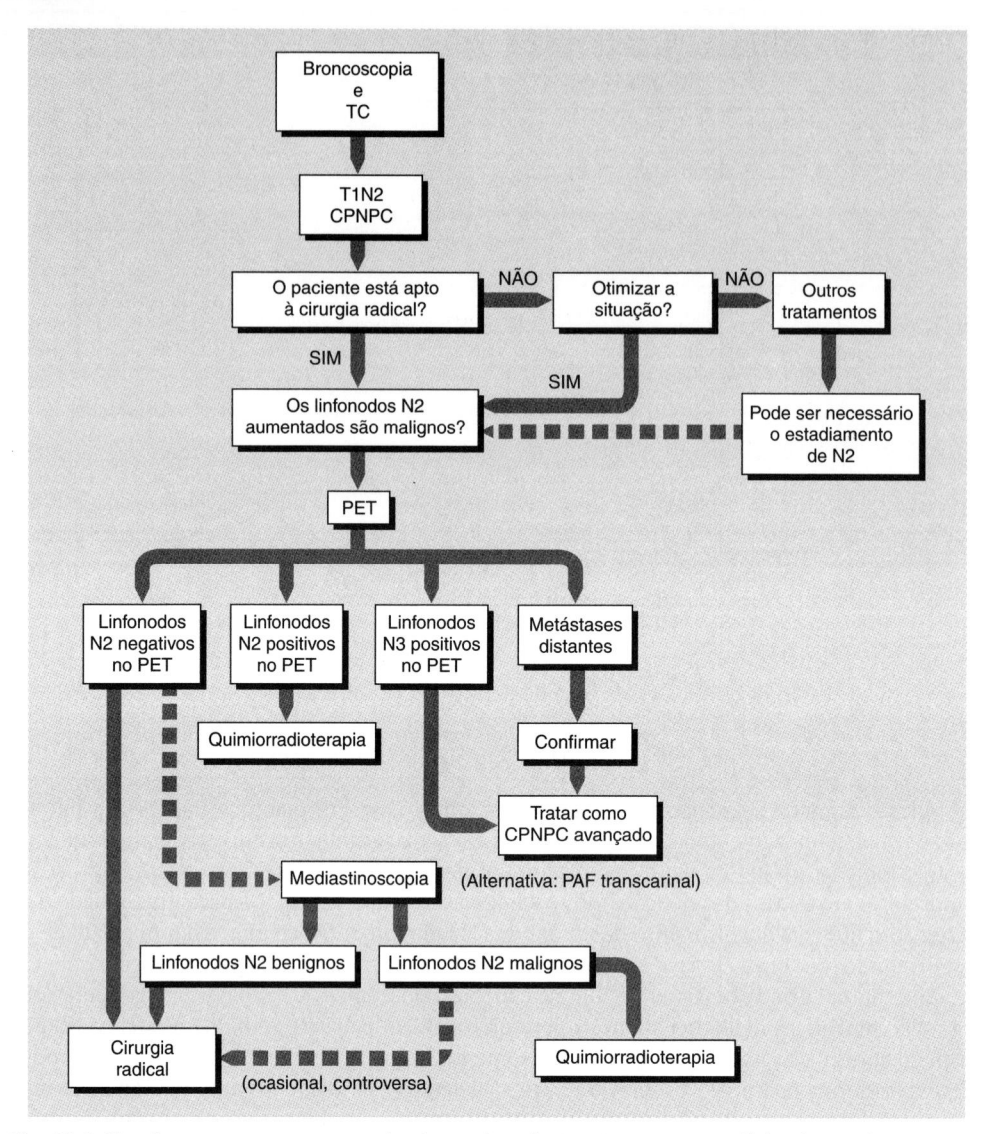

**Fig. 32.1** Algoritmo para o tratamento de câncer de pulmão não pequenas células (CPNPC). TC = Tomografia computadorizada; PET = tomografia com emissão de pósitron; PAF = punção com agulha fina.

dade e de mortalidade.[6-8] Alguns centros cirúrgicos oferecem o estadiamento e a cirurgia definitiva, ou seja, mediastinoscopia e exame de congelamento de linfonodos, prosseguindo para a toracotomia e a cirurgia definitiva se os linfonodos forem reativos, em vez de malignos.

Observa-se interesse cada vez maior no estadiamento não invasivo usando a tomografia com emissão de pósitron (PET) com o contraste 18-FDG ([18f] fluoro-2-desoxiglicose), que apresenta taxa mais alta de detecção de linfonodos mediastinais, assim como metástases extratorácicas.[8-10] Estudos demonstraram que o PET é coerentemente mais preciso que a TC para estadiamento de linfonodos do mediastino com valores prognósticos negativos superiores a 90%.[9] Já foi sugerido que, em alguns casos, a mediastinoscopia não é necessária se o mediastino se mostrar negativo na PET.[11] A incorporação da técnica PET no estadiamento convencional também beneficia cerca de 25% dos pacientes, ao detectar metástases extratorácicas não suspeitas em cerca de 10%.[10,12] O custo da PET pode ser compensado pela seleção mais apropriada de pacientes e evitando-se a cirurgia desnecessária.[13,14]

A PET tem, entretanto, algumas limitações. O contraste 18-FDG é absorvido pelos músculos e por áreas de inflamação ativa, o que pode levar a resultados falso-positivos. Além disso, essa técnica não localiza facilmente as anormalidades, sendo necessária a correlação com a TC. A integração PET-TC demonstrou ser superior em determinar o estádio do CPNPC, em comparação com outras modalidades radiológicas.[15] Entretanto, essa combinação PET-TC nem sempre está disponível. Se, no caso clínico, a investigação por PET não revelar metástases distantes, é provável que a mediastinoscopia e o estadiamento patológico dos linfonodos sejam indicados, pois a única contraindicação radiológica para a cirurgia potencialmente curativa é a presença de "linfonodos radiologicamente anormais".

Se a avaliação clínica ou a PET sugerirem doença metastática não revelada na TC de estadiamento, então testes complementares específicos ao local, como a cintilografia óssea e a TC/RM do cérebro, poderão ser úteis. Entretanto, esses testes não são, de modo geral, indicados em pacientes assintomáticos. Alguns centros, porém, estão adotando a prática de TC do cérebro para adenocarcinoma do pulmão antes da ressecção, por causa da taxa relativamente alta de metástases cerebrais não suspeitas nesse subgrupo de pacientes. Outros defendem que os pacientes com linfonodos N2 devem ser submetidos ao ultrassom da área supraclavicular e PAF de quaisquer nódulos assim revelados, pois isso leva a um resultado positivo em um subgrupo de pacientes para os quais a cirurgia radical não será, portanto, apropriada.

Por fim, também devemos levar em consideração a adequação do paciente à cirurgia. Pacientes com índice de desempenho insatisfatório e aqueles com história de perda de peso acentuada têm mais probabilidade de ter doença avançada e deverão ser estadiados com cuidados especiais. Muitos portadores de CPNPC apresentam doença obstrutiva crônica coexistente associada ao tabagismo e/ou doença cardiovascular aterosclerótica, de modo que a avaliação pré-operatória cuidadosa da função pulmonar e dos fatores de risco cardiovascular desses pacientes é necessária.[1,2]

## Conclusão

A cirurgia continua a ser o tratamento preferido para o CPNPC precoce. Nesse caso, a decisão sobre se o paciente deve ser submetido à cirurgia ou não dependerá dos linfonodos N2, dilatados na TC, se mostrarem malignos ou não.

## Leituras Complementares

1. British Thoracic Society; Society of Cardiothoracic Surgeons of Great Britain and Ireland Working Party. Guidelines on the selection of patients with lung cancer for surgery. *Thorax* 2001; **56**: 89-108.
2. Beckles MA, Spiro SG, Colice GL, Rudd RM. The physiologic evaluation of patients with lung cancer being considered for resectional surgery. *Chest* 2003; **123**: 105-14.
3. Webb WR, Gatsonis C, Zerhouni EA, Heelan RT, Glazer GM, Francis IR, McNeil BJ. CT and MR imaging in non small cell bronchogenic carcinoma: report of the radiologic Diagnostic Oncologic Group. *Radiology* 1991; **178**: 705-13.

4. Mountain CF, Dresler CM. Regional lymph node classification for lung cancer staging. *Chest* 1997; **111**: 1718-23.
5. McLoud TC, Bourgoin PM, Greenberg RW, Kosiuk JP, Templeton PA, Shepard JA, Moore EH, Wain JC, Mathisen DJ, Grillo HC. Bronchogenic carcinoma: analysis of staging in the mediastinum with CT by correlative lymph node mapping and sampling. *Radiology* 1992; **182**: 319-23.
6. Hammoud ZT, Anderson RC, Meyers BF, Guthrie TJ, Roper CL, Cooper JD, Patterson GA. The current role of mediastinoscopy in the evaluation of thoracic disease. *J Thorac Cardiovasc Surg* 1999; **118**: 894-9.
7. Schimmer C, Neukam K, Elert O. Staging of non small cell lung cancer; clinical value of positron emission tomography and mediastinoscopy. *Interact Cardiovasc Thorac Surg* 2006; **5**: 418-23.
8. Kelly RF, Tran T, Holmstrom A, Murar 1, Sequrola RJ Jr. Accuracy and cost-effectiveness of [I8fl-2-fluoro-deoxy-D-glucose-positron emission tomography scan in potentially resectable non-small cell lung cancer. *Chest* 2004; **125**: 1413-23.
9. Toloza EM, Harpole L, McCrory DC. Noninvasive staging of non-small-cell lung cancer: a review of the current evidence. *Chest* 2003; **123**: 137-46.
10. Reed CE, Harpole DH, Posther KE, Woolson SL, Downey RJ, Meyers BF, Heelan RT, MacApinlac HA, Jung SH, Silvestri GA, Siegel BA, Rusch VW; American College of Surgeons Oncology Group Z0050 trial. Results of American College of Surgeons Oncology Group Z0050 Trial: The utility of positron emission tomography in staging potentially operable non-small cell lung cancer. *J Thorac Cardiovasc Surg* 2003; **126**: 1943-51.
11. Kernstine KH, Mclaughlin KA, Menda Y, Rossi NP, Kahn DJ, Bushnell DL, Graham MM, Brown CK, Madsen MT. Can FDG-PET reduce the need for mediastinoscopy in potentially resectable nonsmall cell lung cancer? *Ann Thorac Surg* 2002; **73**: 394-402.
12. Pieterman RM, Van Putten JWG, Meuzelaar JJ, Mooyaart EL, Vaalburg W, Koëter GH, Fidler V, Pruim J, Groen HJ. Preoperative staging of non-small cell lung cancer with positron-emission tomography. *N Engl J Med* 2000; **343**: 254-61.
13. Verboom P, Tinteren HV, Hoekstra OS, Smit EF, van den Bergh JH, Schreurs AJ, Stallaert RA, van Velthoven PC, Comans EF, Diepenhorst FW, van Mourik JC, Postmus PE, Boers M, Grijseels EW, Teule GJ, Uyl-de Groot CA; PLUS study group. Cost-effectiveness of FDG-PET in staging non-small cell lung cancer: the PLUS study. *Eur J Nucl Med Mol Imaging* 2003; **30**: 1444-9.
14. Dietlein M, Weber K, Gandjour A, Moka D, Theissen P, Lauterbach KW, Schicha H. Cost-effectiveness of FDG-PET for the management of potentially operable non-small cell lung cancer: priority for a PET-based strategy after nodal-negative CT results. *Eur I Nucl Med* 2000; **27**: 1598-609.
15. Lardinois D, Weder W, Hany TF, Kamel EM, Korom S, Seifert B, von Schulthess GK, Steinert HC. Staging on non-small-cell lung cancer with integrated positron-emission tomography and computed tomography. *N Engl J Med* 2003; **348**: 2500-7.

# PROBLEMA

## 33 Tratamento Adjuvante para Câncer de Pulmão de não Pequenas Células Ressecado

### Caso Clínico

Um paciente de 69 anos é encaminhado por um cirurgião torácico após ressecção completa de carcinoma de células escamosas T2 N1 do pulmão. As margens da ressecção estão livres.

**Quais estudos clínicos formam a base de evidências para a quimioterapia adjuvante nessa situação?**

**Quais fatores você consideraria ao decidir fazer a quimioterapia adjuvante para esse paciente?**

**O que você dirá ao paciente?**

**Caso você e o paciente decidam que a quimioterapia deverá ser aplicada, qual(is) regime(s) e duração você escolheria e por que?**

### Fundamentos

**Quais estudos clínicos formam a base de evidências para a quimioterapia adjuvante nessa situação?**

Em 1995, uma metanálise de dados atualizados de 52 estudos clínicos randomizados (1.394 pacientes) indicou que a quimioterapia adjuvante em câncer de pulmão não pequenas células (CPNPC) de estádio IB, II e IIIA ressecado não melhorou significativamente a sobrevida geral. Observou-se, porém, uma tendência a favor dos regimes de quimioterapia que incluíam cisplatina. Essa análise levou ao desenvolvimento de vários estudos clínicos subsequentes sobre quimioterapia adjuvante com seleção mais aprimorada de pacientes e regimes medicamentosos mais refinados.

O estudo denominado *International Adjuvant Lung Cancer Trial* (IALT) mostrou que a quimioterapia adjuvante à base de cisplatina melhorou a sobrevida sem a doença em 5,1% e a sobrevida geral em 4,1% aos 5 anos. O IALT incluiu 1.867 pacientes e investigou a doença em estádio IA-IIIA, comparando 3 ou 4 ciclos da quimioterapia adjuvante com a cisplatina combinada com ou etoposida ou vinorrelbina, vimblastina ou vindesina contra a observação.[1] O estudo clínico JBR.10 do *National Cancer Institute of Canada* (NCIC) mostrou melhora de 15% na sobrevida geral no grupo tratado com a quimioterapia, em 5 anos. Esse estudo incluiu 482 pacientes e investigou a doença em estádio IB-II, comparando 4 ciclos de uma combinação de vinorrelbina e de cisplatina contra a observação.[2] O estudo da *Adjuvant Navelbine International Trialist Association* (ANITA) (incluindo 840 pacientes e novamente comparando uma combinação de vinorrelbina e de cisplatina contra a observação em pacientes com doença em estádio IB-IIIA) mostrou melhora na sobrevida geral de 8,6 em 5 anos, mantida em 7 anos.[3]

Por outro lado, os relatórios iniciais do estudo clínico 9633 do *Cancer and Leukaemia Group B* (CALGB) indicaram melhora acentuada de 12% na sobrevida geral, mas a atualização de 2006 mostrou apenas uma tendência não significativa a favor do tratamento, em 5 anos. O estudo envolveu 344 pacientes só com doença em estádio IB e comparou 4 ciclos da combinação de paclitaxel e carboplatina contra a observação. O estudo denominado *Adjuvant Lung Cancer Project Italy* (ALPI) também não encontrou diferença significativa entre a quimioterapia adjuvante à base de cisplatina e a observação em pacientes com CPNPC totalmente extirpado.

Entretanto, a metanálise denominada *Lung Adjuvant Cisplatin Evaluation* (LACE) concluiu pela presença de benefício da quimioterapia à base de cisplatina – da ordem de 5%. Mantendo os resultados atualizados do estudo CALGB, a metanálise LACE falhou em comprovar esse benefício em pacientes em estádio IB.[4]

## Discussão

### Quais fatores você consideraria ao decidir fazer a quimioterapia adjuvante para esse paciente?

A principal abordagem terapêutica curativa para CPNPC IA-IIB é a cirurgia. A base lógica para o uso da terapia sistêmica em CPNPC completamente ressecado se baseia, primeiro, no conhecimento de que a doença metastática distante é a principal causa de morte para a maioria dos pacientes com CPNPC em estádio precoce e, segundo, na evidência de que a descoberta de micrometástases na cirurgia corresponde a sobrevida reduzida.[5]

Deve-se mencionar que a toxicidade secundária à quimioterapia é importante (no estudo IALT houve 23% de risco de toxicidade de grau 4, principalmente neutropenia, e 0,8% de risco de morte associada ao tratamento[2]). Deve-se também considerar se vale a pena correr esse risco clínico por melhoras muito pequenas na sobrevida. Os portadores de câncer do pulmão frequentemente apresentam comorbidades, que deverão ser consideradas ao se decidir sobre a capacidade do paciente em tolerar um regime de quimioterapia em especial. Presumivelmente, o paciente do caso clínico é um homem relativamente apto, com boas reservas fisiológicas, pois já foi submetido à cirurgia antes. A avaliação física deverá ser feita para garantir que a recuperação pós-operatória foi totalmente obtida e que seu índice de desempenho é suficientemente bom para tolerar a quimioterapia (0-2).

Mais de 50% dos portadores de câncer de pulmão são diagnosticados aos 65 anos de idade ou posteriormente. Os pacientes incluídos nos estudos clínicos adjuvantes mencionados anteriormente não eram representativos dessa faixa etária; a idade média dos pacientes no estudo ANITA foi de 59 anos[3] e no estudo CALGB de 61 anos. Pacientes mais idosos podem não tolerar o tratamento como os mais jovens, por causa da função orgânica reduzida e do aumento das comorbidades associadas ao envelhecimento (veja referências nos Capítulos 9 e 38). Os pacientes mais idosos provavelmente não completarão um curso inteiro de quimioterapia. Entretanto, mesmo com doses reduzidas, foi observado um benefício à sobrevida oferecido pela quimioterapia adjuvante à base de cisplatina.[3]

### O que você dirá ao paciente?

É importante que o paciente compreenda que ele pode ter sido curado pela cirurgia. Entretanto, portadores de CPNPC têm risco elevado de recorrência da doença, e isso geralmente ocorre em áreas distantes do local do tumor primário. Uma das maneiras de se reduzir o risco de recorrência é a quimioterapia adjuvante. Esse paciente está no grupo que pode se beneficiar dessa quimioterapia. Entretanto, é preciso deixar claro que essa terapia não elimina o risco de recorrência e que existem também toxicidades mais significativas associadas à quimioterapia.

Uma análise recente sugeriu que os níveis de expressão do gene ERCC1 no tumor podem ajudar a prognosticar quais pacientes serão provavelmente beneficiados, mas isso não é feito rotineiramente na prática médica.[6] É possível que em um futuro não muito distante esse tipo de discussão seja mais bem feita, pelo conhecimento da patologia molecular do tumor e de sua relação para se beneficiar da terapia adjuvante.

## Caso você e o paciente decidam que a quimioterapia deverá ser aplicada, qual(is) regime(s) e duração você escolheria e por que?

Uma vez que os três estudos clínicos anteriormente mencionados, mostraram vantagem considerável à sobrevida propiciada pela quimioterapia adjuvante usando vinorrelbina e cisplatina, essa é a combinação que nós recomendaríamos. Parece que 4 ciclos de quimioterapia adjuvante são suficientes. O exame detalhado dos dados do estudo ANITA mostra que a maioria dos pacientes não recebeu a quimioterapia como planejado, resultando em intensidade dose reduzida (e mesmo assim houve benefício à sobrevida).[3] A questão sobre a intensidade ideal de dose permanece, assim, razoavelmente em aberto.

## Conclusão

Estudos clínicos recentes sugerem que a quimioterapia à base de cisplatina melhora a sobrevida geral de pacientes com CPNPC ressecado em cerca de 5%, quando aplicada como tratamento adjuvante. Isso pode ser discutido com o paciente, desde que ele tenha se recuperado satisfatoriamente da cirurgia e esteja clinicamente apto para a quimioterapia.

## Leituras Complementares

1. Arriagada R, Bergman B, Dunant A, Le Chevalier T, Pignon JP, Vansteenkiste J; International Adjuvant Lung Cancer Trial Collaborative Group. Cisplatin-based adjuvant chemotherapy in patients with completely resected non-small-cell lung cancer. *N Engl J Med* 2004; **350**: 351-60.

2. Winton T, Livingston R, Johnson D, Rigas J, Johnston M, Butts C, Cormier Y, Goss G, Inculet R, Vallieres E, Fry W, Bethune I), Ayoub J, Ding K, Seymour L, Graham B, Tsao MS, Gandara D, Kesler K, Demmy T, Shepherd F; National Cancer Institute of Canada Clinical Trials Group; National Cancer Institute of the United States Intergroup JBR.10 Trial Investigators. Vinorelbine plus cisplatin vs. observation in resected non-small-cell lung cancer. *N Engl J Med* 2005; **352**: 2589-97.

3. Douillard JY, Rosell R, De Lena M, Carpagnano F, Ramlau R, Gonzales-Larriba JL, Grodzki T, Pereira JR, Le Groumellec A, Lorusso V, Clary C, Torres AJ, Dahabreh J, Souquet PJ, Astudillo J, Fournel P, Artal-Cortes A, Jassem J, Koubkova L, His P, Riggi M, Hurteloup P. Adjuvant vinorelbine plus cisplatin versus observation in patients with completely resected stage IB-IIIA non-small-cell lung cancer (Adjuvant Navelbine International Trialist Association [ANITA] ): a randomised controlled trial. *Lancet Oncol* 2006; **7**: 719-27.

4. Pignon JP, Tribodet H, Scagliotti GV, *et al.* Lung Adjuvant Cisplatin Evaluation (LACE): A pooled analysis of five randomized clinical trials including 4,584 patients. *J Clin* Oncol 2006; **24**(Suppl 18S) (abstract 7008).

5. Passlick B, Kubuschok B, Izbicki JR, Thetter O, Pantel K. Isolated tumor cells in bone marrow predict reduced survival in node-negative non-small cell lung cancer. *Ann Thoracic Surg* 1999; **68**: 2053-8.

6. Olaussen KA, Dunant A, Fouret P, Brambilla E, Andre F, Haddad V, Taranchon E, Filipits M, Pirker R, Popper HH, Stahel R, Sabatier L, Pignon JP, Tursz T, Le Chevalier T, Soria JC; IALT Bio Investigators. DNA repair by ERCCI in non-small-cell lung cancer and cisplatin-based adjuvant therapy. *N Engl J Med* 2006; **355**: 983-91.

PROBLEMA

# 34 Câncer de Pulmão de não Pequenas Células Avançado

## Caso Clínico

Uma paciente de 54 anos com câncer de pulmão não pequenas células (CPNPC) estadiado como T4 N2 M1 (metástases de pulmão) chega para consulta. Com a história clínica detalhada, você decide que ela tem índice de desempenho = 1.

**Qual é o prognóstico de sobrevida para esse tipo de paciente?**

**Quais opções terapêuticas você discutiria com ela?**

**Se vocês chegarem à decisão de tentar a quimioterapia, quais regimes você escolheria e quais evidências serviriam de base para essa escolha?**

Os exames por imagens ao final do tratamento mostram resposta parcial satisfatória, mas 3 meses mais tarde a TC mostra progressão sintomática na lesão primária (T4). O índice de desempenho da paciente permanece muito bom.

**Como você abordaria agora o tratamento?**

## Fundamentos

### Qual é o prognóstico de sobrevida para esse tipo de paciente?

Com raras exceções, os portadores de CPNPC avançado vão a óbito por causa da doença. A sobrevida geral média varia de menos de 6 meses para pacientes com índice de desempenho insatisfatório a 2 anos para pacientes em melhores condições físicas com doença IIIB. A proporção de pacientes vivos 1 ano após o diagnóstico aumentou ligeiramente na última década, com cerca de um terço deles com doença IIIB ou IV ainda vivos após 1 ano e entre 10 a 21% vivos 2 anos após o diagnóstico. O fator prognóstico mais importante é o índice de desempenho. Pacientes

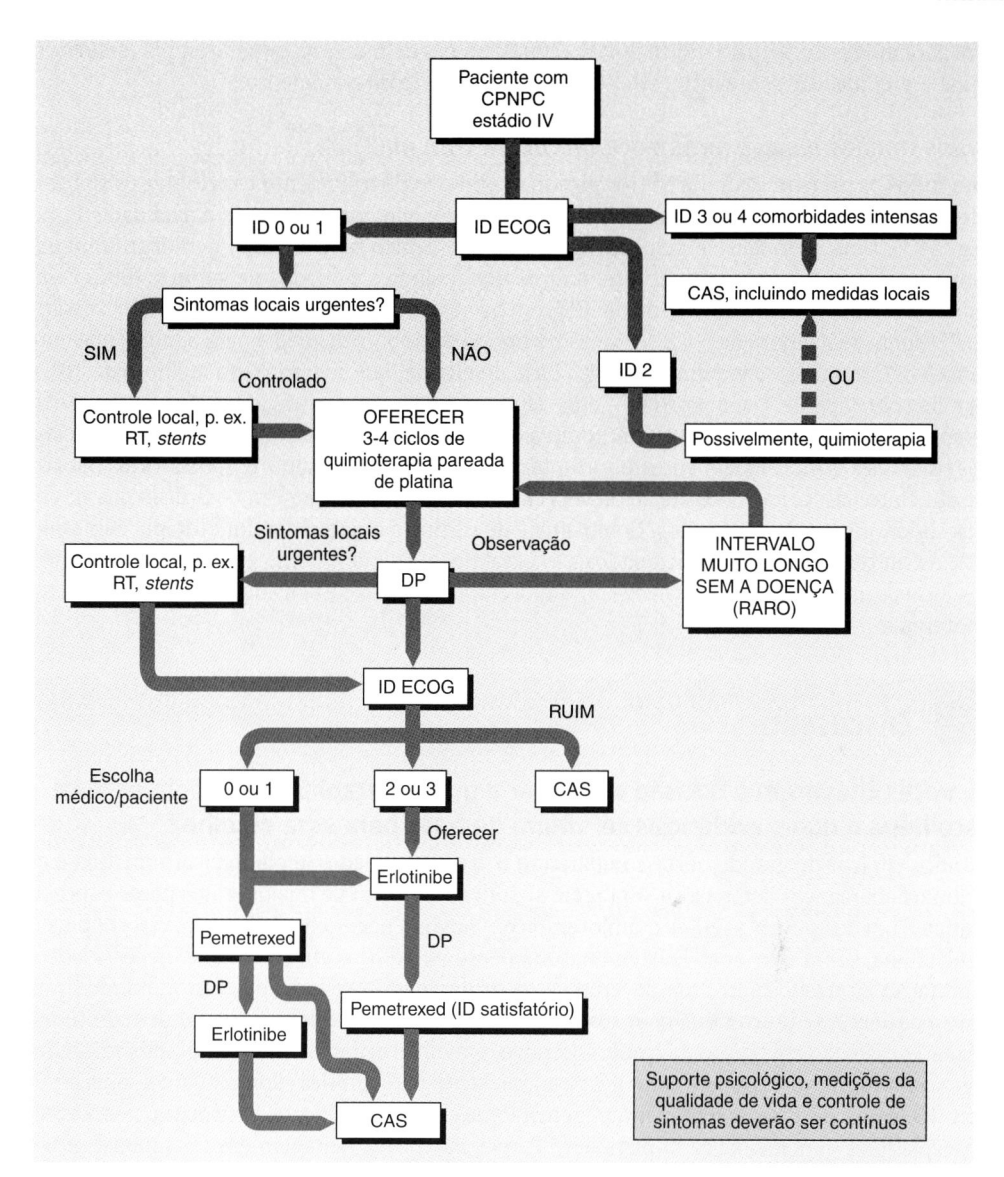

## Problema 34 Câncer de Pulmão de não Pequenas Células Avançado

**Fig. 34.1** Algoritmo para tratamento de pacientes com câncer de pulmão não pequenas células (CPNPC). ECOG = *Eastern Cooperative Oncology Group;* ID = índice de desempenho; CAS = cuidados ativos de suporte; DP = doença progressiva; RT = radioterapia.

com CPNPC avançado e comprometidos pela doença têm sobrevida muito pior em comparação com aqueles menos comprometidos. Esse contraste total foi documentado pela primeira vez por Finkelstein *et al.* em uma análise marcante de 893 pacientes com CPNPC em estádio IV. Nesse estudo, a taxa de sobrevida de 1 ano foi de 36% para pacientes com índice zero de desempenho,

16% para índice 1 e 9% para índice 2 ($P < 0,001$). Na era da moderna quimioterapia, esse índice ainda é preditivo de sobrevida, assim como da toxicidade do tratamento.[1,2]

### Quais opções terapêuticas você discutiria com ela?

Para todos os pacientes com CPNPC avançado, o objetivo do tratamento é melhorar os sintomas e retardar a progressão da doença ao mesmo tempo em que procura manter a qualidade de vida (Fig. 34.1). Uma metanálise e pelo menos um estudo clínico randomizado demonstraram uma vantagem modesta, embora marcante, a favor dos melhores cuidados de suporte (BSC) com a quimioterapia, em comparação só com BSC em pacientes com índice de desempenho satisfatório.[3,4] Espera-se melhora de 6 a 8 semanas no tempo de sobrevida média para aqueles pacientes com CPNPC tratados com quimioterapia à base de platina, que se traduz em melhora de 10% na taxa de sobrevida de 1 ano. Portanto, a paciente de 54 anos do caso-clínico com índice de desempenho = 1 deverá receber quimioterapia combinada com explicação clara dos benefícios e dos riscos associados. Igualmente importantes são os cuidados de suporte satisfatórios para tratar dos sintomas, como a obstrução da veia cava superior, a hemoptise, a obstrução das vias aéreas superiores e a dor nos ossos. Como a taxa de resposta objetiva à quimioterapia é inferior a 50%, os sintomas como os mencionados são geralmente tratados como emergência, com medidas locais como endopróteses (*stents*) ou radioterapia antes de se considerar a aplicação de quimioterapia.

## Discussão

### Se vocês chegarem à decisão de tentar a quimioterapia, quais regimes você escolheria e quais evidências serviriam de base para essa escolha?

Estudos clínicos de grande porte comparando o regime pareado de platina (carboplatina e cisplatina) falharam em demonstrar vantagem significativa de um de qualquer dos pares contendo platina e um dos outros agentes quimioterápicos "novos", por exemplo, taxano, vinorrelbina ou gencitabina, sobre outro par. Existem, naturalmente, diferenças em toxicidade, necessidade de hidratação intravenosa etc. que deverão ser considerados ao se individualizar a quimioterapia para a paciente. Se houver qualquer suspeita de que um paciente possa precisar de radioterapia urgente, caso não haja resposta à quimioterapia, é melhor evitar agentes radiossensíveis, como a gencitabina, os quais podem complicar a administração. Na prática clínica atual os pares aceitáveis incluem: paclitaxel/carboplatina, gencitabina/cisplatina, docetaxel/cisplatina, vinorrelbina/cisplatina e gencitabina/carboplatina.[2,5,6] Parece não haver vantagem em se administrar 6 ciclos de quimioterapia combinada, em comparação com 3 a 4 ciclos.[7]

Observa-se resposta parcial satisfatória ao final do tratamento, mas 3 meses depois a TC mostra progressão assintomática na lesão primária (T4). O índice de desempenho da paciente permanece muito bom.

### Como você abordaria agora o tratamento?

As opções terapêuticas na recorrência do CPNPC após a quimioterapia de primeira linha são os cuidados ativos de suporte (CAS) com ou sem quimioterapia de segunda linha ou inibidor do receptor do fator de crescimento epidérmico (RFCE) (Fig. 34.1). Os tratamentos sistêmicos realmente conferem algumas vantagens de sobrevida e podem melhorar a qualidade de vida. Entretanto, as taxas de resposta objetiva são ainda mais modestas que aquelas da quimioterapia de primeira linha. Portanto, é essencial saber se a lesão primária progressiva parece causar sintomas, como a compressão brônquica iminente. Nesse caso, o foco do tratamento deverá ser o controle desse processo, por exemplo com radioterapia ou inserção de *stents*, antes de se considerar o tratamento sistêmico.

Shepherd *et al.* primeiro demonstraram, com docetaxel, que a quimioterapia de segunda linha pode melhorar os resultados em pacientes anteriormente tratados com cisplatina.[8] Mais recentemente, um estudo com mais de 500 pacientes portadores de doença avançada demonstrou que o uso de pemetrexed, um antifolato de múltiplos alvos, resultou em eficácia similar à do docetaxel, mas com menos toxicidade.[9] Nesse estudo, o tempo de sobrevida média foi de 8,3 meses no braço tratado com pemetrexed e de 7,9 meses no braço tratado com docetaxel, com similaridade nas taxas de resposta objetiva, na sobrevida sem a doença e no tempo para a progressão da doença. Não há evidência de que a combinação de drogas citotóxicas no tratamento de segunda linha confira qualquer benefício complementar.

O estudo BR.21 foi um estudo clínico de fase III de erlotinibe em pacientes com progressão da doença após a quimioterapia padrão de primeira linha e/ou de segunda linha. Um total de 731 pacientes foi distribuído aleatoriamente, na proporção de 2:1, para receber 150 mg de erlotinibe, diariamente, ou placebo. O parâmetro final primário era a sobrevida geral. A taxa de resposta foi de 8,9% no grupo tratado com erlotinibe e menos de 1% no grupo de placebo ($P < 0,001$). A sobrevida geral foi de 6,7 meses e de 4,7 meses, respectivamente ($P < 0,001$) a favor de erlotinibe. Esse estudo clínico incluiu pacientes com índice de desempenho muito pior que aquele dos estudos clínicos de segunda linha com agentes citotóxicos.[10]

Portanto, hoje já existe a opção por agentes de segunda linha e possivelmente até de terceira linha para nossa paciente. Embora as chances de resposta ao erlotinibe sejam muito maiores em pacientes cujo câncer carregue mutações na via do RFCE, a modelação estatística do estudo BR.21 indica que mesmo os pacientes sem mutações detectáveis podem se beneficiar do erlotinibe. A verificação das mutações não entrou ainda na prática médica de rotina para fins de seleção para tratamento, embora isso pareça iminente. Na falta de verificação prognóstica de mutações, a escolha imediata entre pemetrexed e erlotinibe depende da preferência da paciente e da presença de fatores clínicos associados à resposta ao erlotinibe, como sexo feminino, ausência de história de tabagismo e histologia para adenocarcinoma.

## Conclusão

O prognóstico e as perspectivas de sobrevida a longo prazo dessa paciente são ruins e, portanto, o tratamento sintomático é o mais importante. A quimioterapia realmente confere uma vantagem modesta de sobrevida, mas os benefícios relativamente pequenos devem ser obrigatoriamente discutidos com o paciente.

## Leituras Complementares

1. Finkelstein DM, Ettinger DS, Ruckdeschel JC. Long-term survivors in metastatic non-small cell lung cancer: an Eastern Cooperative Oncology Group study. *J Clin Oncol* 1986; **4**: 702-9.
2. Schiller JH, Harrington D, Belani CP, Langer C, Sandler A, Krook J, Zhu J, Johnson DH; Eastern Cooperative Oncology Group. Comparison of four chemotherapy regimens for advanced non-small-cell lung cancer. *N Engl J Med* 2002; **346**: 92-8.
3. Non-Small Cell Collaborative Group. Chemotherapy in non-small cell lung cancer: a meta analysis using updated data on individual patients from 52 randomized clinical trials. *BMJ* 1995; **311**: 899-909.

4. Stephens RJ, Fairlamb D, Gower N, Maslove L, Milroy R, Napp V, Peake MD, Rudd RM, Spiro S, Thorpe H, Waller D; on behalf of all participants, CRC and UCL Cancer Trials Centre, London, UK. The Big Lung Trial (BLT): determining the value of cisplatin-based chemotherapy for all patients with non-small cell lung cancer: preliminary results in the supportive care setting. *Proc Am Soc Clin Oncol* 2002; **21**: 291a (Abstract 1161).
5. Fossella F, Pereira JR, von Pawel J, Pluzanska A, Gorbounova V, Kaukel E, Mattson KV, Ramlau R, Szczesna A, Fidias P, Millward M, Belani CP. Randomized, multinational, phase III study of docetaxel plus platinum combinations versus vinorelbine plus cisplatin for advanced non-small-cell lung cancer: the TAX 326 Study Group. *J Clin Oncol* 2003; **21**: 3016-24.
6. Danson S, Middleton MR, O'Byrne KJ, Clemons M, Ranson M, Hassan J, Anderson H, Burt PA, Fairve-Finn C, Stout R, Dowd 1, Ashcroft L, Beresford C, Thatcher N. Phase III trial of gemcitabine and carboplatin versus mitomycin, ifosfamide, and cisplatin or mitomycin, vinblastine, and cisplatin in patients with advanced nonsmall cell lung carcinoma. *Cancer* 2003; **98**: 542-53.
7. Smith IE, O'Brien ME, Talbot DC, Nicolson MC, Mansi IL, Hickish TF, Norton A, Ashley S. Duration of chemotherapy in advanced non-small-cell lung cancer: a randomized trial of three versus six courses of mitomycin, vinblastine, and cisplatin. *J Clin Oncol* 2001; **19**: 1336-43.
8. Shepherd FA, Dancey J, Ramlau R, Mattson K, Gralla R, O'Rourke M, Levitan N, Gressot L, Vincent M, Burkes R, Coughlin S, Kim Y, Berille I. Prospective randomized trial of docetaxel versus best supportive care in patients with non-small-cell lung cancer previously treated with platinum-based chemotherapy. *J Clin Oncol* 2000; **18**: 2095-103.
9. Hanna N, Shepherd FA, Fossella FV, Pereira JR, De Marinis F, von Pawel J, Gatzemeier U, Tsao TC, Pless M, Muller T, Lim HL, Desch C, Szondy K, Gervais R, Shaharyar, Manegold C, Paul S, Paoletti P, Einhorn L, Bunn PA Jr. Randomized phase III trial of pemetrexed versus docetaxel in patients with non-small-cell lung cancer previously treated with chemotherapy. *J Clin Oncol* 2004; **22**: 1589-97.
10. Shepherd FA, Pereira JR, Ciuleanu T, *et al*. Erlotinib in previously treated non-small-cell lung cancer. *N Engl J Med* 2005; **353**: 123-32.

# PROBLEMA

## 35 Carcinoma de Pequenas Células do Pulmão

### Caso Clínico

Um ex-fumante de 65 anos apresenta-se com massa no lobo superior do pulmão direito e linfonodos hilares homolaterais aumentados, revelados pela tomografia computadorizada. O estadiamento radiológico completo não revela outras metástases. A broncoscopia mostra que ele tem uma anormalidade endobrônquica no brônquio do lobo superior direito que, na biopsia, mostra ser um câncer de pulmão de pequenas células (CPPC).

**Como você estadiaria esse câncer?**

**Quais fatores influenciam o prognóstico nessa doença?**

**Se esse paciente não apresentar fatores prognósticos adversos, qual(is) tratamento(s) você recomendaria e qual seria a sua base de evidência?**

**Quais são as taxas de sobrevida de 2 e de 5 anos para pacientes como esse, que recebem o melhor tratamento disponível?**

### Fundamentos

**Como você estadiaria esse câncer?**

De acordo com o estadiamento do *Veterans' Administration Lung Cancer Study Group,* a doença desse paciente é limitada, definida como tumor confinado a um hemitórax e/ou que pode ser abrangido dentro de um campo de radioterapia.[1] O CPPC é uma forma agressiva de câncer de pulmão frequentemente disseminado na apresentação. Mesmo onde o estadiamento radiológico é negativo para metástases, as micrometástases disseminadas estão sempre presentes. Portanto, diferenças menores no estadiamento do tumor não alteram o prognóstico. Tendo isso em mente, há somente dois grupamentos amplos de classificação no uso clínico: a doença limitada ou a doença extensa. As decisões sobre o tratamento se baseiam na distinção entre uma e outra e em outros fatores prognósticos (veja a seguir).

A definição de doença limitada implica em algumas variações. As características complementares que podem ainda permitir que o paciente seja estadiado como tendo doença limitada incluem derrame pleural homolateral, paralisia recorrente do nervo laríngeo esquerdo e obstrução da veia cava superior. A doença extensa, como o próprio nome indica, envolve a doença além do que é definido para doença limitada. A doença extensa inclui pacientes com derrames pleurais bilaterais, derrames pericárdicos e doença metastática, cujos locais mais comuns são: fígado, glândulas suprarrenais, ossos e cérebro.

**Quais fatores influenciam o prognóstico nessa doença?**

Assim como o grupamento do estadiamento, o índice de desempenho, o sexo e as variáveis bioquímicas afetam o prognóstico. Como seria de se esperar, os pacientes com doença limitada, bom índice de desempenho (0-1) e variáveis bioquímicas normais apresentam sobrevida maior, e o prognóstico é melhor para as mulheres.

O *Manchester Prognostic Escore*,[2] um sistema de classificação de prognóstico, é usado na prática clínica e consiste em cinco pontos:

- Índice de desempenho 2 ou pior = +1.
- Doença extensa = +1.
- Sódio abaixo do limite inferior do normal = +1.
- Fosfatase alcalina > 1,5 × limite superior do normal = +1.
- Desidrogenase lática > limite superior do normal = +1.

Um paciente pode ser avaliado como tendo prognóstico bom, intermediário ou ruim com base em um escore de 0-1, 2-3 e 4-5, respectivamente.

## Discussão

### Se esse paciente não apresentar fatores prognósticos adversos, qual(is) tratamento(s) você recomendaria e qual seria a sua base de evidência?

Na ausência de fatores prognósticos adversos e comorbidade significativa, o melhor tratamento para a doença limitada deverá incluir uma combinação de quimioterapia e de radioterapia. O CPPC é um tumor inicialmente sensível à quimioterapia e geralmente disseminado e, portanto, a quimioterapia é a primeira linha de tratamento. Na doença limitada, ela pode induzir respostas na maioria dos pacientes e respostas completas em cerca de 50 a 75% dos pacientes. Apesar de as respostas iniciais excelentes à quimioterapia serem comuns, a cura a longo prazo é rara, e as recorrências geralmente se mostram resistentes ao tratamento, daí a adição de radioterapia. O tratamento combinado com cisplatina e etoposida (PE) é considerado como a opção padrão para pacientes com índice de desempenho satisfatório (0-1). A cisplatina é uma droga nefrotóxica e exige hidratação intravenosa substancial; por isso é essencial que os pacientes tenham função renal adequada (taxa de filtração glomerular > 60 mL/min) e que não haja história de insuficiência cardíaca. Essa é uma questão prática para pacientes com CPPC que, com frequência, apresentam doença cardiovascular como resultado de tabagismo de longa data. Outros efeitos colaterais comuns da cisplatina são as náuseas e o vômito, a neuropatia periférica e a deterioração renal de $K^+$ e de $Mg^{2+}$. Esse regime também pode causar mielossupressão com sepse neutropênica, mucosite, diarreia e alopecia.

Quando a carboplatina é substituída por cisplatina os resultados são marginalmente inferiores. Entretanto, a carboplatina oferece a vantagem de ser relativamente segura em pacientes com deficiência renal ou cardíaca e geralmente bem tolerada, mesmo em pacientes com índice de desempenho não satisfatório. Como a maioria dos portadores de CPPC apresenta doença e/ou comorbidades extensas, a carboplatina é largamente utilizada. A substituição de etoposida por irinotecan pareceu inicialmente promissora, mas um outro estudo clínico controlado e randomizado não deu suporte à alteração, na prática.[3]

Outra questão que surgiu no tratamento desse câncer inicialmente sensível à quimioterapia é a determinação de se a densidade crescente da dose em pacientes com prognóstico satisfatório pode melhorar os resultados. Recentemente, o regime ICE (ifosfamida, platina e etoposida) administrado cada 2 semanas com o fator estimulador de colônias de granulócitos (G-CSF) e suporte de sangue autólogo foi comparado com o ICE padrão de 4 semanas em pacientes com bom prognóstico. O estudo clínico mostrou redução na taxa de sepse neutropênica e duração reduzida da quimioterapia, mas não houve melhora na sobrevida geral para o braço com dose densa.⁴ Portanto, não há evidência significativa de que qualquer outro regime seja superior ao PE para esse paciente.

A adição da radioterapia torácica à quimioterapia melhora o resultado no CPPC limitado. As metanálises sugerem melhora de 50% na sobrevida geral aos 3 anos.⁵,⁶ Provavelmente, o benefício é limitado aos pacientes com menos de 65 anos – isso precisa ser mantido em mente, considerando-se que esse paciente tem 65 anos de idade. A controvérsia continua quanto ao momento e ao programa da irradiação torácica. Uma metanálise que examinou o momento da radioterapia mostrou que a aplicação torácica precoce (concomitante com o primeiro ou segundo ciclo de quimioterapia) propiciou vantagem de sobrevida aos 2 anos.⁷ Entretanto, esse benefício não se manteve com 3 anos. Uma revisão de Cochrane também sugere benefícios da radioterapia torácica precoce, mas, ao contrário, o benefício não foi aparente aos 2 anos, mas sim aos 5 anos.⁸ Outra metanálise identificou o tempo desde o início de qualquer tratamento até o fim da radioterapia como inversamente relacionado com a sobrevida,⁹ novamente sugerindo que esse momento é biologicamente importante.

Muitos pacientes que atingem resposta completa ao tratamento inicial apresentam intervalos em meses razoavelmente longos sem a doença, mas então sofrem recorrência. Essas recorrências envolvem, geralmente, o sistema nervoso central, o que afeta seriamente tanto a sobrevida quanto a qualidade de vida remanescente. A irradiação craniana profilática¹⁰ demonstrou melhorar a sobrevida sem a doença e a sobrevida geral (cerca de 5%) e reduzir a incidência de metástases cerebrais em 15% aos 3 anos.

### Quais são as taxas de sobrevida de 2 e de 5 anos para pacientes como esse, que recebem o melhor tratamento disponível?

O panorama geral para o CPPC é ruim, mas existe uma proporção de sobreviventes a longo prazo que são, geralmente, como o paciente do caso clínico, com doença limitada, com o melhor tratamento disponível. Os índices de sobrevida de 5 anos desses pacientes variam consideravelmente de 10 a 25%.¹¹ Os pacientes inscritos em estudos clínicos demonstram taxas de sobrevida de 2 anos de 20 a 70%, mas, para todos os cânceres, esse resultado para pacientes com CPPC elegíveis a, e participando de estudos clínicos não reflete, necessariamente, essas taxas para o CPPC na população em geral.

## Conclusão

Em resumo, se esse paciente tiver bom índice de desempenho e funções cardíaca e renal adequadas o tratamento deverá ser a quimioterapia com cisplatina e etoposida (4 a 6 ciclos) com radioterapia torácica concomitante. Se a resposta obtida for satisfatória, ele deverá receber irradiação craniana profilática.

## Leituras Complementares

1. American Joint Committee on Cancer. Lung. In: *AJCC Cancer Staging Manual*, 6th edn. Springer, New York, 2002: 167-81.
2. Cerny T, Blair V, Anderson H, Bramwell V, Thatcher N. Pretreatment prognostic factors and scoring system in 407 small-cell lung cancer. *Int J Cancer* 1987; **39**: 146-9.
3. Hanna N, Bunn PA Jr, Langer C, Einhorn L, Guthrie T Jr, Beck T, Ansari R, Ellis P, Byrne M, Morrison M, Hariharan S, Wang B, Sandler A. Randomized phase III trial comparing

irinotecan/cisplatin with etoposide/cisplatin in patients with previously untreated extensive-stage disease small-cell lung cancer. *J Clin Oncol* 2006; **24**: 2038-43.
4. Lorigan P, Woll PJ, O'Brien ME, Ashcroft LF, Sampson MR, Thatcher N. Randomized phase III trial of dose-dense chemotherapy supported by whole-blood hematopoietic progenitors in better-prognosis small-cell lung cancer. *J Natl Cancer Inst* 2005; **97**: 666-74.
5. Pignon JP, Arriagada R, Ihde DC, Johnson DH, Perry MC, Souhami RL, Brodin O, Joss RA, Kies MS, Lebeau B, *et al*. A meta-analysis of thoracic radiotherapy for small-cell lung cancer. *N Engl J Med* 1992; **327**: 1618-24.
6. Warde P, Payne D. Does thoracic irradiation improve survival and local control in limited-stage small-cell carcinoma of the lung? A meta-analysis. *J Clin Oncol* 1992; **10**: 890-5.
7. Fried DB, Morris DE, Poole C, Rosenman JG, Halle IS, Detterbeck FC, Hensing TA, Socinski MA. Systematic review evaluating the timing of thoracic radiation therapy in combined modality therapy for limited-disease small-cell lung cancer. *J Clin Oncol* 2004; **22**: 4837-45.
8. Pijls-Johannesma MC, de Ruysscher DK, Dekker AL, Lambin P. Early versus late chest radiotherapy for limited stage small cell lung cancer. *Cochrane Database Syst Rev* 2005; **2**: CD004700.
9. De Ruysscher D, Pijls-Johannesma M, Bentzen SM, Minken A, Wanders R, Lutgens L, Hochstenbag M, Boersma L, Wouters B, Lammering G, Vansteenkiste J, Lambin P. Time between the first day of chemotherapy and the last day of chest radiation is the most important predictor of survival in limited-disease small-cell lung cancer. *J Clin Oncol* 2006; **24**: 1057-63.
10. Auperin A, Arriagada R, Pignon JP, Le Pechoux C, Gregor A, Stephens RJ, Kristjansen PE, Johnson BE, Ueoka H, Wagner H, Aisner J. Prophylactic cranial irradiation for patients with small cell lung cancer in complete remission. Prophylactic Cranial Irradiation Overview Collaborative Group. *N Engl J Med* 1999; **341**: 476-84.
11. Hahn NM, Hanna N. Combined chemoradiotherapy in small cell lung cancer. *Hematol Oncol Clin North Am* 2005; **19**: 321-42.

# SEÇÃO SETE

# Câncer de Mama e Ginecológico

36 Indicações para Quimioterapia Adjuvante em Câncer de Mama
37 Tratamento do Câncer de Mama HER-2 Positivo
38 Câncer de Mama Avançado em Pacientes Idosas
39 Abordagem da Paciente com Câncer de Mama com História Familiar Positiva
40 Tratamento de Primeira Linha para Câncer de Ovário
41 Quimioterapia para Câncer de Ovário Recorrente
42 Quimiorradioterapia para Câncer do Colo do Útero

PROBLEMA

## 36 Indicações para Quimioterapia Adjuvante em Câncer de Mama

### Caso Clínico

Hoje temos na clínica três novas pacientes com câncer de mama de diagnóstico recente. Uma vez que o oncologista vai examiná-las para uma tomada de decisão quanto à quimioterapia, você revisa as anotações e a histologia. Os aspectos mais destacados são:

Paciente 1: 42 anos, na pré-menopausa, sem comorbidade, tumor de 3,5 cm, grau G3, sem linfonodo (LN) positivo, receptor de estrogênios (RE) e de progesterona (RP) negativos, HER-2 negativo.

Paciente 2: 56 anos, na pós-menopausa, sem comorbidade. Tumor detectado no programa de detecção precoce *(screening)*, 1 cm, G2, sem LN positivo, RE negativo, RP positivo, HER-2 negativo.

Paciente 3: 61 anos, na pós-menopausa, obesa, teve anteriormente um pequeno infarto da parede inferior do miocárdio, atualmente assintomática, sob tratamento; tumor de 2 cm, G2, LN positivo, RE e RR positivos, HER-2 negativo.

Qual é o risco de recidiva e de morte de cada uma delas em virtude do câncer de mama?

Como elas poderiam ser influenciadas pelo uso da quimioterapia e/ou da hormonoterapia?

Quais questões específicas a curto e longo prazos você levaria em consideração ao decidir sobre o tratamento e o acompanhamento?

## Fundamentos

Os fatores prognósticos mais poderosos de futura recorrência e morte em virtude do câncer de mama são: idade, comorbidade, tamanho e grau do tumor, quantidade de linfonodos acometidos e situação em relação a HER-2/neu (Tabela 36.1). O serviço Adjuvant! Online (www.adjuvantonline.com) é um exemplo de modelo computadorizado que usa algoritmos para estimar a sobrevida de 10 anos sem a doença e a sobrevida geral. Esse modelo incorpora todos os fatores prognósticos já mencionados, exceto o nível de expressão de HER-2/neu. A estimativa de risco, derivada dos dados de registro do Surveillance, Epidemiology and End Results, foi validada independentemente e é coerente com a literatura publicada.[1] Essa ferramenta é muito valiosa para o médico, pois facilita a estimativa objetiva do resultado só com o tratamento local e dos benefícios absolutos esperados da terapia hormonal adjuvante sistêmica e/ou da quimioterapia. Essas estimativas podem ser usadas pelo médico e pela paciente em uma tomada de decisão compartilhada quanto aos riscos e benefícios da terapia adjuvante sistêmica. Com o desenvolvimento dos microarranjos *(microarrays)* de DNA, muitas têm sido as tentativas de subclassificar ainda mais os cânceres de mama por perfis de expressão gênica, estratificando as pacientes em subconjuntos prognósticos. Embora algumas "assinaturas moleculares" tenham sido identificadas como significativamente prognósticas dos resultados, elas diferem entre os estudos. Não existem, ainda, dados clínicos prospectivos que comprovem a utilidade dessas técnicas, ou sua superioridade em relação aos parâmetros patológicos e clínicos, para orientar a escolha do tratamento adjuvante em pacientes com câncer de mama.

| Tabela 36.1 | Definição de categorias de risco para pacientes com câncer de mama* |
|---|---|
| Baixo risco | Linfonodo-negativo e de todos os seguintes:<br>　Tumor ≤ 2,5 cm<br>　Grau 1<br>　Ausência de invasão vascular peritumoral<br>　HER-2/neu negativo<br>　Idade ≥ 35 anos |
| Risco intermediário | Linfonodo-negativo e ≥ 1 dos seguintes:<br>　Tumor > 2 cm<br>　Grau 2-3<br>　Invasão vascular peritumoral<br>　Superexpressão ou amplificação do gene HER-2/neu<br>　Idade < 35 anos<br>　Linfonodo-positivo (1-3) e HER-2/neu negativo |
| Alto risco | Linfonodo positivo (1-3) e superexpressão ou amplificação do gene HER-2/neu<br>Linfonodo positivo (≥ 4) |

*International Consensus Guidelines (St. Gallen, Switzerland, 2005).

## Discussão

### Paciente 1

Essa paciente está na pré-menopausa e é portadora de câncer de mama T2 N0, estádio IIA, com risco intermediário. Para mulheres portadoras de tumores > 1 cm negativos para receptores de hormônios e negativo para metástases linfonodais recomenda-se a quimioterapia adjuvante (nível 1 de evidência).

## Problema 36  Indicações para Quimioterapia Adjuvante em Câncer de Mama

Só com o tratamento local, ela tem chance teórica de 64% de estar viva após 10 anos (35% de chance de vir a óbito por causa do câncer de mama e 1% de outras causas). Como o tumor da paciente não responde em termos endócrinos, nem tamoxifeno nem goserrelina, (análogo do hormônio de liberação de gonadotrofina) terão qualquer utilidade. A faixa de opções quimioterapêuticas é ampla, e o tratamento deverá ser individualizado. Os regimes de primeira geração, como o de 6 ciclos de ciclofosfamida, metotrexato e fluorouracil (CMF), fluorouracil, epirrubicina e ciclofosfamida (FEC50) ou 4 ciclos de Adriamycin e ciclofosfamida (AC) parecem equivalentes em termos de eficácia e reduzem o risco de morte em 5 a 10% em relação ao tratamento local isolado.

Os regimes de segunda geração reduzem o perigo de morte ou de recidiva em cerca de 15 a 20%. Alguns desses regimes só foram estudados em populações linfonodo-positivas, mas pode-se, em teoria, extrapolar os resultados para os pacientes linfonodo-negativas. Em geral, esses regimes usam mais de 4 ciclos de terapia e mais de dois agentes, incluindo uma antraciclina. Ao escolher o regime AC/T (adição sequencial de paclitaxel (T) a AC) em vez de um regime semelhante ao CMF, chega-se a uma melhoria proporcional de 16% em relação a esses últimos regimes quanto ao risco de recorrência e morte relacionadas com o câncer de mama. Entretanto, esse benefício pode ser parcialmente prejudicado pelo aumento da toxicidade desses regimes.

Os regimes de terceira geração, como TAC $\times$ 6, FEC100 $\times$ 3 seguido de docetaxel $\times$ 3 (FEC/D) e AC $\times$ 4 com dose-densa (cada 2 semanas), seguidos de regimes T $\times$ 4, demonstraram conferir eficácia relativamente superior de 15 a 20% em relação aos regimes de segunda geração (35% quando comparados ao regime CMF). Entretanto, esses regimes estão associados a aumento da fadiga, mucosite e efeitos colaterais dermatológicos. A taxa de neutropenia febril chega a 25%, a menos que se incorpore filgrastim ao tratamento. Embora os dados demonstrem uma vantagem de sobrevida com os regimes de terceira geração, existe uma preocupação sobre a falta de dados a longo prazo sobre toxicidade nos regimes com dose-densa, além da possibilidade de maior risco de leucemia secundária. Os regimes contendo paclitaxel podem ser mais benéficos nos subgrupos RE-negativos em relação aos RE-positivos. No caso da nossa paciente, o acréscimo dos regimes adjuvantes CMF, AC/T ou FEC (100) traria um aumento de 9, 14 e 17%, respectivamente, na taxa de sobrevida geral.

Para essa paciente, uma consideração importante (veja Capítulo 39) a ser levada em conta é o aumento no risco de mutações nos genes BRCA associadas aos tumores de mama triplo-negativos, especialmente em pacientes mais jovens e/ou naquelas com história familiar significativa de câncer de mama. Essas pacientes têm risco maior de ocorrência de novo câncer de mama ou de ovário.

### Paciente 2

Essa paciente na pós-menopausa tem um câncer de mama T1 N0, em estádio 1, com risco intermediário. Em virtude do *screening,* sua apresentação está entre as mais comuns hoje em dia. De cada 100 pacientes com histologia similar, 91% estarão vivas em 10 anos, cinco irão a óbito por causa do câncer e quatro por outras causas.

As diretrizes atuais da *National Comprehensive Cancer Network* (NCCN), dos EUA, recomendam não administrar terapia sistêmica adjuvante a mulheres com tumores menores de 0,5 cm, pois seu prognóstico é favorável sem essa terapia. Para tumores como esse do caso clínico, entre 0,6 e 1 cm, as diretrizes recomendam considerar outros aspectos prognósticos como a invasão angiolinfática, o grau nuclear elevado, a superexpressão de HER-2/neu ou receptores hormonais negativos ao se decidir sobre oferecer essa terapia nível 2B de evidência. O uso da quimioterapia nesses subconjuntos de risco relativamente menor deve se basear na comparação entre a redução absoluta de risco esperada e a disposição individual da paciente em ter as manifestações de toxicidade para aumentar a redução de risco.

A adição da quimioterapia com CMF salvará uma vida extra em cada 100 mulheres aos 10 anos, e mais uma vida com o uso dos regimes de segunda e de terceira geração. No caso atual, os benefícios absolutos da quimioterapia são excepcionalmente modestos, o que leva ao desafio de comunicar os riscos e benefícios realísticos do tratamento às pacientes de maneira facilmente compreensível e clinicamente significativa.

Entretanto, a quimioterapia traz algum benefício. Na revisão efetuada pelo *Early Breast Cancer Triallists' Collaborative Group* sobre a poliquimioterapia, foi demonstrada uma redução proporcional de 30% no risco de recorrência do câncer, traduzida em redução absoluta de risco de 5,7% em pacientes com idade entre 50 e 69 anos com tumores linfonodo-negativos e em redução absoluta de 2% no risco de mortalidade.[2] O estudo clínico denominado *National Surgical Adjuvant Breast and Bowel* (NSABP) B20 demonstrou tendência para a vantagem de sobrevida com o acréscimo do CMF ao tamoxifeno, em comparação ao tratamento só com tamoxifeno, em pacientes com câncer responsivo a hormônios.[3] Embora os estudos sugiram que muitas pacientes aceitarão a quimioterapia adjuvante para benefícios mesmo que menores, existem diferenças entre as pacientes quanto ao que elas sintam valer a pena, em termos de benefício, ao se submeterem a essa quimioterapia sistêmica adjuvante.[4] As preferências das pacientes deverão ser consideradas, sendo necessária uma discussão abrangente sobre os benefícios e riscos de cada opção terapêutica, para cada paciente em particular.

As diretrizes do NCCN recomendam que todas as pacientes com cânceres invasivos RE ou RP-positivos sejam consideradas para a terapia endócrina adjuvante. Em mulheres com câncer de mama RE-positivo o acréscimo de tamoxifeno, como adjuvante, reduziu as probabilidades anuais de recorrência em 39%, e as probabilidades anuais de morte em 31%, independente da quimioterapia, da idade da paciente, da situação de menopausa ou do estado dos linfonodos axilares. Em 2004, o comitê da *American Society of Clinical Oncology* declarou que em mulheres na pós-menopausa com câncer de mama positivo para receptores hormonais o tamoxifeno pode ser substituído por um inibidor da aromatase como terapia adjuvante inicial, o que reduz o risco de recorrência.[5] Os efeitos do tratamento com esse inibidor da aromatase por mais de 5 anos ainda não foram estudados. Não há dados que recomendem o uso de tamoxifeno após um inibidor da aromatase. Os principais estudos clínicos sobre o uso de inibidores de aromatase como terapia adjuvante incluem a análise do tratamento completo de 68 meses do estudo clínico ATAC,[6] o primeiro relatório do estudo clínico BIG-1-98[7] e a análise combinada dos dados dos estudos clínicos ABCSG/ARNO. Até o momento, somente os dados do estudo ARNO, de porte relativamente pequeno, demonstraram melhora na sobrevida geral em pacientes que mudaram para o tratamento com inibidores de aromatase após o tamoxifeno, embora um acompanhamento mais prolongado dos estudos de maior porte possa confirmar esse resultado.[8]

No caso em questão, seria preferível optar pelo tratamento hormonal isolado, provavelmente com a adição de um inibidor de aromatase.

## Paciente 3

Essa paciente é portadora de câncer de mama de alto risco, T1 N2, estádio IIIA. De cada 100 casos semelhantes, 48% estarão vivas em 10 anos, 28,6% irão a óbito em virtude do câncer e 23% por outras causas. As duas principais diretrizes norte-americanas sugerem que essa paciente deverá receber terapia hormonal e quimioterapia (nível 1 de evidência).[9] A adição de tamoxifeno terá o potencial de salvar sete outras vidas e com a quimioterapia, mais duas vidas. Para pacientes linfonodo-positivas são preferidos os regimes contendo antraciclinas. Existem dados que suportam o regime A-CMF para pacientes com quatro ou mais linfonodos positivos. Entretanto, a análise retrospectiva de vários estudos clínicos sugere que a superioridade de um regime contendo antraciclinas pode estar limitada àqueles tumores com superexpressão de HER-2/neu.[10] Os resultados de dois estudos clínicos randomizados comparando a quimioterapia contendo antraciclinas com ou sem paclitaxel sequencial em mulheres com câncer de mama positivo para linfonodos axilares sugerem taxas melhores de sobrevida sem a doença e em um desses estudos a sobrevida geral melhorou com a adição de paclitaxel. Um estudo clínico randomizado comparando o regime de docetaxel, doxorrubicina e ciclofosfamida (TAC) com o regime de fluorouracil, doxorrubicina e ciclofosfamida (FAC) em câncer de mama linfonodo-positivo demonstrou a superioridade do regime TAC em relação ao FAC.[11] A intensidade da dose também pode ser importante. Um estudo clínico que examinou a intensidade e a sequência da quimioterapia com paclitaxel mostrou redução de 26% no risco de recorrência e de 31% no risco de morte para regimes de dose-densa.[12]

Nessa paciente, é importante considerar os efeitos cardiotóxicos das antraciclinas, da radioterapia na mama esquerda e do possível aumento no risco de doença de artéria coronária e hipercolesterolemia associadas ao uso do inibidor de aromatase. A fração de ejeção ventricular esquerda (FEVE) deve ser calculada por meio da ecocardiografia ou cintilografia MUGA (cintilografia das câmaras cardíacas) e estritamente monitorada durante o tratamento. Se a paciente apresentar insuficiência cardíaca sintomática ou FEVE inferior a 50% na linha de base, as antraciclinas deverão ser evitadas. Essas substâncias exercem seu efeito antitumor interferindo na topoisomerase II do DNA dos mamíferos e formando um complexo ternário. A superexpressão dessa enzima parece prognosticar a resposta à terapia contendo antraciclinas.[13] Portanto, em pacientes que não manifestam essa superexpressão enzimática de topoisomerase II pode-se considerar a eliminação de uma antraciclina, mas deve-se incluir um taxano se a paciente apresentar contraindicações relativas.

Os resultados do estudo clínico 0100 do Intergroup sugerem que o início do tamoxifeno após o término da quimioterapia deverá ser a sequência terapêutica preferida. Não se sabe se o tratamento da doença em estádio avançado pode ser influenciado favoravelmente pela detecção precoce de doença oculta. Após a conclusão das terapias adjuvantes local e sistêmica, o acompanhamento de rotina em mulheres assintomáticas deverá se limitar aos exames clínicos regulares e à investigação da mama por imagens, evitando outras investigações eletivas.

## Conclusão

Essas três histórias destacam a importância de adaptar o tratamento à paciente.

As diretrizes de consenso sugerem que a Paciente 1 deve receber quimioterapia adjuvante, provavelmente um regime de segunda geração. Deve-se considerar seu encaminhamento para triagem genética, pois ela tem maior probabilidade de ser portadora de uma mutação de gene BRCA.

A Paciente 2 tem câncer de mama responsivo a hormônios, com prognóstico satisfatório. Os benefícios absolutos da quimioterapia são pequenos e, portanto, a terapia hormonal adjuvante isolada é uma escolha razoável.

A Paciente 3 tem o pior prognóstico de todo o grupo. O ideal seria que ela recebesse quimioterapia e terapia hormonal, com atenção redobrada para minimizar a cardiotoxicidade.

## Leituras Complementares

1. Olivotto IA, Bajdik CD, Ravdin PM, Speers CH, Coldman AJ, Norris BD, Davis GJ, Chia SK, Gelmon KA. Population-based validation of the prognostic model ADJUVANT! for early breast cancer. *J Clin Oncol* 2005; 23: 2716-272.

2. Early Breast Cancer Trialists' Collaborative Group. Effects of chemotherapy and hormonal therapy for early breast cancer on recurrence and 15-year survival: an overview of the randomized trials. *Lancet* 2005; 365: 1687-717.

3. Fisher B, Jeong 1H, Bryant J, Anderson S, Dignam J, Fisher ER, Wolmark N; National Surgical Adjuvant Breast and Bowel Project randomised clinical trials. Treatment of lymph node-negative, oestrogen receptor-positive breast cancer: long-term findings from National Surgical Adjuvant Breast and Bowel Project randomised clinical trials. *Lancet* 2004; 364: 858-68.

4. Ravdin PM, Siminoff LA, Harvey JA, et al. Survey of breast cancer patients concerning their knowledge and expectations of adjuvant therapy. *J Clin Oncol* 1998; 16: 515-21.

5. Winer E, Hudis C, Burstein H. American Society of Clinical Oncology technology assessment on the use of aromatase inhibitors as adjuvant therapy for postmenopausal women with hormone receptor-positive breast cancer: status report 2004. *J Clin Oncol* 2005; 23: 619-29.

6. ATAC Trialists' Group. Results of the ATAC (Arimidex, Tamoxifen, Alone or in Combination) trial after completion of 5 years' adjuvant treatment for breast cancer. *Lancet* 365: 60-2.

7. Thurlimann B, Keshaviah A, Mouridsen H, et al. BIG 1-98: Randomized double-blind phase III study to evaluate letrozole (L) vs. tamoxifen (T) as adjuvant endocrine therapy for postmenopausal women with receptor-positive breast cancer. *Proceedings ASCO* 2005 (abstract no. 511).

8. Jakesz R, Jonat W, Gnant M, Mittlboeck M, Greil R, Tausch C, Hilfrich J, Kwasny W, Menzel C, Samonigg H, Seifert M, Gademann G, Kaufmann M, Wolfgang J; ABCSG and the GABG. Switching of postmenopausal women with endocrine-responsive early breast cancer to anastrozole after 2 years' adjuvant tamoxifen: combined results of ABCSG Trial 8 and ARNO 95 Trial. *Lancet* 2005; 366: 455-62.

9. Goldhirsch A, Glick JH, Gelber RI), Coates AS, Thurlimann B, Senn HJ; Panel members. Meeting highlights: International expert consensus on the primary therapy of early breast cancer 2005. *Ann Oncol* 2005; 16: 1669-83.

10. Pritchard KI, Shepherd LE, O'Malley FP, Andrulis IL, Tu D, Bramwell VH, Levine MN; National Cancer Institute of Canada Clinical Trials Group. HER2 and responsiveness of breast cancer to adjuvant chemotherapy. *N Engl J Med* 2006; 354: 2103-11.

11. Martin M, Pienkowski T, Mackey J, Pawlicki M, Guastalla JP, Weaver C, Tomiak E, Al-Tweigeri T, Chap L, Juhos E, Guevin R, Howell A, Fornander T, Hainsworth J, Coleman R, Vinholes J, Modiano M, Pinter T, Tang SC, Colwell B, Prady C, Provencher L, Walde D, Rodriguez-Lescure A, Hugh J, Loret C, Rupin M, Blitz S, Jacobs P, Murawsky M, Riva A, Vogel C; Breast Cancer International Research Group 001 Investigators/Adjuvant docetaxel for node-positive breast cancer. *N Engl J Med* 2005; 352: 2302-13.

12. Citron ML, Berry DA, Cirrincione C, Hudis C, Winer EP, Gradishar WJ, Davidson NE, Martino S, Livingston R, Ingle JN, Perez EA, Carpenter J, Hurd D, Holland JF, Smith BL, Sartor CI, Leung EH, Abrams J, Schilsky RL, Muss HB, Norton L. Randomized trial of dose-dense versus conventionally scheduled and sequential versus concurrent combination chemotherapy as postoperative adjuvant treatment of node-positive primary breast cancer: first report of Intergroup Trial C9741/Cancer and Leukemia Group B Trial 9741. *J Clin Oncol* 2003; 21: 1431-9.

13. Martin-Richard M, Munoz M, Albanell J, Colomo L, Bellet M, Rey MJ, Tabernero J, Alonso C, Cardesa A, Gascon P, Fernandez PL. Serial topoisomerase II expression in primary breast cancer and response to neoadjuvant anthracycline-based chemotherapy. *Oncology* 2004; 66: 388-94.

## PROBLEMA

# 37 Tratamento do Câncer de Mama HER-2 Positivo

## Caso Clínico

Uma senhora de 50 anos sofreu mastectomia modificada do lado esquerdo e esvaziamento axilar em virtude de carcinoma ductal invasivo de 2 cm, grau II. Havia invasão linfovascular e 2 dos 15 linfonodos foram positivos para carcinoma metastático. A margem de ressecção do tumor mais próxima estava em 2 mm. O tumor era receptor de estrogênio (RE) positivo e negativo para receptor de progesterona (RP), além de HER-2/neu 2+ na imunoistoquímica. A história clínica da paciente incluía infarto do miocárdio há 5 anos e colocação subsequente de *stent* endovascular na artéria coronária. A paciente tem história de 20 anos de tabagismo e de consumo de álcool na média de 30 unidades por semana. Ela está recebendo tratamento com aspirina, carvedilol, ramipril e atorvastatina, mostra-se assintomática, e os resultados dos exames de sangue de rotina são normais.

**Antes de considerar a terapia adjuvante nessa paciente, quais exames complementares são necessários?**

**Qual é o pensamento atual sobre a imunoistoquímica e o exame de FISH *(fluorescence in-situ hybridization)* para avaliação de HER-2/neu?**

**Se o câncer dessa paciente for considerado definitivamente como HER-2 positivo, qual será a evidência para o tratamento adjuvante com trastuzumabe?**

**Quais são as questões de segurança envolvendo trastuzumabe e como você deverá monitorar a toxicidade dessa substância?**

## Fundamentos

### Antes de considerar a terapia adjuvante nessa paciente, quais exames complementares são necessários?

A quimioterapia com antraciclina é o padrão para câncer de mama linfonodos negativos com algum risco de recorrência. As pacientes com linfonodos metastáticos podem ser tratadas com doxorrubicina e ciclofosfamida, seguidas de um taxano.[1] Antes que essa paciente comece esse regime, é necessário avaliar a fração de ejeção ventricular esquerda (FEVE) na linha de base por meio de ecocardiografia ou varredura por cintilografia das câmaras cardíacas (MUGA, do inglês *multi-gated acquisition scanning*). A história clínica e de tabagismo têm importância especial em vista do efeito das antraciclinas sobre o coração. A amostra do tumor deverá ser enviada para o exame de FISH para o *status* do HER-2/neu (veja a seguir).

Deve-se buscar a opinião sobre a radioterapia, em vista das margens de ressecção próximas e das metástases nos linfonodos. Esse encaminhamento poderá ser feito durante a quimioterapia, pois a decisão final sobre a radioterapia não altera o plano para a quimioterapia. Como sempre (veja Capítulo 39) é importante dispor de uma história familiar detalhada de malignidade. Com frequência se executa uma ultrassonografia do fígado, mas os dados de suporte para a utilidade desse exame são escassos. Não há, também, um papel documentado para a tomografia computadorizada (TC) de corpo inteiro ou para a cintilografia óssea nesses casos.

## Discussão

### Qual é o pensamento atual sobre a imunoistoquímica e o exame de FISH (fluorescence in-situ hybridization) para a avaliação de HER-2/neu?

É importante avaliar com precisão o *status* do HER-2/neu do câncer invasivo da paciente, pois pode haver variação significativa entre os observadores em termos de análises de imunoistoquímica. Entretanto, o uso de um sistema automatizado de investigação celular por imagens (ACIS) com a imunoistoquímica, o que não é rotineiro, demonstrou que, quando o escore for < 1,5 e > 2,6, a correlação entre FISH e a imunoistoquímica é boa (Fig. 37.1 – *veja primeira contracapa*). O conceito atual sugere que todos os resultados de imunoistoquímica informados como 2+ deverão ser encaminhados para a investigação por FISH. Quando se usa o sistema ACIS, a técnica FISH pode não ser necessária com escores entre < 1,5 e > 2,6.[2]

### Se o câncer dessa paciente for considerado definitivamente como HER-2 positivo, qual será a evidência para o tratamento adjuvante com trastuzumabe?

Os tumores HER-2-positivos respondem por cerca de 20% de todos os cânceres de mama. Esses cânceres mostram curso agressivo, frequentemente se mostrando positivos para linfonodos. A recorrência após um intervalo curto sem a doença é comum. Alguns dados mostram que eles podem ser resistentes à quimioterapia, embora possam ser sensíveis às antraciclinas. Cinco estudos clínicos randomizados demonstraram que a terapia adjuvante com trastuzumabe reduz o risco de recorrência de cânceres de mama positivos para HER-2 em cerca de 50%: HERA, NASBP B31 e NCCTG N9831, BCIRG 006 e Finnish (FinHER).[3-6] O estudo HERA randomizou pacientes para observação, trastuzumabe a cada 3 semanas durante 1 ano ou trastuzumabe a cada 3 semanas durante 2 anos após qualquer quimioterapia adjuvante ou neoadjuvante. No estudo NSABP B31, as pacientes receberam doxorrubicina e ciclofosfamida × 4 ciclos a cada 3 semanas, seguido de paclitaxel + 4 ciclos a cada 3 semanas, randomizando as pacientes para tratamento só com quimioterapia ou para receberem trastuzumabe durante 1 ano, começando concomitantemente com paclitaxel. O estudo NCCTG N9831 foi similar, exceto para um braço de tratamento em que trastuzumabe durante 1 ano foi administrado após a terapia com paclitaxel, em vez de iniciado concomitantemente. O estudo BCIRG 006 usou o regime de doxorrubicina e ciclofosfamida seguido de docetaxel, em vez de paclitaxel, e incluiu um braço sem antraciclina. Por fim, o estudo FinHER avaliou a vinorrelbina ou docetaxel com ou sem o tratamento de 9 semanas com trastuzumabe, seguido de 3 ciclos de fluorouracil/epirrubicina e ciclofosfamida.

A proporção de risco *(hazard ratio)* para a sobrevida sem a doença em todos os estudos mencionados variam de 0,4 a 0,54, e os valores de *P* foram altamente significativos. Não existe um consenso universal sobre o melhor programa (semanal ou a cada 3 semanas) ou ritmo (concomitante *versus* após quimioterapia, antes *versus* depois) da terapia adjuvante com trastuzumabe. De fato, a programação pode não ser crucial, pois trastuzumabe tem meia-vida longa, e os resultados de estudos adjuvantes sugerem que os taxanos administrados a cada 3 semanas ou semanalmente resultam em vantagens semelhantes de sobrevida sem a doença. Entretanto, o ritmo e a duração são coisas diferentes. É possível que a administração de trastuzumabe antes da antraciclina no estudo FinHER tenha persistido durante a administração de antraciclina e resultou em sinergia entre as duas substâncias. E o mais importante, o único estudo em que a vantagem geral de sobrevida resultou significativa foi o NSABP, sugerindo fortemente que trastuzumabe é mais eficaz quando iniciado precocemente e administrado continuamente durante pelo menos 1 ano.

## Quais são as questões de segurança envolvendo trastuzumabe e como você deverá monitorar a toxicidade dessa substância?

A cardiotoxicidade (principalmente a insuficiência cardíaca congestiva) é a reação adversa mais importante do trastuzumabe, com incidência de cerca de 1,4% nas pacientes tratadas somente com esse agente. Dos grandes estudos clínicos de tratamento adjuvante com trastuzumabe pode-se concluir o seguinte:

- A administração concomitante de trastuzumabe com um regime sem antraciclina, como docetaxel ou carboplatina, apresenta risco muito baixo de cardiotoxicidade (0 a 0,3%).
- A administração de antraciclinas e de taxanos seguidos de trastuzumabe está associada ao aumento no risco de disfunção cardíaca – de até 1,4%.
- A administração de trastuzumabe e de taxano após 4 ciclos de doxorrubicina/ciclofosfamida está associada ao aumento no risco de insuficiência cardíaca congestiva intensa (1,5 a 3,4%).

Por isso, parece que o trastuzumabe pode atuar como modificador molecular dos efeitos cardiotóxicos e da insuficiência cardíaca congestiva associada induzidos pela antraciclina.[7] Surge então a questão sobre se as pacientes (como a paciente do caso em questão) que se beneficiarão com o trastuzumabe adjuvante mas que estarão em risco particularmente alto de cardiotoxicidade, poderão ser poupadas da terapia com antraciclinas. O estudo BCIRG 006 sugeriu que o gene da topoisomerase tem superexpressão em cerca de um terço das pacientes positivas para HER-2, as quais podem se beneficiar da quimioterapia à base de antraciclinas. Entretanto, tumores HER-2-positivos sem coamplificação desse gene podem precisar somente dos regimes sem antraciclina.[5] A função cardíaca na linha de base deverá ser avaliada por ecocardiografia ou MUGA antes da exposição da paciente à quimioterapia. O FEVE é a variável mais importante (Tabela 37.1). A identificação de fatores de risco preexistentes e a avaliação do FEVE são vitais antes de se iniciar a administração do trastuzumabe. O FEVE deverá ser avaliado pelo menos a cada 3 meses durante o tratamento. Há evidências sugerindo que a cardiotoxicidade relacionada com essa substância pode ser reversível.[8] O tempo médio para a recuperação é de 6 meses. Entretanto, se a recuperação do FEVE não for suficiente após uma segunda avaliação, o tratamento com trastuzumabe deverá ser suspenso.

**Tabela 37.1** Vigilância da fração de ejeção ventricular esquerda (FEVE) em pacientes sob tratamento com trastuzumabe e ação corretiva apropriada

| FEVE | Queda FEVE < 10% | Queda FEVE de 11 a 15% | Queda FEVE > 15% |
|---|---|---|---|
| > 50% | Manter trastuzumabe | Manter trastuzumabe | Suspender trastuzumabe, repetir FEVE em 4 semanas |
| 45%-50% | Manter trastuzumabe | Suspender trastuzumabe, repetir FEVE em 4 semanas | Suspender trastuzumabe, repetir FEVE em 4 semanas |
| < 45% | Suspender trastuzumabe, repetir FEVE em 4 semanas | Suspender trastuzumabe, repetir FEVE em 4 semanas | Suspender trastuzumabe, repetir FEVE em 4 semanas |

Trastuzumabe deverá ser suspenso permanentemente se for suspenso após duas avaliações consecutivas de FEVE.
Trastuzumabe deverá ser suspenso permanentemente se suspenso após três avaliações não consecutivas.

## Conclusão

Essa paciente tem câncer positivo para HER-2 com grande chance de recorrência, o que pode ser reduzido com o uso da terapia adjuvante com trastuzumabe. Em função da história cardíaca da paciente, deve-se considerar cuidadosamente quais drogas citotóxicas ela irá receber, assim como assegurar que seu FEVE esteja sendo controlado antes e durante o tratamento.

## Leituras Complementares

1. Dang CT. Drug treatments for adjuvant chemotherapy in breast cancer: recent trials and future directions. *Expert Rev Anticancer Ther* 2006; **6**: 427-36.
2. Ciampa A, Xu B, Ayata G, Baiyee D, Wallace J, Wertheimer M, Edmiston K, Khan A. HER2 status in breast cancer: correlation of gene amplification by FISH with IHC expression using advanced cellular systems. *Appl Innnnnohistochem Mal Morphol* 2006; **14**: 132-7.
3. Piccart-Gebhart MJ, Procter M, Leyland-Jones B, Goldhirsch A, Untch M, Smith I, Gianni L, Baselga J, Bell R, Jackisch C, Cameron D, Dowsett M, Barrios CH, Steger G, Huang CS, Andersson M, Inbar M, Lichinitser M, Lang I, Nitz U, Iwata H, Thomssen C, Lohrisch C, Suter TM, Ruschoff J, Suto T, Greatorex V, Ward C, Straehle C, McFadden E, Dolci MS, Gelber RI); Herceptin Adjuvant (HERA) Trial Study Team. Trastuzumab after adjuvant chemotherapy in HER2 positive breast cancer. *N Engl J Med* 2005; **353**: 1659-72.
4. Romond EH, Perez EA, Bryant J, Suman VJ, Geyer CE Jr, Davidson NE, Tan-Chiu E, Martino S, Pail( S, Kaufman PA, Swain SM, Pisansky TM, Fehrenbacher L, Kutteh LA, Vogel VG, Visscher DW, Yothers G, Jenkins RB, Brown AM, Dakhil SR, Mamounas EP, Lingle WL, Klein PM, Ingle JN, Wolmark N. Trastuzumab plus adjuvant chemotherapy for operable HER2-positive breast cancer. *N Engl J Med* 2005; **353**: 1673-84.
5. Slamon D, Eiermann W, Robert N, *et al.* Phase III randomised study comparing doxorubicin and cyclophosphamide followed by docetaxel with doxorubicin and cyclophosphamide followed by docetaxel and trastuzumab in HER2 positive early breast cancer patients: BCIRG 006 study. *Breast Cancer Res Treat* 2005; **94**(Suppl 1): S5.
6. Joensuu H, Kellokumpu-Lehtinen PL, Bono P, Alanko T, Kataja V, Asola R, Utriainen T, Kokko R, Hemminki A, Tarkkanen M, Turpeenniemi-Hujanen T, Jyrkkio S, Flander M, Helle L, Ingalsuo S, Johansson K, Jaaskelainen AS, Pajunen M, Rauhala M, Kaleva-Kerola J, Salminen T, Leinonen M, Elomaa I, Isola J; FinHer Study Investigators. Trastuzumab in combination with docetaxel or vinorelbine as adjuvant treatment of breast cancer. The FinHer trial. *Breast Cancer Res Treat* 2005; **94**(Suppl 1): S5.
7. Chien KR. Herceptin and the heart – a molecular modifier of cardiac failure. *N Engl J Med* 2006; **354**: 789-90.
8. Ewer MS, Vooletich MT, Durand JB, Woods ML, Davis JR, Valero V, Lenihan DJ. Reversibility of trastuzumab-related cardiotoxicity: new insights based on clinical course and response to medical treatment. *J Clin Oncol* 2005; **23**: 7820-6.

# PROBLEMA

## 38 Câncer de Mama Avançado em Pacientes Idosas

### Caso Clínico

Uma senhora de 80 anos, anteriormente em bom estado geral, apresenta-se com massa de 4,5 cm detectada por ela própria no quadrante superoexterno da mama esquerda. A pele mostra-se avermelhada, espessa e enrugada, mas não há ulceração. Na história completa ela se queixa de dor na perna direita nas últimas 3 semanas. Uma radiografia mostra grande lesão lítica no terço proximal do fêmur direito. Uma cintilografia óssea sugere várias outras lesões de costela e uma grande hipercaptação no fêmur direito. A radiografia de tórax não mostra metástases, embora exiba cardiomegalia leve. A ultrassonografia do fígado não acusa qualquer anormalidade.

**Quais passos você consideraria no tratamento dessa paciente?**

**Quais outras especialidades você envolverá no tratamento?**

**Discuta como você chegará a uma decisão sobre o tratamento sistêmico dessa paciente.**

### Fundamentos

**Quais passos você consideraria no tratamento dessa paciente?**

A paciente tem diagnóstico clínico e radiológico de câncer de mama metastático. Embora seja um quadro incurável, com expectativa média de vida de aproximadamente 20 meses, a sobrevida poderá ser consideravelmente mais longa na ausência de metástases viscerais.[1] As prioridades nesse tratamento deverão ser o alívio dos sintomas e a extensão da sobrevida, procurando manter a qualidade de vida. Devem-se pesquisar os sintomas atuais, a saúde em geral e os problemas clínicos anteriores. Nessa idade, a história social, considerando qualquer impedimento nas atividades diárias, será especialmente importante, pois essas medidas de sensibilidade da situação funcional são úteis para orientar o tratamento (veja Capítulo 9). O exame deverá buscar por outros possíveis locais de doença (como a linfadenopatia axilar) e comorbidades.

Para confirmar o diagnóstico, deve-se proceder a uma biopsia com agulha grossa (*core-biopsy* do tumor) na mama (Fig. 38.1). Deverá ser realizado o exame imunoistoquímico, quanto à expressão dos receptores hormonais e à superexpressão de HER-2/neu, para orientar o tratamento sistêmico e fornecer informações prognósticas. Investigações complementares de estadiamento, como a TC do tórax e do abdome, poderão ser realizadas para identificar possíveis metástases não identificadas nos pulmões, fígado ou linfonodos, mas isso pode não implicar em alteração no tratamento atual. Testes hematológicos e bioquímicos de rotina também orientam o tratamento e excluem disfunções significativas da medula óssea ou do fígado, o que alteraria o tratamento.

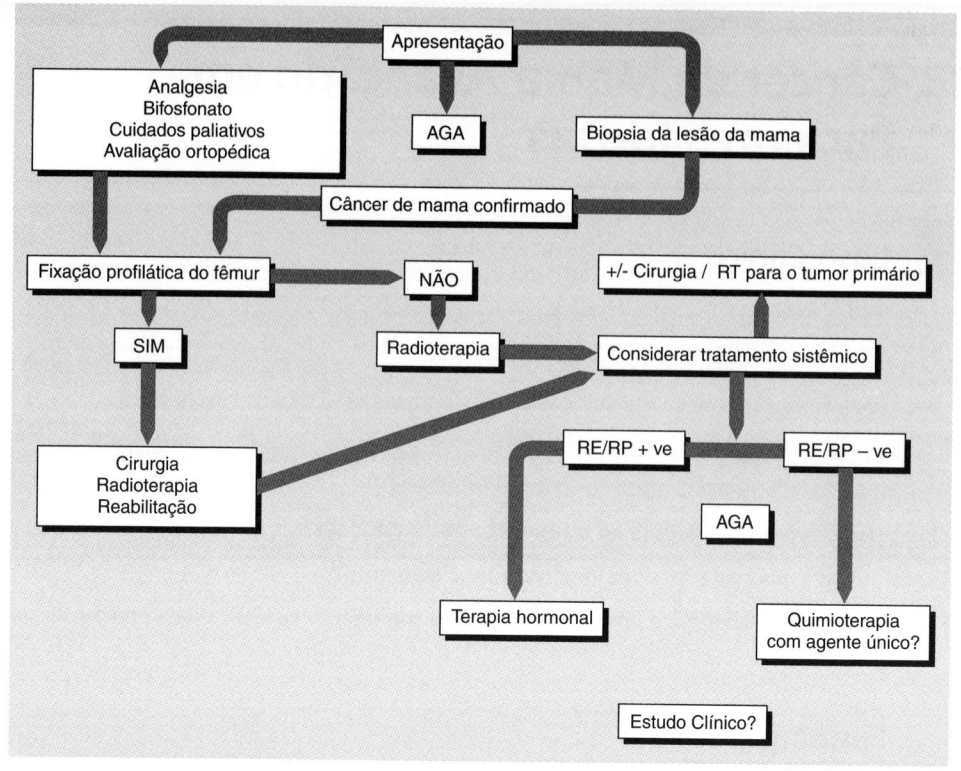

**Fig. 38.1** Algoritmo para tratamento de câncer de mama avançado na paciente do caso clínico. AGA = Avaliação geriátrica abrangente; RT = radioterapia; ER = receptor de estrogênio; PR = receptor de progesterona.

O tratamento sintomático da dor nos ossos deverá ser prioritário. A administração de analgésicos deverá obedecer a escala da Organização Mundial de Saúde. A adição de um bisfosfonato poderá melhorar o controle da dor e reduzirá o risco de complicações ósseas.[2]

## Discussão

### Quais outras especialidades você envolverá no tratamento?

Uma providência urgente no tratamento dessa paciente é obter a opinião de um cirurgião ortopédico sobre o benefício da fixação profilática do fêmur, para evitar fratura e melhorar a dor. Existem várias séries de casos que buscam identificar os fatores de risco para fratura, incluindo a dor, a natureza lítica das lesões, tamanho dessas lesões e destruição cortical associada. Isso tem servido como base para o desenvolvimento do escore de Mirels, amplamente usado, embora o consenso não seja absoluto.[3,4] A radioterapia paliativa deverá ser discutida com um oncologista clínico, seja como tratamento primário ou após a fixação.

As diretrizes atuais recomendam o encaminhamento para tratamento cirúrgico do tumor primário (mastectomia), ou tratamento paliativo para câncer de mama avançado se houver sintomas problemáticos pendentes ou atuais como sangramento, infecção ou dor. A radioterapia é uma alternativa de controle local. No caso atual não há indicação sintomática para medidas urgentes de controle local, mas poderá haver a possibilidade de combinação de procedimentos cirúrgicos, e a evidência emergente sugere que a remoção completa do tumor primário em doença metastática pode melhorar a sobrevida.[5]

Após o tratamento da lesão do fêmur, a fisioterapia e a terapia ocupacional serão essenciais para ajudar a paciente a voltar à funcionalidade independente, especialmente porque ela pode viver ainda por muitos anos. Uma assistente social pode aconselhar sobre os benefícios disponíveis e dar apoio às atividades do dia a dia, pois a paciente poderá ficar com alguma incapacidade residual. O envolvimento de uma equipe comunitária de cuidados paliativos será benéfico para controle contínuo dos sintomas e apoio psicológico.

## Discuta como você chegará a uma decisão sobre o tratamento sistêmico dessa paciente.

As opções de tratamento sistêmico dependem da patologia molecular do tumor e da adaptabilidade da paciente. Se, como parece ser o caso, o tumor expressar receptores de estrogênio (ER) e/ou de progesterona (PR), o tratamento hormonal deverá ser a consideração de primeira linha. Trata-se de um tratamento de primeira linha simples, eficaz e bem tolerado para mulheres após a menopausa. Em estudos de grande porte, tanto o anastrozol quanto o letrozol demonstraram taxas superiores de resposta e de sobrevida sem a doença, em comparação com tamoxifeno.[6-8] A exceção ao uso de hormônios como tratamento de primeira linha é a presença de doença visceral potencialmente fatal (não evidente no caso clínico), em que essa terapia pode não fornecer resposta suficientemente rápida. Nas demais situações clínicas, a quimioterapia citotóxica é o tratamento de primeira linha escolhido. Não existem estudos clínicos de comparação dos benefícios do tratamento hormonal de primeira linha com a quimioterapia, mas as evidências de que a terapia concomitante não acrescenta qualquer benefício são muito positivas. Os estudos clínicos que comparam os inibidores da aromatase com ou sem uma seleção de novas drogas-alvo estão recrutando participantes no mundo todo, e a inclusão de pacientes idosas com câncer de mama, mal representadas em estudos anteriores, deverá ser estimulada.

A quimioterapia sistêmica pode ser administrada com segurança a pacientes mais idosas. Embora a discussão continue sobre os méritos da quimioterapia de combinação *versus* os tratamentos sequenciais com agentes únicos no tratamento de câncer de mama avançado, essa última opção é geralmente recomendada em idosas, por causa das preocupações com a toxicidade. Nos casos em que a quimioterapia para idosos tenha sido extensivamente considerada, os índices de desempenho e de funcionalidade do *Eastern Cooperative Oncology Group* (ECOG), em vez da idade cronológica, parecem ser prognosticadores úteis de toxicidade[9] (veja Capítulo 9).

As antraciclinas são normalmente recomendadas como quimioterapia de primeira linha em câncer de mama avançado. Entretanto, a idade avançada e a doença cardíaca subjacente, associadas à hipertensão e diabetes, são fatores de risco conhecidos para a toxicidade cardíaca induzida pela antraciclina e relacionada com a dose – e essa paciente já apresenta cardiomegalia. Outros agentes incluem os taxanos, a vinorrelbina ou a capecitabina. A administração semanal de paclitaxel ou de vinorrelbina é uma escolha razoável para as idosas.[10] Embora alguns médicos e pacientes possam preferir a capecitabina por causa da administração oral, recomenda-se cuidado. A capecitabina, tem o potencial de causar toxicidade inesperada em virtude de alterações no metabolismo dos idosos, especialmente na presença de medicamentos concomitantes. Se o tumor apresentar hiperexpressão de HER-2/neu, existem dados de suporte ao uso de trastuzumabe em pacientes mais idosas. No estudo de referência de tratamento com agente único (idade média de 50 anos) a resposta não se alterou com o avanço da idade; entretanto, uma redução na fração de ejeção ventricular esquerda foi mais comum.[10] As mulheres idosas, como a nossa paciente, podem apresentar disfunção cardíaca subjacente, o que representa um fator de risco evidente para a toxicidade cardíaca do trastuzumabe. Faltam dados sobre a combinação de trastuzumabe com a quimioterapia para pacientes com mais de 65 anos.

## Conclusão

O tratamento inicial dessa paciente deverá se concentrar no estabelecimento do diagnóstico de câncer de mama e no tratamento da metástase femoral. Se o câncer responder aos hormônios, deve-se adotar o tratamento hormonal adjuvante em combinação com a terapia com bisfosfonato.

## Leituras Complementares

1. Briasoulis E, Karavasilis V, Kostadima L, Ignatiadis M, Fountzilas G, Pavlidis N. Metastatic breast carcinoma confined to bone: portrait of a clinical entity. *Cancer* 2004; **101**: 1524-8.
2. Hillner BE, Ingle JN, Chlebowski RT, Gralow J, Yee GC, Janjan NA, Cauley JA, Blumenstein BA, Albain KS, Lipton A, Brown S; American Society of Clinical Oncology. American Society of Clinical Oncology 2003 update on the role of bisphosphonates and bone health issues in women with breast cancer. *J Clin Oncol* 2003; **21**: 4042-57.
3. Mirels H. Metastatic disease in long bones: a proposed scoring system for diagnosing impending pathologic fractures. *Clin Orthop Relat Res* 2003; **(415 Suppl)**: S4-13.
4. Ward WG, Spang J, Howe D. Metastatic disease of the femur. Surgical management. *Orthop Clin North Am* 2000; **31**: 633-45.
5. Rapiti E, Verkooijen HM, Vlastos G, Fioretta G, Neyroud-Caspar I, Sappino AP, Chappuis PO, Bouchardy C. Complete excision of primary breast tumor improves survival of patients with metastatic breast cancer at diagnosis. *J Clin Oncol* 2006; **24**: 2743-9.
6. Nabholtz JM, Buzdar A, Pollak M, Harwin W, Burton G, Mangalik A, Steinberg M, Webster A, von Euler M. Anastrozole is superior to tamoxifen as first-line therapy for advanced breast cancer in postmenopausal women: results of a North American multicenter randomized trial. Arimidex Study Group. *J Clin Oncol* 2000; **18**: 3758-67.
7. Bonneterre J, Thurlimann B, Robertson JF, Krzakowski M, Mauriac L, Koralewski P, Vergote I, Webster A, Steinberg M, von Euler M. Anastrozole versus tamoxifen as first-line therapy for advanced breast cancer in 668 postmenopausal women: results of the Tamoxifen or Arimidex Randomized Group Efficacy and Tolerability study. *J Clin Oncol* 2000; **18**: 3748-57.
8. Mouridsen H, Gershanovich M, Sun Y, Perez-Carrion R, Boni C, Monnier A, Apffelstaedt J, Smith R, Sleeboom HP, Jaenicke F, Pluzanska A, Dank M, Becquart D, Bapsy PP, Salminen E, Snyder R, Chaudri-Ross H, Lang R, Wyld P, Bhatnagar A. Phase III study of letrozole versus tamoxifen as first-line therapy of advanced breast cancer in postmenopausal women: analysis of survival and update of efficacy from the International Letrozole Breast Cancer Group. *J Clin Oncol* 2003; **21**: 2101-9.
9. Gridelli C, Aapro M, Ardizzoni A, Balducci L, De Marinis F, Kelly K, Le Chevalier T, Manegold C, Perrone F, Rosell R, Shepherd F, De Petris L, Di Maio M, Langer C. Treatment of advanced non-small-cell lung cancer in the elderly: results of an international expert panel. *J Clin Oncol* 2005; **23**: 3125-37.
10. Cobleigh MA, Vogel CL, Tripathy D, Robert NJ, Scholl S, Fehrenbacher L, Wolter JM, Paton V, Shak S, Lieberman G, Slamon DJ. Multinational study of the efficacy and safety of humanized anti-HER2 monoclonal antibody in women who have HER2-overexpressing metastatic breast cancer that has progressed after chemotherapy for metastatic disease. *J Clin Oncol* 1999; **17**: 2639-48.

## PROBLEMA

# 39 Abordagem da Paciente com Câncer de Mama com História Familiar Positiva

## Caso Clínico

Uma paciente de 30 anos foi encaminhada após excisão local alargada e esvaziamento axilar de carcinoma ductal invasivo de 2 cm, grau III. O tumor mostra invasão linfovascular e 2 dos 11 linfonodos estão com metástases. A imunoistoquímica é negativa para receptores de estrogênio (RE), receptores de progesterona (RP) e HER-2. A paciente inicia quimioterapia adjuvante.

A história familiar detalhada revela a linhagem apresentada na Figura 39.1.

**A paciente deverá ser encaminhada a um serviço de genética clínica?**

**Quais as implicações para o tratamento do câncer de mama da paciente, recentemente diagnosticado, e para seu risco pessoal de desenvolver outros tumores?**

**Quais as implicações para os membros da família da paciente, incluindo a irmã, o irmão e a sobrinha?**

**Qual seria a alteração no tratamento da paciente se a pesquisa para mutações do gene BRCA 1/2 germinativo não tivesse identificado uma mutação?**

## Fundamentos

Consulte a linhagem da paciente, mostrada na Figura 39.1.

## Discussão

### A paciente deverá ser encaminhada a um serviço de genética clínica?

Todas as pacientes que se apresentam em uma clínica oncológica deverão ter sua história familiar registrada, incluindo, no mínimo, os parentes de primeiro e segundo graus. O ideal é incluir também dados sobre a idade à época do diagnóstico de câncer, tamanho do tumor, outros cânceres múltiplos e qualquer ancestral de etnia judaica (pois existem três mutações de formação particularmente comuns entre pacientes de descendência Judia Ashkenazi). É importante diferenciar e separar os parentes maternos e paternos. O câncer de mama é comum. Entretanto, o câncer de mama é comum de modo que a maioria das mulheres, mesmo com história familiar de câncer de mama, não fica na categoria de alto risco.[1]

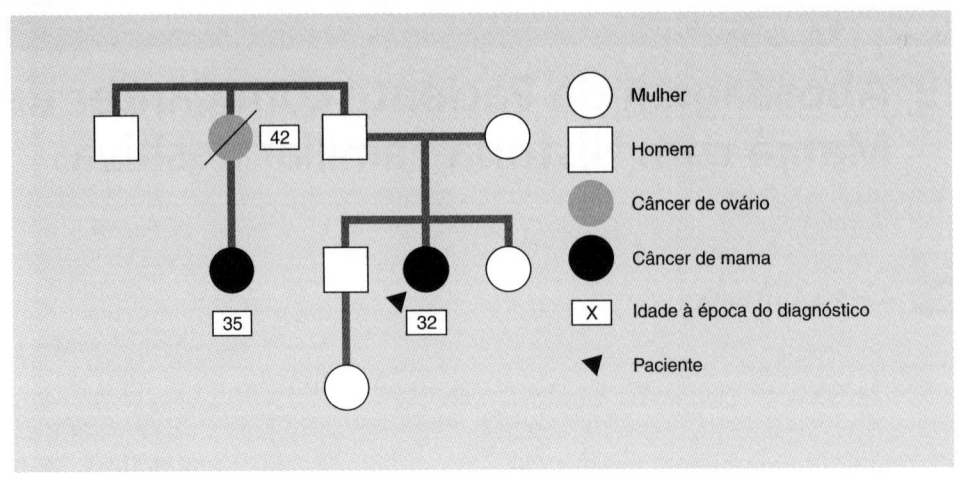

**Fig. 39.1** A linhagem da paciente.

O *National Institute of Health and Clinical Excellence* (NICE) define três grupos de risco:

- Baixo risco (risco de desenvolvimento de câncer de mama < 17%).
- Risco moderado (risco de desenvolvimento de câncer de mama de 17-30%).
- Alto risco (risco de desenvolvimento de câncer de mama > 30% ou superior a 20% de chance da presença de gene BRCA1, BRCA2 ou p53 anormal na família).

Qualquer paciente considerada como portadora de risco moderado ou alto de desenvolver câncer de mama deverá ser examinada por um geneticista clínico.[2]

Com base na história familiar fornecida, existe evidência suficiente de que a nossa paciente deve ser encaminhada a um serviço de genética clínica. Pacientes sendo consideradas para verificação genética deverão ser encaminhadas aos cuidados terciários, para aconselhamento genético sobre os riscos e opções existentes. O possível valor do teste deve ser discutido, incluindo o significado de um resultado positivo e negativo. As mutações no gene BRCA1/2 são responsáveis pela maioria das famílias com vários casos de câncer de mama e de ovário, e/ou de cânceres de mama femininos e masculinos. Entretanto, essas mutações respondem por menos de um terço do componente herdado em famílias onde o único câncer é o da mama feminina. De modo geral, as mutações dos genes BRCA1/2 respondem por menos de 5% dos cânceres de mama.

Durante a quimioterapia adjuvante, a paciente é encaminhada ao serviço de genética clínica e após receber o aconselhamento genético apropriado, ela decide se submeter à pesquisa para BRCA1/2 germinativa e chega-se à conclusão de que ela é portadora de uma mutação de BRCA1 hereditária.

## Quais as implicações para o tratamento do câncer de mama da paciente, recentemente diagnosticado, e para seu risco pessoal de desenvolver outros tumores?

Uma vez que nossa paciente seja portadora de mutação de BRCA1 hereditária, ela deverá receber os cuidados de um centro terciário. As recomendações atuais, entretanto, não sugerem que seu câncer de mama real deva ser tratado de maneira diferente daquele de uma paciente sem essa mutação. As decisões de tratamento deverão ser tomadas em um ambiente multidisciplinar e levar em consideração os riscos contínuos do câncer.

# Problema 39 Abordagem da Paciente com Câncer de Mama com História... 173

Para reduzir o risco da nossa paciente desenvolver um segundo câncer de mama primário, deve-se discutir o controle ou a profilaxia cirúrgica (mastectomia bilateral). Vários estudos demonstram que a vigilância é eficaz na identificação de cânceres de mama em pacientes de alto risco, mas não há evidência de que ela reduza a mortalidade por causa desse câncer. A mamografia em mulheres mais jovens é menos eficaz como ferramenta de triagem para câncer de mama em virtude da maior densidade das mamas mais jovens. Um estudo com 1.900 mulheres com histórias familiares de risco moderado ou alto (20% com mutações em BRCA1/2) mostrou sensibilidade aumentada mas especificidade reduzida para a investigação por ressonância magnética (RM) em comparação com a mamografia (80 e 33%, respectivamente).[3] A mamografia se mostrou melhor que a RM na detecção de carcinoma ductal *in situ*. Um estudo do Reino Unido também deu suporte a essas descobertas.[4] Uma revisão recente das diretrizes do NICE passou a recomendar a RM precoce para mulheres entre 30 e 49 anos com mutações em BRCA1 e BRCA2, assim como para certos subgrupos de mulheres em risco. Uma alternativa ao controle nessa paciente é a consideração da mastectomia bilateral. Entretanto, sabe-se que esse procedimento só é apropriado para algumas pacientes. Em um estudo de observação, foi verificado que a mastectomia reduziu o risco de câncer de mama em portadores de mutação em BRCA1/2 em 95% (risco de 50% *versus* 2%).[5] A maioria das mulheres convive com a mastectomia profilática, mas uma pequena minoria realmente desenvolve dificuldades psicológicas a longo prazo. As mulheres que estejam considerando essa opção devem ser alertadas quanto ao potencial do câncer de mama ser diagnosticado incidentalmente, e também de que há relatórios de casos de desenvolvimento de câncer de mama, apesar da mastectomia profilática. Estudos de avaliação da eficácia da prevenção química em mulheres com alto risco, por meio de drogas como tamoxifeno e inibidores da aromatase, estão em andamento.

Até agora não existe evidência de suporte à triagem para câncer de ovário, mesmo em populações de alto risco; novamente, os estudos estão em andamento. A salpingo-ooforectomia bilateral (BSO) demonstrou ser eficaz na redução da incidência de câncer de ovário (96%),[6] mas ainda permanece um pequeno risco de desenvolvimento de carcinoma peritoneal primário. Esse mesmo estudo também demonstrou redução de 50% no risco de câncer de mama em portadoras de mutação do BRCA1, apesar da maioria dos cânceres associados a essa mutação serem negativos para RE. O melhor momento para a BSO é o período logo após o término da idade fértil e, de modo ideal, antes dos 35 anos, quando o risco de câncer de ovário começa a aumentar acentuadamente. O impacto negativo da BSO, incluindo os sintomas da menopausa e o efeito sobre a função sexual, deve ser discutido com a paciente durante as considerações sobre esse procedimento.

## Quais as implicações para os membros da família da paciente, incluindo a irmã, o irmão e a sobrinha?

Uma vez descoberta a mutação, outros membros da família podem ser testados para a mesma mutação, no que se conhece como verificação prognóstica. Todos aqueles considerados como de verificação prognóstica deverão se submeter a aconselhamento genético para assegurar que tenham compreendido as implicações dos resultados positivos e negativos. O irmão e a irmã da paciente deverão ser candidatos à verificação, pois cada um deles tem 50% de chance de terem herdado a mutação no gene BRCA1. Se os resultados forem negativos, as diretrizes atuais assumem que o risco desses pacientes em desenvolverem câncer de mama volta ao risco da população.[2] Entretanto, essa visão é desafiada por outro estudo recente, ainda a ser publicado, que sugere que mulheres de famílias de alto risco com resultados negativos para mutações em BRCA1 e BRCA2 ainda cumprem com os critérios de "risco moderado". Deve-se notar que o câncer de mama masculino está associado a mutações em BRCA2, não em BRCA1 (Tabela 39.1). Entretanto, se o irmão da paciente não tiver herdado a mutação, então sua filha poderá ser tranqui-

**Tabela 39.1** Comparação entre os aspectos das mutações nos genes BRCA1 e BRCA2

| | BRCA1 | BRCA2 |
|---|---|---|
| Risco de câncer de mama | 65-85% | 40-85% |
| Risco de câncer de ovário | 40-50% | 10-25% |
| Associação com câncer de mama masculino | Não | Sim |
| Outros cânceres associados | Não | Pâncreas<br>Próstata<br>Melanoma |
| Patologia do câncer de mama | Frequente<br>RE negativo (90%) | Sem patologia distinta<br>Frequentemente RE-positivo e associado à DCIS (incomum em cânceres associados ao gene BRCA1) |
| Biologia molecular do gene com mutação | Alto grau<br>Aparência medular<br>HER-2-negativo (90%)<br>Envolvido em reparo de recombinação de quebras de DNA de filamento duplo por RAD51 de controle | Envolvido em reparo de recombinação de quebras de DNA de filamento duplo por RAD51 de controle |

RE = Receptor de estrogênio; DCIS = carcinoma ductal *in situ*.

lizada de que ela não pode ter herdado a mutação. E mesmo que esse irmão tenha a mutação, não há indicação para verificação em sua filha de 9 anos antes que ela possa fornecer um consentimento livre e informado, pois isso não afetará seu tratamento imediato.

## Qual seria a alteração no tratamento da paciente se a pesquisa para mutações do gene BRCA1/2 germinativo não tivesse identificado uma mutação?

Mesmo se a mutação no BRCA1/2 não tenha sido detectada, a história familiar cumpre com os critérios para alto risco. A paciente e seus parentes devem estar cientes de que, apesar da mutação não ter sido encontrada na verificação genética do BRCA, ainda pode haver um risco hereditário para câncer de mama e/ou de ovário na família. Por exemplo, pode haver uma mutação em outro gene, ainda não descrito, ou o envolvimento de outro gene de câncer conhecido (Tabela 39.2). Portanto, mesmo se nenhuma mutação for descoberta, a paciente e seus parentes deverão receber aconselhamento apropriado e ainda considerar a triagem apropriada ou a cirurgia para redução do risco.

**Tabela 39.2** Alguns genes de câncer implicados em câncer de mama

| Síndrome | Gene | Aspectos |
|---|---|---|
| Li Fraumeni | P53 | Risco muito alto de câncer de mama (especialmente antes dos 50 anos) |
| | | Sarcomas e gliomas jovens |
| Cowden | PTEN | Risco aumentado de câncer de mama e tumores da tireoide |
| | | Manifestações cutâneas associadas |
| | ATM | Risco moderado de câncer de mama, ainda sem verificação clínica |
| | CHEK2 | Risco moderado de câncer de mama, ainda sem verificação clínica |

# Conclusão

Essa paciente é portadora de mutação no gene BRCA1. Seu câncer atual deverá ser tratado como qualquer outro tumor em estádio e patologia similares. Entretanto, o risco de futuros cânceres primários de mama e de ovário é maior e ela deverá se submeter à triagem apropriada e às medidas de redução de risco. Seus irmãos adultos deverão se submeter à verificação quanto à mutação de BRCA1, com aconselhamento genético.

# Leituras Complementares

1. Collaborative Group on Hormonal Factors in Breast Cancer. Familial breast cancer: collaborative reanalysis of individual data from 52 epidemiological studies including 58,209 women with breast cancer and 101,986 women without the disease. *Lancet* 2001; **358**: 1389-99.
2. National Institute for Clinical Excellence. Familial breast cancer: the classification and care of women at risk of familial breast cancer in primary, secondary and tertiary care. London: NICE, 2004.
3. Rijnsburger AJ, Essink-Bot ML, van Dooren S, Borsboom GJ, Seynaeve C, Bartels CC, Klijn JG, Tibben A, de Koning HJ. Impact of screening for breast cancer in high-risk women on health-related quality of life. *Br J Cancer* 2004; **91**: 69-76.
4. Leach MO, Boggis CR, Dixon AK, Easton DF, Eeles RA, Evans DG, Gilbert FJ, Griebsch I, Hoff RJ, Kessar P, Lakhani SR, Moss SM, Nerurkar A, Padhani AR, Pointon LJ, Thompson D, Warren RM; MARIBS study group. Screening with magnetic resonance imaging and mammography of a UK population at high familial risk of breast cancer: a prospective multicentre cohort study (MARIBS). *Lancet* 2005; **365**: 1769-78.
5. Rebbeck TR, Friebel T, Lynch HT, Neuhausen SL, van't Veer L, Garber JE, Evans GR, Narod SA, Isaacs C, Matloff E, Daly MB, Olopade 01, Weber BL. Bilateral prophylactic mastectomy reduces breast cancer risk in BRCA1 and BRCA2 mutation carriers: the PROSE Study Group. *J Clin Oncol* 2004; **22**: 1055-62.
6. Kauff ND, Satagopan JM, Robson ME, Scheuer L, Hensley M, Hudis CA, Ellis NA, Boyd J, Borgen PI, Barakat RR, Norton L, Castiel M, Nafa K, Offit K. Risk-reducing salpingooophorectomy in women with a BRCA1 or BRCA2 mutation. *N Engl J Med* 2002; **346**: 1609-15.
7. Smith A, Moran A, Boyd MC, Bulman M, Shenton A, Smith L, Iddenden R, Woodward ER, Lalloo F, Maher ER, Evans DG. Phenocopies in BRCA1 and BRCA2 families: evidence for modifier genes and implications for screening. *J Med Genetics* 2007; **44**: 10-15.

## Seção 7 Câncer de Mama e Ginecológico

### PROBLEMA

# 40 Tratamento de Primeira Linha para Câncer de Ovário

### Caso Clínico

Uma paciente de 56 anos apresenta-se com história de 3 meses de anorexia e inchaço abdominal. Sua história clínica é pouco notável. A TC do abdome mostra massa no ovário, ascite, tumor omental extenso e nódulos na superfície do fígado. A ascite contém células malignas compatíveis com adenocarcinoma de origem ovariana.

Qual é a evidência favorável à cirurgia inicial em vez da quimioterapia adjuvante?

Quais fatores e/ou investigações complementares influenciarão a decisão de tentar a cirurgia agora?

Quais regimes são tratamentos de primeira linha aceitáveis para carcinoma de ovário e em quais evidências eles se baseiam?

## Fundamentos

### Qual é a evidência favorável à cirurgia inicial em vez da quimioterapia adjuvante?

Para mulheres portadoras de câncer de ovário epitelial em estádio precoce (estádios I e II da *International Federation of Gynecology and Obstetrics* [FIGO]) o tratamento primário é a cirurgia. Entretanto, a maioria das pacientes apresenta-se com a doença avançada (FIGO III ou IV) – como a nossa paciente, que tem doença em estádio IIIB FIGO. A melhor cirurgia possível em combinação com a quimioterapia à base de platina confere vantagem de sobrevida às mulheres com câncer de ovário, significativamente relacionada com a quantidade de doença residual pós-operatória. Pacientes com doença residual mínima, após citorredução excelente, ou seja, doença residual inferior a 1 cm no diâmetro maior, têm melhor prognóstico.[1]

Não existe evidência definitiva de estudos clínicos controlados e randomizados para suporte ao melhor momento para a cirurgia e a quimioterapia. Entretanto, existe um consenso de que é necessário "o máximo esforço cirúrgico", independente do momento. A cirurgia primária é útil para o estadiamento definitivo e há muitas razões biológicas plausíveis pelas quais a quimioterapia pode ser mais eficaz após o *debulking* (ou cirurgia citorredutora) (revisado e referenciado por Thigpen[2]). Portanto, a cirurgia primária seguida de quimioterapia continua a ser o padrão de cuidados fora de um estudo clínico para pacientes como a nossa. Uma resposta definitiva para pacientes com doença avançada é esperada de um grande estudo prospectivo (EORTC 55971) que terminou o recrutamento em dezembro de 2006. Esse estudo randomizou pacientes com câncer de ovário epitelial graus IIIC e IVC para a quimioterapia neoadjuvante seguida de cirurgia ou para a cirurgia primária seguida de quimioterapia pós-operatória.

## Quais fatores e/ou investigações complementares influenciarão a decisão de tentar a cirurgia agora?

A cirurgia citorredutora é benéfica para mulheres em que o procedimento cirúrgico planejado é possível na ausência de morbidade excessiva. Existe evidência substancial de que a quimioterapia primária seguida da cirurgia citorredutora é uma alternativa válida em um grupo selecionado de mulheres com câncer de ovário avançado. Portanto, mulheres em que a melhor citorredução não seja possível inicialmente podem ser tratadas com a administração primária de quimioterapia sistêmica, ou seja, tratamento neoadjuvante seguido da cirurgia citorredutora mais tarde.

Metástases peritoneais incontáveis (mais de 100), grandes placas metastáticas peritoneais, ascite de tamanho significativo e um índice de desempenho de 2 ou 3 representam, todos, indicações para a quimioterapia neoadjuvante,[3-5] assim como a situação nutricional insatisfatória ou as comorbidades que aumentam o risco do anestésico. Se nossa paciente se apresentar significativamente caquética ou se o estadiamento completo por TC mostrar a doença com grande derrame pleural ou doença parenquimatosa do pulmão que não seria removida pela cirurgia, isso poderia levar à decisão de tentar a quimioterapia neoadjuvante. Assumindo-se, porém, que esse não seja o caso, a presença de nódulos na superfície do fígado não é, necessariamente, uma contraindicação ao tratamento cirúrgico primário. A proporção entre risco e benefício para a melhor citorredução possível deve ser cuidadosamente avaliada em todos esses casos, com base no volume e localização da doença hepática.

## Discussão

### Quais regimes são tratamentos de primeira linha aceitáveis para carcinoma de ovário e em quais evidências eles se baseiam?

O padrão de cuidados para a quimioterapia de primeira linha é um regime que usa uma combinação de platina e taxano. As diretrizes do *National Institute of Health and Clinical Excellence* (NICE) também declaram que a quimioterapia de primeira linha no tratamento de câncer de ovário deverá incluir um regime à base de platina, com ou sem paclitaxel. Vários estudos e uma metanálise demonstraram eficácia terapêutica equivalente entre a cisplatina e a carboplatina.[6,7] A cisplatina leva a mais neurotoxicidade, nefrotoxicidade, ototoxicidade e toxicidade gastrointestinal, mas está associada a menos mielossupressão que a carboplatina. Doses acumuladas de carboplatina levam, porém, à preocupação quanto à ocorrência de trombocitopenia.

Muitos estudos avaliaram o papel dos taxanos no tratamento primário de câncer de ovário. Embora o estudo clínico ICON-3 tenha concluído que a carboplatina ou a ciclofosfamida, a doxorrubicina e a cisplatina como agentes únicos sejam tão eficazes quanto a combinação de carboplatina e paclitaxel,[8] taxas superiores de resposta e de sobrevida sem a doença para essa combinação a transformaram em uma abordagem de primeira linha geralmente aceita. O estudo ICON 5, apresentado na reunião da *American Society of Clinical Oncology* em 2006, demonstrou que a adição/substituição de novos agentes citotóxicos, como gencitabina, doxorrubicina lipossomal e topotecano pelo paclitaxel em combinações sequenciais duplas ou triplas resultou diferenças não significativas.[9] O benefício de acrescentar agentes biológicos mais recentes, como os agentes antiangiogênicos, à quimioterapia sistêmica está sendo atualmente avaliado em vários estudos de grande porte, mas ainda não é um tratamento padrão. Em geral, portanto, fora de um estudo clínico, nossa paciente deveria receber a quimioterapia sistêmica usando a combinação de carboplatina e paclitaxel.

A questão da quimioterapia intraperitoneal como parte do tratamento primário foi tratada posteriormente. Já está amplamente aceito que a quimioterapia intraperitoneal é mais eficaz na doença residual de pequeno volume e que a maioria dos tratamentos parece funcionar melhor em doenças sensíveis à platina. Vários estudos examinaram o tratamento intraperitoneal para pacientes que tenham apresentado resposta completa ao tratamento inicial sistêmico à base de platina. Entretanto, nenhum deles demonstrou vantagem de sobrevida geral ou sem a doença quando a quimioterapia intraperitoneal foi administrada como consolidação do tratamento.

O estudo de Armstrong et al.,[10] publicado recentemente, apresentou, pela primeira vez, uma vantagem de sobrevida com o uso do tratamento intraperitoneal. Esse estudo randomizado comparou pacientes com doença em estádio III, que se submeteram à melhor cirurgia citorredutora possível e foram tratadas ou com 6 ciclos (a cada 3 semanas) de cisplatina/paclitaxel intravenosos ou com 6 ciclos (a cada 3 semanas) de paclitaxel intravenoso e cisplatina/paclitaxel intraperitoneal. Os efeitos colaterais foram mais comuns no grupo com tratamento intraperitoneal ($P \leq 0,001$), e somente 42% das pacientes completaram os 6 ciclos de tratamento. A sobrevida média sem progressão da doença nos grupos intravenoso e intraperitoneal foi de 18,3 e 23,8 meses, respectivamente ($P = 0,05$). A sobrevida geral média no grupo com doença em estádio IV foi de 49,7 meses e no grupo intraperitoneal foi de 65,6 meses ($P = 0,03$). Esse estudo clínico indica que a quimioterapia intraperitoneal é válida, segura e eficaz e que pode exercer papel importante como tratamento de primeira linha para carcinoma de ovário em estádio III, embora, atualmente, a opinião internacional permaneça dividida sobre se ela deve ser considerada como padrão de cuidados.

## Conclusão

Se for viável que a cirurgia primária possa atingir a citorredução máxima do tumor, então a cirurgia seguida de quimioterapia adjuvante é uma abordagem racional. A quimioterapia adjuvante consiste, normalmente, em terapia intravenosa à base de platina, embora o tratamento intraperitoneal possa ser valioso em pacientes selecionadas.

## Leituras Complementares

1. Bristow RE, Tomacruz RS, Armstrong DK, Trimble EL, Montz FJ. Survival effect of maximal cytoreductive surgery for advanced ovarian carcinoma during the platinum era: a meta-analysis. *J Clin Oncol* 2002; **20**: 1248-54.
2. Thigpen T. The if and when of surgical debulking for ovarian carcinoma. *N Engl J Med* 2004; **351**: 2544-6.
3. Vergote IB, De Wever I, Decloedt J, Tjalma W, Van Gramberen M, van Dam P. Neoadjuvant chemotherapy versus primary debulking surgery in advanced ovarian cancer. *Semin Oncol* 2000; **27**: 31-7.
4. van der Burg ME, van Lent M, Buyse M, Kobierska A, Colombo N, Favalli G, Lacave AJ, Nardi M, Renard J, Pecorelli S. The effect of debulking surgery after induction chemotherapy on the prognosis in advanced epithelial ovarian cancer. *N Engl J Med* 1995; **332**: 629-34.
5. Rose PG, Nerenstone S, Brady MF, Clarke-Pearson D, Olt G, Rubin SC, Moore DH, Small JM; Gynecologic Oncology Group. Secondary surgical cytoreduction for advanced ovarian cancer. *N Engl J Med* 2004; **351**: 2489-95.
6. Ozols RF, Bundy BN, Greer BE, Fowler JM, Clarke-Pearson D, Burger RA, Manuel RS, DeGeest K, Hartenbach EM, Baergen R; Gynecologic Oncology Group. Phase III trial of carboplatin and

paclitaxel compared with cisplatin paclitaxel in patients with optimally resected stage III ovarian cancer. A Gynaecologic Oncology Group study. *J Clin Oncol* 2003; **21**: 3194-201.
7. Aabo K, Adams M, Adnitt P, Alberts DS, Athanazziou A, Barley V, Bell DR, Bianchi U, Bolis G, Brady MF, Brodovsky HS, Bruckner H, Buyse M, Canetta R, Chylak V, Cohen CJ, Colombo N, Conte PF, Crowther D, Edmonson JH, Gennatas C, Gilbey E, Gore M, Guthrie D, Yeap BY, *et al.* Chemotherapy in advanced ovarian cancer: four systemic meta-analyses of individual patient's data from 37 randomised trials. Advanced Ovarian Trialists' Group. *Br J Cancer* 1998; **78**: 1478-85.
8. Paclitaxel plus carboplatin versus standard chemotherapy with either single agent carboplatin or cyclophosphamide, doxorubicin, and cisplatin in women with ovarian cancer, the ICON 3 randomised trial. *Lancet* 2002; **360**: 505-11.
9. Bookman MA, for the GCIG through the GOG GOG0182-ICON5: 5-arm phase III randomized trial of paclitaxel and carboplatin vs combinations with gemcitabine, PEG-liposomal doxorubicin, or topotecan in patients with advanced-stage epithelial ovarian or primary peritoneal carcinoma. *J Clin Oncol* 2006; **24**(18 Suppl) (abstract 5002).
10. Armstrong DK, Bundy B, Wenzel L, Huang HQ, Baergen R, Lele S, Copeland LJ, Walker JL, Burger RA; Gynecologic Oncology Group. Phase III randomised trial of intravenous cisplatin and paclitaxel versus an intensive regimen of intravenous paclitaxel, intraperitoneal cisplatin, and intraperitoneal paclitaxel in stage III ovarian cancer: A Gynecologic Oncology Group Study. *N Engl J Med* 2006; **354**: 34-43.

## PROBLEMA

# 41 Quimioterapia para Câncer de Ovário Recorrente

### Caso Clínico

Uma senhora de 58 anos completou 6 ciclos de quimioterapia com carboplatina e paclitaxel para carcinoma seroso papilar do ovário que já sofrera procedimento satisfatório de citorredução. Ao final do tratamento a paciente estava assintomática, sem doença residual e com níveis de CA125 dentro dos limites normais.

**Que tipo de acompanhamento você recomendaria agora? Em especial, discuta a utilidade da medição do CA125 durante o acompanhamento e como essa medida poderá orientar suas ações no futuro.**

Oito meses após a conclusão da quimioterapia com carboplatina e paclitaxel, a paciente volta a se queixar de plenitude abdominal. Uma tomografia computadorizada (TC) revela pequeno volume de ascite recorrente e de doença omental difusa.

**Qual é a opção padronizada de tratamento nesse momento e em que evidência ela se baseia?**

**Discutir o papel do tratamento sem platina em câncer de ovário recorrente e a evidência que justifica a escolha desse tratamento.**

## Fundamentos

**Que tipo de acompanhamento você recomendaria agora? Em especial, discuta a utilidade da medição do CA125 durante o acompanhamento e como essa medida poderá orientar suas ações no futuro.**

Infelizmente, apesar das boas respostas iniciais, a maioria das mulheres com câncer de ovário geralmente sofre recorrência. Os dados retrospectivos existentes até agora sugerem que os índices de resposta à quimioterapia de segunda linha melhoram com volume reduzido do tumor (< 5 cm *versus* ≥ 5 cm) e melhor índice de desempenho.[1] Isso mostra a importância do acompanhamento, para que a doença possa ser identificada e tratada no melhor momento: não muito cedo, quando a toxicidade do tratamento supera o benefício, nem muito tarde, quando as chances de resposta são reduzidas e as reservas para enfrentar o tratamento são piores. Os resultados de dois estudos clínicos, OV05 e EORTC55955, são atualmente esperados para se saber se existem diferenças em termos de sobrevida entre iniciar a quimioterapia quando o nível de CA125 aumentar, mesmo na falta de sintomas, e iniciar a quimioterapia quando os sintomas se desenvolverem.

A maioria das portadoras de câncer de ovário mostra elevação na concentração sérica de CA125 no diagnóstico e na recorrência. Existe evidência de que o nadir do CA125 obtido e a meia-vida desse indicador têm valor prognóstico em câncer de ovário.[2] Em mulheres com CA125 elevado no diagnóstico, esse indicador é um marcador mais sensível de recaída que o controle radiológico. O acompanhamento recomendado para câncer de ovário é, portanto, composto de consultas regulares em ambulatório, com verificação dos níveis de CA125 em cada consulta. A investigação radiológica por imagens não é feita rotineiramente fora do ambiente de um estudo clínico, a menos que haja suspeita clínica, ou CA125, de progressão da doença. A exceção pode ser o controle dos 10 a 20% de mulheres que não apresentam CA125 elevado à época do diagnóstico inicial, ou aquelas que se apresentam com a doença em um estádio muito precoce.

## Discussão

**Qual é a opção padronizada de tratamento nesse momento e em que evidência ela se baseia?**

O tratamento do câncer de ovário recorrente é paliativo e, portanto, os objetivos primários do tratamento são: prolongar a vida, aliviar os sintomas atribuíveis à doença e manter a qualidade de vida. As drogas ativas incluem a platina, os taxanos, a doxorrubicina lipossomal peguilada, topotecano e gencitabina.

Ao se considerar o tratamento de segunda linha, um fator importante é o tempo decorrido desde a conclusão da quimioterapia à base de platina. A resposta à reintrodução da platina está fortemente relacionada com o intervalo sem essa substância (Tabela 41.1). As mulheres com doença sensível à substância mostram índices mais altos de resposta aos tratamentos de segunda linha, tanto à base de platina (22-59%) como não contendo essa substância (10-30%), em comparação às mulheres com doença resistente ou refratária à platina. Quanto mais longo o intervalo sem essa substância, maior a chance de resposta à terapia de reintrodução à base de platina.[3]

O estudo clínico ICON4[4] mostrou, pela primeira vez, um benefício de sobrevida geral da quimioterapia de combinação (carboplatina + paclitaxel) sobre a carboplatina como agente único no tratamento de segunda linha (proporção de risco *[hazard ratio]* 0,82, $P = 0,02$). Houve também melhoria de 3 meses na sobrevida média sem progressão da doença (10 meses *versus* 13 meses) a favor do braço tratado com a combinação. Entretanto, no braço de controle, um terço

| Tabela 41.1 | Definições de câncer de ovário recorrente |
|---|---|
| Doença | Definição |
| Doença sensível à platina | Doença que responde à terapia à base de platina mas que recorre 12 meses ou mais após a conclusão do tratamento |
| Doença parcialmente sensível à platina | Doença que responde à terapia à base de platina mas que recorre entre 6 e 12 meses após a conclusão do tratamento |
| Doença resistente à platina | Doença que responde a terapia à base de platina mas que recorre em menos de 6 meses após a conclusão do tratamento |
| Doença refratária à platina | Doença que não responde à terapia à base de platina |

das pacientes não recebeu nenhum taxano em qualquer momento da doença, tendo sido observado um índice elevado de neurotoxicidade (20% grau ≥ 2), apesar de somente 45% das pacientes do estudo terem recebido um taxano anteriormente. Um outro estudo randomizado de fase III, o AGO-OVAR 2.5, comparou a terapia de combinação de carboplatina + gencitabina com a terapia só com carboplatina e também mostrou melhora na sobrevida sem a doença (8,6 meses *versus* 5,8 meses, P = 0,003, HR 0,72). Nesse estudo, mais pacientes que aquelas do estudo ICON4 já tinham recebido um taxano em terapia de primeira linha. Esse estudo não tinha poder para detectar qualquer diferença em termos de sobrevida geral.[5]

Nenhum estudo prospectivo demonstrou, até agora, um benefício nítido de sobrevida para a cirurgia citorredutora posterior. Entretanto, um grupo informou que a citorredução cirúrgica ideal e secundária bem-sucedida era a variável mais importante a afetar a sobrevida geral, avaliada por análise de multivariação.[6] A citorredução cirúrgica secundária não é atualmente considerada como prática padrão. A cirurgia pode ter um papel importante em casos específicos para melhorar os sintomas, especialmente em pacientes com doença localizada de progressão lenta. O papel do tratamento intraperitoneal nessa população de pacientes ainda é obscuro, e o procedimento só deverá ser realizado em um estudo clínico.

Nossa paciente, de acordo com a evidência atual, deverá ser considerada para o tratamento com carboplatina e paclitaxel, assumindo-se não haver contraindicações como, por exemplo, um quadro significativo de neurotoxicidade. Entretanto, na presença de neurotoxicidade anterior ou de razões clínicas para temer essa ocorrência, a combinação de gencitabina e carboplatina, ou carboplatina como agente único, deverá ser considerada. A paciente deverá ser informada também de que os tratamentos de combinação, embora demonstrando pequenas melhorias na sobrevida sem progressão da doença e/ou na sobrevida geral, também aumentam a toxicidade.

## Discutir o papel do tratamento sem platina em câncer de ovário recorrente e a evidência que justifica a escolha desse tratamento.

Se o tratamento à base de platina não foi adequado para essa paciente, ou se ela sofreu recorrência posteriormente e a doença agora se mostra resistente à platina ou refratária, a opção é administrar paclitaxel ou doxorrubicina lipossomal peguilada como agentes únicos. Topotecano é outra alternativa, mas só é recomendado se as outras drogas mencionadas não forem adequadas, em virtude de maior toxicidade e inconveniência de dosagem. Tamoxifeno também pode ser usado no tratamento de segunda linha de câncer de ovário, com respostas de até 18%,[7] mas esse agente é usado com mais frequência em pacientes assintomáticas, com evidência radiológica mínima, se houver, da doença, muito diferente do cenário descrito neste texto.

Atualmente, observa-se interesse pelo uso de tratamentos com alvo molecular em câncer de ovário, alguns dos quais já demonstraram ser promissores em estudos clínicos de fase II. As novas drogas atualmente sob investigação incluem erlotinibe e ZD2171 (inibidores da tirosina cinase) e bevacizumabe e VEGF-TRAP (inibidores do fator de crescimento endotelial vascular). As pacientes deverão ser aconselhadas a participar dos estudos clínicos disponíveis em suas localidades, para estabelecer se essas novas substâncias terão algum impacto no tratamento de câncer de ovário recorrente no futuro.

## Conclusão

Nossa paciente tem câncer de ovário parcialmente sensível à platina. Dependendo dela ter ou não sofrido uma reação de neurotoxicidade no primeiro tratamento, e dos seus outros fatores de risco para toxicidade, ela poderá ser considerada para tratamento com carboplatina/paclitaxel, carboplatina/gencitabina ou só carboplatina.

## Leituras Complementares

1. Eisenhauer EA, Vermorken JB, van Glabbeke M. Predictors of response to subsequent chemotherapy in platinum pretreated ovarian cancer: a multivariate analysis of 704 patients [see comments]. *Ann Oncol* 1997; **8**: 963-8.

2. Riedinger JM, Wafflart J, Ricolleau G, Eche N, Larbre H, Basuyau JP, Dalifard I, Hacene K, Pichon MF. Ca 125 half-life and Ca 125 nadir during induction chemotherapy are independent predictors of epithelial ovarian cancer outcome: results of a French multicentric study. *Ann Oncol* 2006; **17**: 1234-8.

3. Markman M, Rothman R, Hakes T, Reichman B, Hoskins W, Rubin S, Jones W, Almadrones L, Lewis JL Jr. Second-line platinum therapy in patients with ovarian cancer previously treated with cisplatin. *J Clin Oncol* 1991; **9**: 389-93.

4. Parmar MK, Ledermann JA, Colombo N, du Bois A, Delaloye JF, Kristensen GB, Wheeler S, Swart AM, Qian W, Torri V, Floriani I, Jayson G, Lamont A, Trope C; ICON and AGO Collaborators. Paclitaxel plus platinum-based chemotherapy versus conventional platinum-based chemotherapy in women with relapsed ovarian cancer: the ICON4/AGO-OVAR-2.2 trial. *Lancet* 2003; **361**: 2099-106.

5. Pfisterer J, Plante M, Vergote I, du Bois A, Hirte H, Lacave AI, Wagner U, Stahle A, Stuart G, Kimmig R, Olbricht S, Le T, Emerich J, Kuhn W, Bentley J, Jackisch C, Luck HJ, Rochon J, Zimmermann AH, Eisenhauer E; AGO-OVAR; NCIC CTG; EORTC GCG. Gemcitabine plus carboplatin compared with carboplatin in patients with platinum-sensitive recurrent ovarian cancer: an intergroup trial of the AGO-OVAR, the NCIC CTG, and the EORTC GCG. *J Clin Oncol* 2006; **24**: 4699-707.

6. Hoskins WJ, Rubin SC, Dulaney E, Chapman D, Almadrones L, Saigo P, Markman M, Hakes T, Reichman B, Jones WB, *et al.* Influence of secondary cytoreduction at the time of second-look laparotomy on the survival of patients with epithelial ovarian carcinoma. *Gynecol Oncol* 1989; **34**: 365-71.

7. Hatch KD, Beecham JB, Blessing JA, Creasman WT. Responsiveness of patients with advanced ovarian carcinoma to tamoxifen. A Gynecologic Oncology Group study of second-line therapy in 105 patients. *Cancer* 1991; **68**: 269-71.

# PROBLEMA

## 42 Quimiorradioterapia para Câncer do Colo do Útero

### Caso Clínico

Uma paciente de 38 anos, PARA 2 + 0, apresenta-se com sangramento após uma relação sexual. A colposcopia mostra lesão cervical que, na biopsia, se revela como carcinoma misto adenoescamoso. O exame mediante anestesia sugere envolvimento parametrial à direita, confirmado pelo estadiamento radiológico, que também sugere a presença de linfonodo ilíaco único aumentado à esquerda, mas sem doença em nenhum outro local e sem hidronefrose.

**Qual é o estádio desse tumor?**

**Qual é o tratamento-padrão? Discutir a justificativa de suporte ao uso da quimioterapia nesse quadro.**

**Discutir os fatores que prognosticam a doença com mais intensidade nessa paciente. Quais são as implicações desses fatores no tratamento?**

## Fundamentos

### Qual é o estádio desse tumor?

O tumor é IIB. O estadiamento da *International Federation of Gynecology and Obstetrics* (FIGO) (Tabela 42.1) para câncer do colo do útero se baseia na avaliação clínica, a qual, de preferência, deverá ser conduzida por um examinador experiente e sob anestesia. Quando não se tem certeza sobre o estádio em especial em que o tumor deve ser classificado, é obrigatório usar o estádio imediatamente anterior. O estadiamento pode envolver palpação, inspeção, colposcopia, curetagem endocervical, histeroscopia, cistoscopia, proctoscopia, urografia intravenosa e exame radiográfico dos pulmões e do esqueleto. O envolvimento da bexiga ou do reto deve ser confirmado por biopsia.

A classificação FIGO, porém, apresenta algumas desvantagens. O acometimento dos linfonodos é um dos fatores prognósticos negativos mais importantes em câncer cervical, além das metástases, mas isso não está incluído atualmente nessa classificação. Além disso, o estadiamento não depende das técnicas contemporâneas de investigação radiológica por imagens (como a tomografia computadorizada [TC], a ressonância magnética [RM] e a tomografia com emissão de pósitron [PET]), normalmente aplicadas nos países desenvolvidos. Se a cirurgia for executada, ela poderá revelar que o câncer está mais avançado do que se pensava inicialmente. Embora essa nova informação possa alterar o plano de tratamento, ela não altera o estadiamento da paciente na classificação FIGO. Para essa finalidade deve-se aplicar a nomenclatura TNM do *American Joint Committee on Cancer*, dos EUA.

| Tabela 42.1 | Diretrizes para estadiamento da International Federation of Gynecology and Obstetrics (FIGO) |
|---|---|
| Estádio 0 | Carcinoma *in situ* |
| Estádio I | Limitado ao colo uterino |
| IA | Carcinoma invasivo diagnosticado por microscopia |
| IAI | Profundidade < 3 mm e largura < 7 mm |
| IA2 | Profundidade 3-5 mm e largura < 7 mm |
| IB | Tumor visível ou por microscopia: profundidade > 5 mm e largura de 7 mm |
| IB1 | Tumor visível < 40 mm |
| IB2 | Tumor visível > 40 mm |
| Estádio II | Tumor além do útero mas não na parede pélvica |
| IIA | Dois terços superiores da vagina |
| IIB | Tecidos parametriais |
| Estádio III | Porção inferior da vagina ou extensão para a parede lateral da pelve |
| IIIA | Terço inferior da vagina mas sem extensão para a parede pélvica |
| IIIB | Parede pélvica e/ou hidronefrose |
| Estádio IV | Disseminado para órgãos adjacentes ou distantes |
| IVA | Reto ou bexiga |
| IVB | Órgãos distantes incluindo pulmões ou fígado |

## Discussão

**Qual é o tratamento-padrão? Discutir a justificativa de suporte ao uso da quimioterapia nesse quadro.**

O tratamento primário padrão para câncer do colo do útero localmente avançado é a irradiação, aplicada como combinação de radiação externa e braquiterapia intracavitária, com quimioterapia concomitante à base de platina (Fig. 42.1). Antigamente, a radiação era a principal modalidade de tratamento, mas três metanálises confirmaram que a quimiorradioterapia à base de cisplatina acrescenta um benefício absoluto de 12% na sobrevida de 5 anos em relação à irradiação radical isolada em pacientes com câncer do colo do útero localmente avançado (estádios IB2–IIIB).[1] A cisplatina é administrada semanalmente durante a terapia com feixe externo, na dose de 40 mg/m². Para pacientes com linfonodos ilíacos ou para-aórticos comuns deve-se considerar a irradiação de campo expandido. Os efeitos tóxicos são mais intensos que aqueles resultantes da irradiação pélvica isolada, mas estão mais limitados às mulheres que tenham sido submetidas anteriormente a uma cirurgia abdominopélvica.

Cinco estudos randomizados de fase III, publicados quase simultaneamente por volta de 1999, formaram a base para a adoção da quimioterapia à base de cisplatina concomitante à radioterapia como padrão de cuidados para mulheres com câncer cervical localmente avançado.[2-6] Nesses estudos, as populações de pacientes incluíram mulheres com câncer cervical em estádios IB2–IVA (FIGO) tratadas com radioterapia primária e em estádio I-IIA com fatores prognósticos desfavoráveis (doença metastática em linfonodos pélvicos, parametriose ou margens cirúrgicas positivas) à época da cirurgia primária. Embora a variação tenha sido muito ampla em termos de

## Problema 42  Quimiorradioterapia para Câncer do Colo do Útero

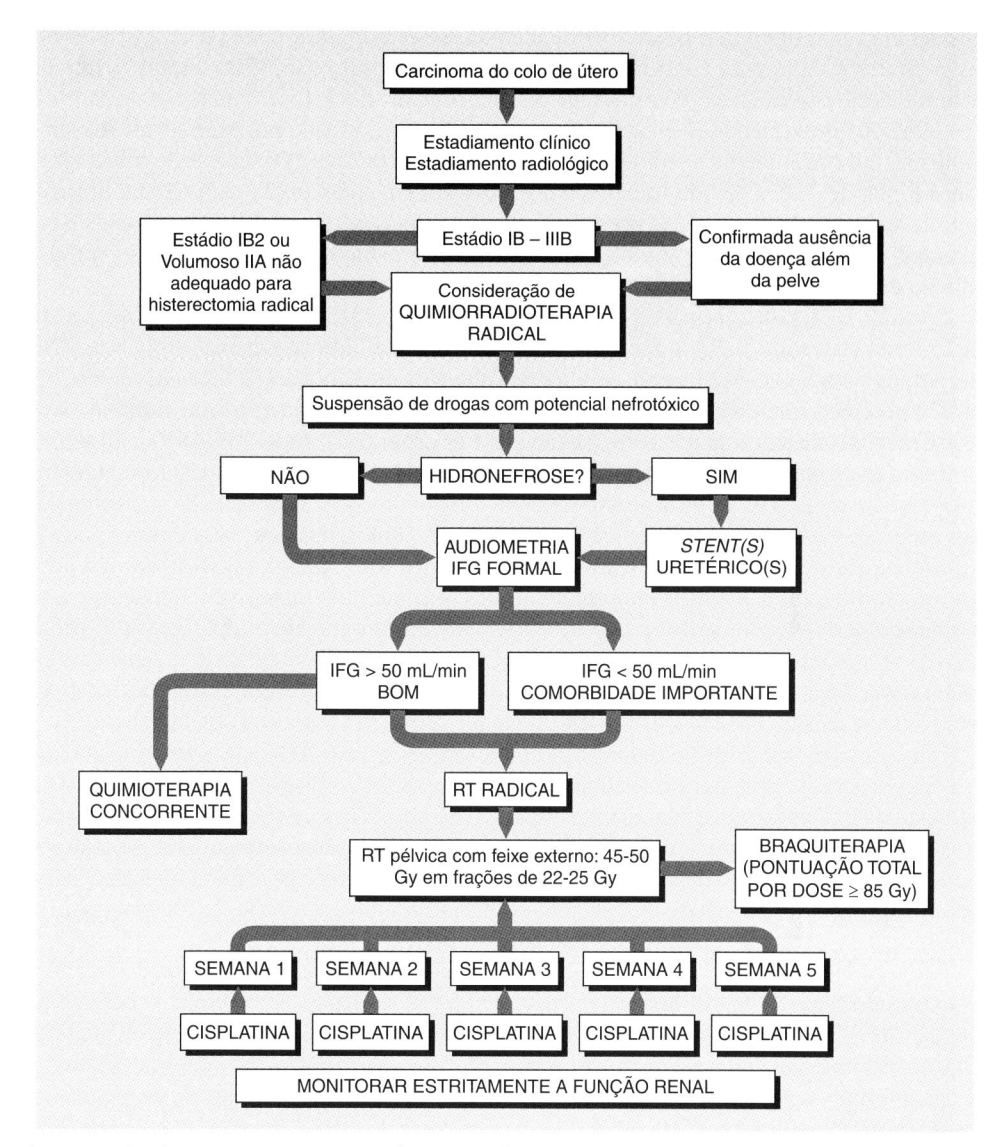

```
                    ┌─────────────────────────────┐
                    │ Carcinoma do colo de útero  │
                    └──────────────┬──────────────┘
                                   ▼
                    ┌─────────────────────────────┐
                    │    Estadiamento clínico      │
                    │    Estadiamento radiológico  │
                    └──────────────┬──────────────┘
                                   ▼
  ┌──────────────────┐   ┌──────────────────┐   ┌──────────────────┐
  │ Estádio IB2 ou   │   │ Estádio IB – IIIB │   │ Confirmada ausência │
  │ Volumoso IIA não │◄──┤                   │──►│ da doença além      │
  │ adequado para    │   │ Consideração de   │   │ da pelve            │
  │ histerectomia    │   │ QUIMIORRADIOTERAPIA│  └──────────────────┘
  │ radical          │   │ RADICAL           │
  └──────────────────┘   └──────────────────┘
                                   ▼
          ┌─────────────────────────────────────────┐
          │ Suspensão de drogas com potencial nefrotóxico │
          └─────────────────────────────────────────┘
                                   ▼
                      ┌─────────────────┐
         ┌───────────►│  HIDRONEFROSE?  │◄───────────┐
         │            └─────────────────┘            │
         │ NÃO                                  SIM  │
         ▼                                           ▼
  ┌──────────────┐                           ┌──────────────┐
  │  AUDIOMETRIA │                           │  STENT(S)    │
  │  IFG FORMAL  │                           │ URETÉRICO(S) │
  └──────┬───────┘                           └──────────────┘
         │
    ┌────┴────┐
    ▼         ▼
┌─────────┐ ┌────────────────┐
│IFG > 50 │ │IFG < 50 mL/min │
│mL/min   │ │COMORBIDADE     │
│BOM      │ │IMPORTANTE      │
└────┬────┘ └───────┬────────┘
     │              ▼
     │       ┌─────────────┐
     │       │ RT RADICAL  │
     │       └─────────────┘
     ▼
┌──────────────┐
│QUIMIOTERAPIA │
│CONCORRENTE   │
└──────────────┘

  ┌────────────────────────┐       ┌──────────────────┐
  │ RT pélvica com feixe    │─────►│ BRAQUITERAPIA    │
  │ externo: 45-50 Gy em    │      │ (PONTUAÇÃO TOTAL │
  │ frações de 22-25 Gy     │      │ POR DOSE ≥ 85 Gy)│
  └────────────────────────┘       └──────────────────┘

 SEMANA 1  SEMANA 2  SEMANA 3  SEMANA 4  SEMANA 5
CISPLATINA CISPLATINA CISPLATINA CISPLATINA CISPLATINA

       MONITORAR ESTRITAMENTE A FUNÇÃO RENAL
```

**Fig. 42.1** Algoritmo para o tratamento do câncer do colo do útero. RT = Radioterapia; IFG = índice de filtração glomerular.

critérios de inclusão, de especificidades do tratamento e dos tratamentos de controle, os estudos demonstraram benefício acentuado na sobrevida para essa abordagem combinada de tratamento. O risco de morte por causa do câncer cervical diminuiu de 30 a 50% com o uso da terapia de quimiorradioterapia concomitante. Entretanto, a toxicidade hematológica e gastrointestinal aguda aumentou acentuadamente no grupo tratado com essa terapia.

O estudo GOG85, informado por Whitney *et al.*, comparou o tratamento concomitante com cisplatina e o fluorouracil (5-FU) com a radiação concomitante e a hidroxiureia em mulheres com câncer do colo do útero localmente avançado.[2] A inclusão da hidroxiureia no braço de controle é considerada como um ponto relativamente fraco desse estudo, pois pode ter levado a resultados inferiores no grupo de controle. Três anos após o diagnóstico, 67% das pacientes tratadas com irradiação, cisplatina e 5-FU estavam vivas, em comparação com 57% no braço de controle. O estudo 9001 do *Radiation Therapy Oncology Group* (EUA), informado por Morri *et al.*, foi semelhante mas aplicou somente a radioterapia como braço de controle.[3] Os índices de sobrevida de 3 anos foram de 75% no grupo tratado com a radiação, em comparação com 63% no braço de controle. Esse estudo foi o único a prescrever quimioterapia concomitante com a porção de braquiterapia do tratamento. Essa abordagem parece ser interessante, já que 50% da dose central da radiação é geralmente aplicada durante essa parte do tratamento.

O estudo GOG120, informado por Rose *et al.*, tinha três braços: cisplatina semanal mais irradiação *versus* cisplatina, 5-FU, hidroxiureia e irradiação *versus* hidroxiureia mais irradiação.[4] Nos dois grupos tratados com cisplatina, o índice de sobrevida de 3 anos foi de 65%, em comparação aos 47% no braço tratado com hidroxiureia e irradiação. O tratamento só com cisplatina mostrou-se menos tóxico que aquele com o regime de três drogas. O estudo SWOG8797, informado por Peters *et al.*, comparou a irradiação mais 5-FU e cisplatina com irradiação isoladamente em mulheres com carcinoma cervical de alto risco em estádio precoce.[5] Os índices de sobrevida de 3 anos foram de 87 e 77%, respectivamente. Nesse estudo clínico, os adenocarcinomas e carcinomas adenoescamosos apresentavam prognóstico ruim nas pacientes com pelo menos um outro fator prognóstico ruim. E o mais importante, a adição da quimioterapia pareceu melhorar a sobrevida sem a doença nesse subgrupo de pacientes com prognóstico ruim. O estudo clínico GOG123, informado por Keys *et al.*, comparou a irradiação com o tratamento semanal com cisplatina *versus* só a irradiação em pacientes com tumores volumosos em estádio IB.[6] O grupo tratado com a terapia combinada apresentou menos casos de recidiva na região pélvica.

Um estudo clínico posterior informado por Pearcey *et al.*, em 2002, não descobriu nenhum benefício da radioterapia mais cisplatina semanal *versus* só a irradiação. Entretanto, as críticas sugerem que isso pode refletir o tamanho menor do estudo.[7] O estudo clínico GOG165 não conseguiu demonstrar nenhum benefício da infusão intravenosa prolongada de 5-FU em relação à cisplatina semanal. Com base nesses resultados, deve-se realmente considerar a adição da quimioterapia concomitante à base de cisplatina com a radioterapia em pacientes que precisam de radioterapia para tratamento do câncer do colo do útero.

Até o momento, não se definiu papel para a quimioterapia neoadjuvante fora do ambiente de um estudo clínico. Um estudo randomizado de fase III, do Japão, comparou a quimioterapia neoadjuvante (bleomicina, vincristina, mitomicina e cisplatina) seguida de histerectomia radical *versus* só histerectomia radical em mulheres com câncer cervical volumoso em estádio I ou II. A análise interina planejada revelou sobrevida geral acentuadamente inferior do braço tratado com a terapia neoadjuvante.[8]

### Discutir os fatores que prognosticam a doença com mais intensidade nessa paciente. Quais são as implicações desses fatores no tratamento?

Como acontece com vários outros tipos de câncer, os principais fatores prognósticos são: estádio, volume e grau do tumor, tipo histológico, disseminação linfática e invasão vascular. A sobrevida de 5 anos das mulheres tratadas com quimiorradioterapia varia de 80% em tumores IB volumosos para somente 25% em doença em estádio IVA. Os tumores maiores parecem apresentar menos sensibilidade à irradiação. Em um estudo retrospectivo de mulheres com câncer do colo do útero em estádio IIB, tratadas somente com irradiação, a extensão do tumor para o paramétrio lateral, em relação ao medial, foi associada às taxas de falha pélvica acentuadamente aumentadas (30% *versus* 17%).[9] A sobrevida e o controle local são melhores com o envolvimento parametrial unilateral, em vez do bilateral. Os relatórios disponíveis são conflitantes sobre o efeito do tipo de célula adenoescamosa sobre o prognóstico. Um relatório sugeriu que cerca de 25% dos tumores escamosos aparentes apresentam produção evidente de mucina e se comporta mais agressivamente que suas contrapartes puramente escamosas, sugerindo que qualquer diferenciação adenomatosa pode conferir prognóstico negativo. Entretanto, outros relatórios sugerem que a sobrevida diminuída se deve principalmente ao estádio mais avançado e ao grau mais elevado, do que ao tipo específico de célula.

A anemia está relacionada com a sobrevida reduzida da paciente e parece ser um dos fatores prognósticos mais poderosos após o estádio clínico e o tamanho do tumor. A hipoxia pode aumentar a resistência à irradiação e à quimioterapia e levar ao desenvolvimento de um fenótipo de tumor mais agressivo. Além disso, a anemia pode afetar a qualidade de vida da paciente e a conformidade com o tratamento. Apesar de um estudo clínico ter demonstrado que a transfusão de hemácias melhora o controle local e a sobrevida, muitas pacientes não recebem a transfusão em virtude das preocupações com a toxicidade.[11]

A eritropoetina humana recombinante (rHuEPO) é uma opção terapêutica para mulheres com níveis de hemoglobina entre 100 e 120 g/L. O estudo SWOG demonstrou aumento gradual no nível de hemoglobina após a administração da rHuEPO e de ferro, por via oral, em mulheres com carcinoma cervical avançado e sob tratamento com quimiorradioterapia.[12] O nível de hemoglobina de 125 g/L foi atingido em 40% das mulheres por volta da metade do tratamento com quimiorradioterapia, a partir do valor de 104 g/L na linha de base. A sobrevida foi significativamente associada ao nível de hemoglobina ao final do tratamento, mas não com os níveis de hemoglobina na linha de base. Entretanto, houve ocorrência apreciável de casos de trombose venosa profunda (7,5%) exigindo a suspensão da rHuEPO. Não é surpresa, também, que o tabagismo, associado à hipoxia aumentada nos tecidos, prognostique taxa de sobrevida geral pior em mulheres com carcinoma do colo do útero localmente avançado e tratado com quimiorradioterapia; assim, todas as mulheres deverão ser incentivadas e ajudadas a parar de fumar.[13]

## Conclusão

Para nossa paciente, o tratamento de escolha é a irradiação com feixe externo e tratamento semanal concomitante com cisplatina seguido de braquiterapia.

## Leituras Complementares

1. Green JA, Kirwan JM, Tierney JF, Symonds P, Fresco L, Collingwood M, Williams CJ. Survival and recurrence after concomitant chemotherapy and radiotherapy for cancer of the uterine cervix: a systematic review and meta-analysis. *Lancet* 2001; **358**: 781-6.
2. Whitney CW, Sause W, Bundy BN, Malfetano JH, Hannigan EV, Fowler WC Jr, Clarke-Pearson DL, Liao SY. Randomized comparison of fluorouracil plus cisplatin versus hydroxyurea on an adjuvant to radiation therapy in stage IIB-IVA carcinoma of the cervix with negative para-aortic lymph nodes: A Gynecologic Oncology Group and Southwest Oncology Group study. *J Clin Oncol* 1999; **17**: 1339-48.
3. Morris M, Eifel PJ, Lu J, Grigsby PW, Levenback C, Stevens RE, Rotman M, Gershenson DM, Mutch DG. Pelvic radiation with concurrent chemotherapy compared with pelvic and para-aortic radiation for high-risk cervical cancer. *N Engl J Med* 1999; **340**: 1137-43.
4. Rose PG, Bundy BN, Watkins EB, Thigpen JT, Deppe G, Maiman MA, Clarke-Pearson DL, Insalaco S. Concurrent cisplatin-based radiotherapy and chemotherapy for locally advanced cervical cancer. *N Engl J Med* 1999; **340**: 1144-53.

5. Peters WA 3rd, Liu PY, Barrett RJ, Stock RJ, Monk BJ, Berek JS, Souhami L, Grigsby P, Gordon W, Alberts DS. Cisplatin and 5-fluorouracil plus radiation therapy are superior to radiation therapy as adjunctive in high-risk early stage carcinoma of the cervix after radical hysterectomy and pelvic lymphadenectomy: Report of a phase III intergroup study. *J Clin Oncol* 2000; **18**: 1606-13.
6. Keys HM, Bundy BM, Stehman FB, Muderspach LI, Chafe WE, Suggs CL, Walker JL, Gersell D. A comparison of weekly cisplatin during radiation therapy versus irradiation alone each followed by adjuvant hysterectomy in bulky stage 1B cervical carcinoma: a randomized trial of the Gynecologic Oncology Group. *N Engl J Med* 1999; **340**: 1154-61.
7. Pearcey R, Brundage M, Drouin P, Jeffrey J, Johnston D, Lukka H, MacLean G, Souhami L, Stuart G, Tu D. Phase III trial comparing radical radiotherapy with and without cisplatin chemotherapy in patients with advanced squamous cell cancer of the cervix. *J Clin Oncol* 2002; **20**: 996-1072.
8. Katsumata N, Yoshikawa H, Hirakawa T, *et al.* Phase III randomised trial of neoadjuvant chemotherapy followed by radical hysterectomy for bulky stage I/II cervical cancer: JCOG 0102. *Proc Am Soc Clin Oncol* 2006; **24**: 259s (abstract 5013).
9. Perez CA, Grigsby PW, Nene SM, Camel HM, Galakatos A, Kao MS, Lockett MA. Effect of tumor size on the prognosis of carcinoma of the uterine cervix treated with irradiation alone. *Cancer* 1992; **69**: 2796-806.
10. Farley JH, Hickey KW, Carlson JW, Rose GS, Kost ER, Harrison TA. Adenosquamous histology predicts a poor outcome for patients with advanced-stage, but not early-stage, cervical carcinoma. *Cancer* 2003; **97**: 2196-202.
11. Kapp KS, Poschauko J, Geyer E, Berghold A, Oechs AC, Petru E, Lahousen M, Kapp DS. Evaluation of the effect of routine packed red blood cell transfusion in anemic cervix cancer patients treated with radical radiotherapy. *Int J Radiat Oncol Biol Phys* 2002; **54**: 58-66.
12. Lavey RS, Liu PY, Greer BE, Robinson WR 3rd, Chang PC, Wynn RB, Conrad ME, Jiang C, Markman M, Alberts DS. Recombinant human erythropoietin as an adjunct to radiation therapy and cisplatin for stage IIB-IVA carcinoma of the cervix. *Gynecol Oncol* 2004; **95**: 145-51.
13. Waggoner SE, Darcy KM, Fuhrman B, Parham G, Lucci J 3rd, Monk BJ, Moore DH; Gynecologic Oncology Group. Association between cigarette smoking and prognosis in locally advanced cervical carcinoma treated with chemoradiation: A Gynecologic Oncology Group study. *Gynecol Oncol* 2006; **103**: 853-8.

# SEÇÃO OITO

# Cânceres Raros

43 Tumores do Estroma Gastrointestinal – Seleção de Pacientes para Tratamento com Imatinibe
44 Quimiorradioterapia em Câncer de Cabeça e Pescoço
45 Coriocarcinoma
46 Tumor das Células de Merkel
47 Tumores do Cérebro
48 Timoma
49 Câncer Adrenocortical – Cuidados Clínicos

## PROBLEMA

## 43 Tumores do Estroma Gastrointestinal – Seleção de Pacientes para Tratamento com Imatinibe

### Caso Clínico

Uma senhora de 45 anos apresenta-se ao seu colega cirurgião geral com sintomas abdominais vagos; a tomografia computadorizada (TC) mostra grande massa envolvendo o estômago, baço e rim esquerdo. O cirurgião providenciou uma biopsia percutânea com agulha TruCut, e o relatório indica sarcoma do estroma gastrointestinal. Ele então discute o caso com a paciente e com você e pergunta se deveria tentar ressecar essa massa.

Quais são os tumores do estroma gastrointestinal (GISTs)?

Como eles são diagnosticados?

Como devem ser tratados os pacientes com GIST?

## Fundamentos

### Quais são os tumores do estroma gastrointestinal (GISTs)?

GISTs são sarcomas de partes moles, de origem mesenquimal, que se desenvolvem no trato gastrointestinal e respondem por 5% de todos os sarcomas desse tipo. Historicamente, acreditava-se que esses tumores tivessem origem nos músculos lisos e eles eram considerados como leiomiomas ou leiomiossarcomas. Entretanto, com o avanço da microscopia eletrônica e das técnicas de imunoistoquímica, foi observado que os tumores não apresentavam as características de diferenciação de musculatura lisa típicas dos leiomiomas que ocorriam em qualquer outra parte do corpo. Mais tarde, foi comprovado que esses tumores expressavam especificamente CD34 e KIT (CD117), definindo-se assim o grupo como uma entidade separada.

KIT, produto do protoncogene c-KIT, é um receptor do fator de crescimento da tirosina cinase. Ele é expresso nas células intersticiais de Cajal (CIC) que atuam como células de um marca-passo para a mobilidade intestinal e, provavelmente, os GISTs se desenvolvem a partir de precursores das CIC. O receptor é ativado pelo fator das células-tronco, levando à homodimerização de receptores adjacentes e à ativação do domínio intracelular. Isso acaba ativando as cascatas de sinalização celular envolvidas na tumorigênese – proliferação das células, adesão e diferenciação. As mutações do gene c-KIT ocorrem em até 90% dos GISTs, resultando em ganho de ativação de função do receptor de KIT e proliferação celular sem oposição.[1]

No Reino Unido, a incidência de GIST é de 15/100.100, o que equivale a cerca de 900 novos casos por ano.[2] A idade média no diagnóstico é de 60 anos, e esses tumores são raros antes dos 40. Eles podem ocorrer em qualquer local do trato gastrointestinal, desde o esôfago até o reto, mas até 90% deles ocorre no estômago ou no intestino delgado. O tumor varia em tamanho, de ≤ 2 cm até mais de 20 cm. Os tumores menores são frequentemente identificados por acaso, nas investigações do trato gastrointestinal superior, enquanto os maiores podem se apresentar com sangramento gastrointestinal, dores abdominais, obstrução e sintomas vagos não específicos, como é o caso da nossa paciente.

### Como eles são diagnosticados?

O diagnóstico dos GISTs pode ser difícil e a amostra para a patologia deverá sempre ser revisada por um patologista experiente no tipo de tumor. Se o tumor for passível de ser extirpado, o diagnóstico deverá ser feito após a cirurgia. Nessas circunstâncias, não se deve tentar a biopsia antes, por causa do risco de ruptura ou semeadura do tumor, a menos que haja a possibilidade de um diagnóstico alternativo, como linfoma ou tumor de células germinativas, cujo tratamento seria inteiramente diferente. Se o tumor não puder ser extirpado, a biopsia será obrigatória para confirmar o diagnóstico.

A aparência típica de um GIST de grande porte em uma TC é a de uma massa surgindo a partir da parede do trato gastrointestinal com ulceração da mucosa, necrose central e cavitação e realce heterogêneo. Tumores menores tendem a se mostrar bem definidos, com paredes lisas e homogêneas, e são com frequência mais bem definidos por meio de ultrassonografia endoscópica, se confinados ao esôfago, estômago ou duodeno. A TC de estadiamento deverá ser realizada em todos os casos e confirmará a presença ou ausência de metástases no fígado, que é o local mais comum de doença metastática. Histologicamente, um GIST pode ser definido como do tipo de células fusiformes (70% dos casos), tipo epitelioide (20% dos casos) ou misto.[3] A coloração positiva de CD117 como parte de um painel de imunoistoquímica em um tumor de células fusiformes ou epitelioides do trato gastrointestinal confirma o diagnóstico quando os aspectos clínicos e morfológicos do tumor são coerentes com um GIST. Cerca de 95% desses tumores são positivos para KIT (CD117).[4]

| Tabela 43.1 | Abordagem de consenso para avaliação da agressividade do tumor do estroma gastrointestinal[3] | |
|---|---|---|
| | Tamanho | Contagem mitótica/50 HPF |
| Risco muito baixo | < 2 cm | < 5 |
| Risco baixo | 2 a 5 cm | < 5 |
| Risco intermediário | < 5 cm | 6-10 |
| | 5-10 cm | < 5 |
| Alto risco | > 5 cm | > 5 |
| | > 10 cm | Qualquer índice |
| | Qualquer tamanho | > 10 |

HPF = Campos de alta potência.

Outros estudos de imunoistoquímica incluem a imunopositividade para CD34 (60 a 70% dos casos) e actina de músculos lisos (SMA) em 30 a 40% dos casos. Raramente esses tumores são positivos para desmina ou S-100.

Qualquer GIST tem o potencial de se comportar de maneira maligna, mas os graus de agressividade variam. Vários estudos tentaram identificar aspectos prognósticos que pudessem prever o comportamento biológico. O prognóstico mais amplamente aceito se baseia no tamanho do tumor e na atividade mitótica (Tabela 43.1).[3]

Em geral, os tumores do esôfago são considerados como tendo o prognóstico mais favorável, e os tumores intestinais pequenos, o pior.[5] Mais recentemente, mutações pontuais específicas de c-KIT também demonstraram estar correlacionadas com o diagnóstico menos favorável.[6]

## Discussão

### Como devem ser tratados os pacientes com GIST?

Já é consenso que os GISTs devem ser tratados por uma equipe multidisciplinar com experiência na doença. A ressecção cirúrgica é o esteio do tratamento e deverá ser executada por um cirurgião familiarizado com a ressecção radical de câncer no órgão apropriado. Recomenda-se a excisão local ampla e a ressecção *en-bloc* não será necessária, a menos que haja invasão direta aos órgãos adjacentes.[7] No caso da nossa paciente, o cirurgião deverá decidir se a ressecção é viável, em virtude da presença de invasão ao baço e ao rim, e poderá precisar trabalhar com outras equipes cirúrgicas relevantes. Mesmo com a ressecção cirúrgica completa, os índices de sobrevida de 5 anos ficam entre 35 e 65%,[7] e o tempo médio para a recidiva é de 18 a 24 meses.

Os GISTs são resistentes à quimioterapia citotóxica convencional, com taxas de resposta na faixa de 5%,[8] e o papel da radioterapia é limitado. Entretanto, o desenvolvimento recente da substância imatinibe (Glivec, Novartis Pharma AG, Basel, Suíça) revolucionou o tratamento desses pacientes. Imatinibe é um exemplo de terapia molecular alvo que funciona pela inibição da tirosina cinase. Esse agente inibe os genes c-ABL, bcr-ABL, o receptor do fator de crescimento derivado de plaquetas (PDGFR) e c-KIT, levando à inibição da sinalização descendente *(downstream)* e à redução da proliferação celular. Um estudo recente com imatinibe, 400 mg ou 600 mg em pacientes com GISTs positivos para KIT apresentou índice de resposta parcial de 53,7% (redução de pelo menos 50% no tamanho do tumor) e doença estável em outros 27,9%.[9] Dois estudos de fase III comparando a administração de 400 mg/dia com 800 mg/dia ainda estão acumulando dados, mas o estudo europeu apresentou resultados interinos mostrando índices de resposta similares em ambas as dosagens (47% de resposta parcial, 32% de doença estável e 5% de resposta completa). Observou-se um tempo mais longo para a progressão com a dose mais alta, mas à custa do aumento na toxicidade.[10] A dose padrão de tratamento atualmente recomendada é de 400 mg/dia. Atualmente, informa-se um índice de 70%[7] para a sobrevida de 2 anos para pacientes com doença metastática, em comparação com a sobrevida média anterior de 10 a 20 meses.

O papel da terapia adjuvante ou neoadjuvante com imatinibe ainda não foi completamente esclarecido e no momento esse tratamento não é recomendado, a menos que no contexto de um estudo clínico. Vários estudos estão em andamento para investigar o papel desses tratamentos.[11]

Existe um grupo de pacientes com doença localmente avançada ou metastática e inicialmente não extirpável que se tornou operável após resposta satisfatória à terapia com imatinibe. A ressecção cirúrgica deverá permanecer sempre como opção nessas circunstâncias, observando-se acúmulo crescente de evidências de que essa intervenção melhora o prognóstico.[12] Todos os pacientes desenvolverão resistência ao imatinibe em algum momento durante a terapia e, portanto, o planejamento da cirurgia nessas circunstâncias é crucial. Da mesma forma, não há consenso sobre o planejamento da administração adicional de imatinibe caso as margens de ressecção sejam positivas após a cirurgia. Alguns profissionais defendem o tratamento precoce para retardar o tempo para a progressão da doença, enquanto outros esperam a ocorrência dessa progressão. Atualmente não há dados de estudos clínicos que confirmem melhora na sobrevida geral com nenhuma das abordagens e, daí, as decisões deverão ser tomadas em bases individuais até que dados complementares se tornem disponíveis.

## Conclusão

A extensão do GIST na paciente do caso clínico deverá ser determinada por TC, incluindo o fígado para verificar a presença de metástases. A seguir, uma equipe multidisciplinar de cirurgiões precisará decidir se o tumor é extirpável. Caso a extirpação não seja possível, pode-se tentar a redução no volume do tumor com a terapia de imatinibe, deixando a ressecção para mais tarde.

## Leituras Complementares

1. Rubin BP, Singer S, Tsao C, Duensing A, Lux ML, Ruiz R, Hibbard MK, Chen CJ, Xiao S, Tuveson DA, Demetri GD, Fletcher CD, Fletcher JA. KIT activation is a ubiquitous feature of gastrointestinal stromal tumors. *Cancer Res* 2001; **61**: 8118-21.
2. Nilsson B, Bumming P, Meis-Kindblom JM, Oden A, Dortok A, Gustavsson B, Sablinska K, Kindblom LG. Gastrointestinal stromal tumors: the incidence, prevalence, clinical course, and prognostication in the preimatinib mesylate era: a population-based study in western Sweden. *Cancer* 2005; **103**: 821-9.
3. Fletcher CD, Berman JJ, Corless C, Gorstein F, Lasota J, Longley BJ, Miettinen M, O'Leary TJ, Remotti H, Rubin BP, Shmookler B, Sobin LH, Weiss SW. Diagnosis of gastrointestinal stromal tumors: a consensus approach. *Hum Pathol* 2002; **33**: 459-65.
4. Miettinen M, Majidi M, Lasota J. Pathology and diagnostic criteria of gastrointestinal stromal tumors (GISTs): a review. *Eur J Cancer* 2002; **38**(Suppl 5): S39-51.

5. Emory TS, Sobin LH, Lukes L, Lee DH, O'Leary TJ. Prognosis of gastrointestinal smooth-muscle (stromal) tumors: dependence on anatomic site. *Am J Surg Pathol* 1999; **23**: 82-7.
6. Andersson J, Bumming P, Meis-Kindblom JM, Sihto H, Nupponen N, Joensuu H, Oden A, Gustavsson B, Kindblom LG, Nilsson B. Gastrointestinal stromal tumors with KIT exon 11 deletions are associated with poor prognosis. *Gastroenterology* 2006; **130**: 1573-81.
7. DeMatteo RP, Lewis JJ, Leung D, Mudan SS, Woodruff JM, Brennan MF. Two hundred gastrointestinal stromal tumors: recurrence patterns and prognostic factors for survival. *Ann Surg* 2000; **231**: 51-8.
8. Dematteo RP, Heinrich MC, El-Rifai WM, Demetri G. Clinical management of gastrointestinal stromal tumors: before and after STI-571. *Hum Pathol* 2002; **33**: 466-77.
9. Demetri GD, von Mehren M, Blanke CD, Van den Abbeele AD, Eisenberg B, Roberts PJ, Heinrich MC, Tuveson DA, Singer S, Janicek M, Fletcher JA, Silverman SG, Silberman SL, Capdeville R, Kiese B, Peng B, Dimitrijevic S, Druker BJ, Corless C, Fletcher CD, Joensuu H. Efficacy and safety of imatinib mesylate in advanced gastrointestinal stromal tumors. *N Engl J Med* 2002; **347**: 472-80.
10. Verweij J, Casali PG, Zalcberg J, LeCesne A, Reichardt P, Blay JY, Issels R, van Oosterom A, Hogendoorn PC, Van Glabbeke M, Bertulli R, Judson I. Progression-free survival in gastrointestinal stromal tumours with high-dose imatinib: randomised trial. *Lancet* 2004; **364**: 1127-34.
11. van der Zwan SM, DeMatteo RP. Gastrointestinal stromal tumor: 5 years later. *Cancer* 2005; **104**: 1781-8.
12. Raut CP, Posner M, Desai J, Morgan JA, George S, Zahrieh D, Fletcher CD, Demetri GD, Bertagnolli MM. Surgical management of advanced gastrointestinal stromal tumors after treatment with targeted systemic therapy using kinase inhibitors. *J Clin Oncol* 2006; **24**: 2325-31.

PROBLEMA

# 44 Quimiorradioterapia em Câncer de Cabeça e Pescoço

## Caso Clínico

Um paciente inglês de 55 anos foi diagnosticado com carcinoma nasofaríngeo T3 N1 M0.

**Qual é o tratamento nesse caso?**

**Quais avaliações complementares e medidas de suporte deverão ser consideradas antes e durante o tratamento desse paciente?**

**A abordagem que você recomendou para esse paciente tem aplicação em todo o mundo?**

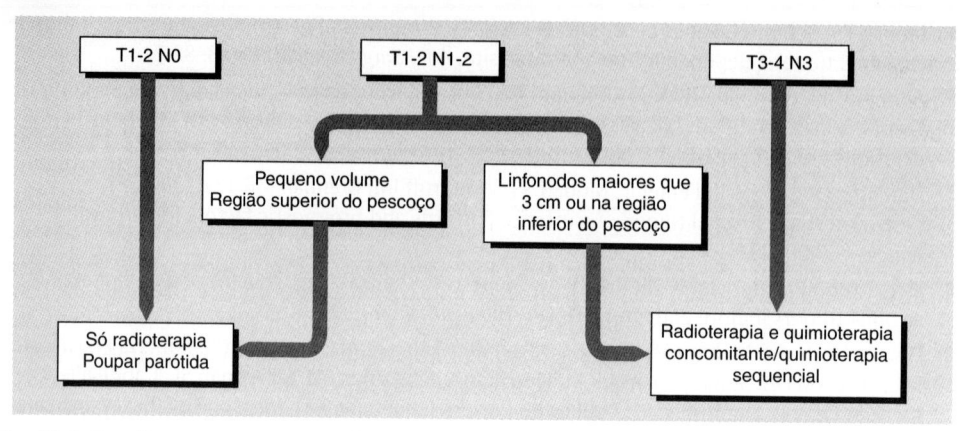

**Fig. 44.1** Algoritmo para tratamento de carcinoma nasofaríngeo.

## Fundamentos

### Qual é o tratamento nesse caso?

As melhores práticas atuais exigem a abordagem de uma equipe multidisciplinar no tratamento de carcinoma nasofaríngeo (NPC). O tumor desse paciente invadiu as estruturas ósseas e/ou os seios paranasais, com metástase unilateral de linfonodo(s), e tem menos de 6 cm em sua dimensão máxima, superior à fossa supraclavicular. Essas características colocam o tumor no estádio III da classificação do *American Joint Committee of Cancer* (AJCC). O NPC é um tumor sensível à radioterapia e à quimioterapia. Diferentemente de outros cânceres da região da cabeça e pescoço, onde a cirurgia é o procedimento preferido, um NPC em estádio precoce é tratado, principalmente, com radioterapia (Fig. 44.1). Para doença em estádio III e em estádio IV confinada ao local, cerca de 50 a 80% dos pacientes desenvolvem doença recorrente ou metastática dentro de 5 anos de tratamento só com radioterapia. Embora a quimioterapia tenha sido usada somente para alívio da doença metastática no passado, hoje ela se tornou parte integral do tratamento de NPCs localmente avançados.

No tratamento concomitante, a quimioterapia visa a reforçar e complementar a irradiação explorando as propriedades de radiossensibilidade da cisplatina e/ou do 5-fluorouracil (5-FU). A atividade da cisplatina no câncer de células escamosas na região de cabeça e pescoço levou à condução de vários estudos clínicos marcantes nos anos de 1980 e 1990, que demonstraram melhor controle locorregional e melhor índice de sobrevida geral. O estudo Intergroup 0099 comparou o tratamento padrão (só radioterapia) com radioterapia mais cisplatina seguido de cisplatina adjuvante e 5-FU para NPC em estádios III e IV, tendo demonstrado redução acentuada na recorrência locorregional e em metástases distantes. O índice de 3 anos de sobrevida sem progressão da doença (PFS) foi de 24 e de 69% nos braços de radioterapia e de quimioterapia, respectivamente. O índice de sobrevida de 3 anos foi de 46% no braço tratado com radioterapia, comparado com 76% no braço que usou quimioterapia.[1] Outros estudos clínicos também confirmaram o benefício, embora menos intenso e maior em doença localmente avançada que na doença em estádio precoce.[2,3] Uma metanálise recente confirmou o benefício de sobrevida geral do tratamento concomitante de quimioterapia e radioterapia.[4] O tratamento padrão de radioterapia administra cerca de 70 Gy em frações de 2 Gy ao tumor e à linfadenopatia bruta e 50 Gy a estações linfonodais de baixo risco.[5] Embora o tratamento concomitante com cisplatina e 5-FU possa ser o preferido em outros cânceres de células escamosas da cabeça e pescoço, diretrizes publicadas para o tratamento de NPCs recomendam o regime do Intergroup de cisplatina concomitante como agente único, 100 mg/m² a cada 21 dias, seguido de cisplatina e 5-FU como terapia adjuvante.[5] Entretanto, os resultados melhores da quimioterapia envolvem aumento da toxicidade.

Recentemente, o uso concomitante de cetuximabe em vez de platina em câncer de cabeça e pescoço passou a ser considerado com a publicação de um estudo demonstrando que essa substância também melhora a sobrevida geral e a sobrevida sem a doença quando administrada com a radioterapia.[6] Entretanto, essa substância não foi comparada diretamente com a cisplatina, que permanece como padrão usual de cuidados. O acréscimo de agentes que aumentam a destruição de células hipóxicas (p. ex., a tirapamazina) à radioterapia e/ou à quimioterapia está sob investigação. A otimização da radioterapia por meio de fracionamento acelerado e radioterapia modulada pela intensidade (IMRT) também está sob pesquisa.[7] O *Radiation Therapy Oncology Group* (RTOG) completou, recentemente, um estudo clínico de fase II de IMRT com administração concomitante padrão de cisplatina e cisplatina adjuvante e 5-FU em tratamento de NPC.

## Discussão

**Quais avaliações complementares e medidas de suporte deverão ser consideradas antes e durante o tratamento desse paciente?**

Os cuidados de suporte durante e após a radioterapia são vitais para lidar com as toxicidades, desde os problemas precoces agudos como mucosite e mielossupressão até os efeitos tardios como xerostomia e disfunção da tireoide.[8] A higiene oral é um dos aspectos mais importantes durante o tratamento, já que a mucosite oral é inevitável e, se intensa, pode levar à deficiência nutricional e/ou atrasos no tratamento. A eliminação de todas as fontes secundárias de irritação, como álcool e tabagismo, pode diminuir a intensidade da mucosite oral. Todos os pacientes deverão ser encaminhados a um dentista (de preferência um especialista oncológico) para um exame radiográfico e oral/dental completo. Os dentes com prognóstico não satisfatório deverão ser extraídos antes do tratamento. A redução dos locais de infecção reduz as chances de osteorradionecrose em pacientes submetidos à irradiação e os episódios infecciosos em pacientes sob tratamento com quimioterapia. É obrigatório o acompanhamento pós-tratamento por um dentista oncológico durante pelo menos 1 ano.

Se o estado nutricional for inadequado já antes do tratamento e/ou se os campos da radioterapia indicarem alta probabilidade de complicações de deglutição durante o tratamento, a avaliação por um nutricionista e a inserção eletiva de um tubo de gastrostomia endoscópica percutânea para alimentação parenteral deverão ser consideradas. Existe um risco relativamente alto associado ao consumo de álcool e ao tabagismo em pacientes portadores de carcinoma de cabeça e pescoço. O tratamento do consumo de álcool e a antecipação dos sintomas potenciais de uma retirada também são importantes. Aconselhamento e reabilitação apropriados deverão ser oferecidos para minimizar as complicações e melhorar a conformidade durante o tratamento.

A liberação *(clearance)* da creatinina deverá ser medida antes de se iniciar a quimioterapia. Caso a função renal na linha de base se mostre anormal, pode ser necessário modificar a dose do tratamento com cisplatina. Mesmo que o tratamento possa prosseguir, a liberação da creatinina deverá ser monitorada frequentemente durante o tratamento.

## A abordagem que você recomendou para esse paciente tem aplicação em todo o mundo?

A incidência de NPC é mais elevada nas populações da China e da Tunísia. Em pacientes muito jovens, esse tipo de câncer é mais comum entre os afro-americanos. Portanto, as estratégias de tratamento no Reino Unido e nos EUA podem não levar aos mesmos resultados em áreas endêmicas. Além disso, a associação com o vírus de Epstein-Barr também pode influenciar em parte a resposta ao tratamento padrão. Entretanto, um dos estudos clínicos randomizados já mencionados confirmou realmente a melhora no controle local de NPC com quimioterapia em uma área endêmica.[2] Em alguns países, as restrições econômicas e sociais podem limitar a administração do tratamento apropriado. A inabilidade dos pacientes de arcar com o custo de serviços de cuidados de saúde relevantes por causa de pobreza extrema e/ou ausência de cuidados de suporte efetivos também limita o acesso ao uso de tratamentos disponíveis. Como a radioterapia é a principal forma de tratamento em NPC localmente avançado, pode ser apropriado oferecer a radioterapia de modalidade única, onde houver implicações financeiras para a administração da quimioterapia, ou onde houver riscos graves impostos pela falta de instalações necessárias ao tratamento das principais toxicidades envolvidas.

## Conclusão

O câncer desse paciente não pode ser extirpado e será tratado com uma combinação de radioterapia e quimioterapia, que aumenta a radiossensibilidade das células do tumor. As toxicidades precoces e tardias podem ser minimizadas por meio de uma abordagem sistemática e pró-ativa à dentição, nutrição e função renal.

## Leituras Complementares

1. Al-Sarraf M, LeBlanc M, Giri PG, Fu KK, Cooper J, Vuong T, Forastiere AA, Adams G, Sakr WA, Schuller DE, Ensley JF. Chemoradiotherapy versus radiotherapy in patients with nasopharyngeal cancer: phase III randomised Intergroup study 0099. *J Clin Oncol* 1998; **16**: 1310-17.
2. Chan AT, Teo PM, Ngan RK, Leung TW, Lau WH, Zee B, Leung SF, Cheung FY, Yeo W, Yiu HH, Yu KH, Chiu KW, Chan DT, Mok T, Yuen KT, Mo F, Lai M, Kwan WH, Choi P, Johnson PJ. Concurrent chemotherapy-radiotherapy compared with radiotherapy alone in loco-regionally advanced nasopharyngeal carcinoma. Progression-free survival analysis of a phase III randomised trial. *J Clin Oncol* 2002; **20**: 2038-44.
3. Wendt TG, Grabenbauer GG, Rodel CM, Thiel HJ, Aydin H, Rohloff R, Wustrow TP, Iro H, Popella C, Schalhorn A. Simultaneous radiochemotherapy versus radiotherapy alone in advanced head and neck cancer: a randomised multi-centre study. *J Clin Oncol* 1998; **16**: 1318-24.
4. Langendijk JA, Leemans CR, Buter J, Berkhof J, Slotman BJ. The additional value of chemotherapy to radiotherapy in locally advanced nasopharyngeal carcinoma: a meta analysis of published literature. *J Clin Oncol* 2004; **22**: 4604-12.
5. National Comprehensive Cancer Network Practice Guidelines in Oncology; Head and Neck Cancer v.1. 2006. Available at: www.nccn.org.

6. Bonner JA, Harari PM, Giralt J, Azarnia N, Shin DM, Cohen RB, Jones CU, Sur R, Raben D, Jassem J, Ove R, Kies MS, Baselga J, Youssoufian H, Amellal N, Rowinsky EK, Ang KK. Radiotherapy plus cetuximab for squamous-cell carcinoma of the head and neck. *N Engl J Med* 2006; **354**: 567-78.
7. Huguenin P, Beer KT, Allal A, Rufibach K, Friedli C, Davis JB, Pestalozzi B, Schmid S, Thoni A, Ozsahin M, Bernier J, Topfer M, Kann R, Meier UR, Thum P, Bieri S, Notter M, Lombriser N, Glanzmann C. Concomitant cisplatin significantly improves loco-regional control in advanced head and neck cancers treated with hyper fractionated radiotherapy. *J Clin Oncol* 2004; **22**: 4665-73.
8. Harrison LB, Sessions RB, Hong WK. *Head and Neck Cancer – A Multidisciplinary Approach*, 2nd edn. Philadelphia: Lippincott Williams & Wilkins, 2003.

# PROBLEMA

# 45 Coriocarcinoma

## Caso Clínico

Uma mulher de 30 anos, grávida de 2 meses, apresentou-se ao consultório com sangramento vaginal. O exame do útero sugere gestação de 4 meses. Os níveis de gonodotrofina coriônica humana (hCG) mostram-se acentuadamente elevados e não há sons cardíacos do feto. A ultrassonografia abdominal sugere o diagnóstico de gestação molar.

**Como esse quadro deverá ser tratado?**

**Quais são os locais mais comuns de doença metastática?**

**Quais formas de quimioterapia estão disponíveis para coriocarcinoma?**

**Qual é o resultado e como as pacientes deverão ser monitoradas?**

## Fundamentos

A neoplasia trofoblástica gestacional (NTG) compreende um espectro de quadros neoplásicos que surgem do tecido trofoblástico da placenta após a fertilização anormal.[1,2] Essas alterações são raras e podem ser classificadas em três grupos distintos:

- Mola hidatiforme (completa ou parcial) – pré-maligna, podendo formar metástases se persistente.
- Coriocarcinoma – maligno.
- Tumor trofoblástico do sítio placentário (TTSP) – muito raro.

Esses tumores são geralmente sensíveis à quimioterapia (exceto o TTSP), podem ser monitorados com um marcador semiquantitativo específico para o tumor, β-hCG, e apresentam índice de cura superior a 90%, tornando-os quase únicos no mundo da oncologia.[3] A maioria das gestações molares se resolve espontaneamente, mas cerca de 10 a 20% das mulheres desenvolve NTG persistente.[1] Essa situação pode se tornar metastática e exige, com frequência, tratamento complementar – ou quimioterapia ou cirurgia.

No norte da Europa e nos EUA a incidência de mola hidatiforme é de aproximadamente 1 em 1.500-2.000 gestações, e a de coriocarcinoma é de 0,7 em 1.000 gestações.[2] A incidência é mais alta entre as mulheres da China, Indonésia e as nativas do Alasca, e mais baixa nas caucasianas.

Os sintomas clássicos da NTG incluem: hiperemese gravídica, aumento excessivo do útero, pré-eclâmpsia precoce intensa e hipertireoidismo. Entretanto, com o advento da ultrassonografia de alta resolução, a NTG está hoje sendo diagnosticada muito mais cedo (8,5 a 9,5 semanas de gestação *versus* 16 a 18 semanas de gestação) e, portanto, no mundo desenvolvido as mulheres são usualmente tratadas antes do desenvolvimento desses sintomas clássicos.[4] As mulheres com NTG normalmente se apresentam com sangramento vaginal entre 6 e 12 semanas de gravidez. Elas também podem ter um bebê grande para a idade gestacional e terem mais náusea e vômitos, em comparação com uma gravidez normal, possivelmente em virtude dos altos níveis de hCG. A NTG também pode ser descoberta por acaso em um exame por ultrassom no começo da gestação ou no exame histológico dos produtos da concepção, de tecido abortado espontaneamente ou após o aborto terapêutico.[2,5] Em mulheres sem gestação anterior conhecida ou gestação a termo, pode ser mais difícil detectar o quadro que pode se manifestar com sangramento vaginal anormal, hemorragia pós-parto ou sintomas secundários à doença metastática. Deve-se suspeitar de NTG persistente em qualquer gestação ou em qualquer mulher em idade reprodutiva em que a mulher se apresenta com sangramento vaginal anormal persistente ou desenvolva sintomas respiratórios ou neurológicos novos e agudos.

## Discussão

### Como esse quadro deverá ser tratado?

O tratamento inicial dessa paciente inclui o esvaziamento uterino por sucção para remover o tumor, a confirmação histológica do diagnóstico e a ajuda para controlar o sangramento vaginal.[4-6] Outros métodos de esvaziamento uterino não são recomendados, pois podem aumentar a perda de sangue do útero e a incidência de sequelas malignas.[2,4] O diagnóstico histológico ajuda por razões prognósticas – o risco de NTG persistente após um quadro de mola parcial é de 0,5 e de 15% após quadro de mola completa. O coriocarcinoma é uma doença maligna e exigirá tratamento complementar (veja a seguir).

No Reino Unido, a paciente deverá ser encaminhada a um centro especializado em triagem trofoblástica para acompanhamento em Londres, Sheffield ou Dundee – onde se executa o monitoramento com medições urinárias seriadas da hCG e se fornece o aconselhamento sobre o tratamento necessário administrado. A NTG persistente é detectada com mais facilidade por meio da elevação ou do platô do nível da hCG.[5] Em Sheffield, apenas 5 a 6% das pacientes no programa de triagem recebem quimioterapia.

A necessidade do tratamento para uma NTG é determinada pelos critérios a seguir (por definição, as pacientes que preenchem qualquer um dos critérios são portadoras de NTG):

- Níveis de β-hCG superiores a 20.000 UI/L após um ou dois esvaziamentos uterinos – o hCG é uma estimativa semiquantitativa da quantidade de tecido trofoblástico na paciente; por isso um nível elevado traz o risco de perfuração uterina ou hemorragia de grande porte.
- Níveis de β-hCG estáticos ou em ascensão após um ou dois esvaziamentos uterinos.
- Elevação persistente de β-hCG, 6 meses após o esvaziamento uterino – em virtude da probabilidade crescente de desenvolvimento de doença resistente aos medicamentos.

### Tabela 45.1 Avaliação prognóstica de risco de 2000 da *International Federation of Gynecology and Obstetrics*

| | Escore | | | |
|---|---|---|---|---|
| | 0 | 1 | 2 | 4 |
| Idade | ≤ 39 | > 39 | – | – |
| Gestação precedente | Mola hidatiforme | Aborto | Gestação a termo | – |
| Meses de intervalo a partir da gestação índice | < 4 | 4-6 | 7-12 | > 12 |
| Valor da hCG (UI/mL) antes do tratamento | < $10^3$ | $10^3$-$10^4$ | $10^4$-$10^5$ | > $10^5$ |
| Maior tamanho do tumor incluindo o útero | < 3 cm | 3-4 cm | ≥ 5 cm | – |
| Local de metástases | Nenhum | Baço, rim | Trato GI | Cérebro |
| Número de metástases identificadas | 0 | 1-4 | 5-8 | > 8 |

- Hemorragia uterina persistente com níveis aumentados de β-hCG.
- Metástases pulmonares com níveis de β-hCG estáticos ou em elevação (algumas metástases pulmonares regredirão espontaneamente).
- Evidência de metástases no fígado, cérebro ou trato gastrointestinal.
- Diagnóstico histológico de coriocarcinoma – esta é uma doença maligna e, portanto, não regredirá espontaneamente.

Se a paciente apresentar qualquer uma das características mencionadas ela será aconselhada a comparecer ao centro trofoblástico da localidade para investigações complementares (nível de β-hCG, radiografia de tórax, ultrassonografia do abdome e da pelve, tomografia computadorizada (TC) do tórax e, em mulheres com alto risco, TC ou RM do cérebro e punção lombar). O tratamento dependerá da classificação, e o sistema mais usado no Reino Unido é a avaliação prognóstica de risco de 2000 da *International Federation of Gynecology and Obstetrics* (FIGO), que contém múltiplos fatores ponderados de prognóstico (Tabela 45.1).

### Quais são os locais mais comuns de doença metastática?

As metástases são raras na NTG. Os locais mais comuns de metástase são os pulmões (80%), vagina (30%), cérebro (10%), fígado (10%), trato gastrointestinal e rim (< 10% cada).[2,6,7]

### Quais formas de quimioterapia estão disponíveis para coriocarcinoma?

Na classificação prognóstica de risco, um escore inferior a 7 indica doença de baixo risco, e a paciente é tratada com quimioterapia de agente único, mais frequentemente o metotrexato intramuscular ou a dactinomicina intravenosa. Os índices de remissão para cada uma dessas opções chega a 70-80%.[7] O metotrexato como agente único tem as vantagens da facilidade de administração, de não causar alopecia e de provocar menos náusea, mielossupressão e mucosite que a dactinomicina.[8] Se houver desenvolvimento de resistência ao tratamento, as pacientes poderão passar para uma terapia de dactinomicina em combinação ou como agente único (se o nível de β-hCG estiver baixo, e o metotrexato tenha sido usado antes).

O escore 7 ou superior indica doença de alto risco, e essas mulheres deverão ser tratadas inicialmente com quimioterapia de combinação, pois vários estudos demonstraram prognóstico mais favorável com o tratamento de primeira linha em combinação em vez de agente único. O regime mais amplamente usado é a combinação de etoposida, metotrexato, dactinomicina, ciclofosfamida e vincristina (EMA/CO) com taxa cumulativa de sobrevida ao redor de 80%. As pacientes que desenvolvem resistência ao regime EMA/CO são transferidas para a combinação de etoposida, cisplatina, metotrexato e dactinomicina (EP/EMA). A alternativa é a quimioterapia com metotrexato, etoposida e dactinomicina (MEA), que provoca índice de resposta similar ao provocado pelo regime EMA/CO. Alguns centros oferecem a quimioterapia profilática intratecal para todas as mulheres em alto risco.[7]

### Qual é o resultado e como as pacientes deverão ser monitoradas?

No Reino Unido, os índices de cura para NTG estão ao redor de 98-100% para doença de baixo risco, e de 80 a 90% para a doença de alto risco.[1,5,8] Uma NTG persistente após uma gestação não molar tem o prognóstico pior, provavelmente por causa da demora no diagnóstico e no encaminhamento a um centro especializado. Os riscos da quimioterapia a longo prazo incluem o risco raro, mas significativo, de malignidade secundária (geralmente a leucemia mielocítica aguda) com o uso da quimioterapia à base de etoposida. Normalmente a fertilidade é preservada, mas pode ocorrer menopausa precoce.[7]

As pacientes deverão ser monitoradas conforme o protocolo de acompanhamento do centro trofoblástico. Isso envolve o monitoramento postal computadorizado da hCG urinária. As mulheres são aconselhadas a se absterem da pílula anticoncepcional contendo estrogênio até que os níveis de hCG estejam normalizados e a evitar a contracepção com dispositivo intrauterino (DIU) até que o ciclo menstrual normal recomece. A mulher deverá evitar a gravidez no mínimo por 6 meses após a volta dos níveis de hCG ao normal, ou por 12 meses após o término do tratamento, caso ela tenha recebido quimioterapia. A amostra de urina para hCG é exigida 6 semanas após o parto que se seguir a todas as gestações subsequentes, para excluir a reativação do tecido trofoblástico dormente.[5]

## Conclusão

Após a remoção do tumor, por esvaziamento uterino mediante sucção, a paciente deverá ser monitorada em um centro especializado em triagem trofoblástica, que decidirá se a quimioterapia é apropriada. Em geral, o prognóstico e a sobrevida a longo prazo são bons.

## Leituras Complementares

1. Kudelka AP, Freedman RS, Kavanagh JJ. Gestational trophoblastic tumours. In: Pazdur R, Coia LR, Hoskins WJ, Wagman LD, editors. *Cancer Management. A Multidisciplinary Approach*. F.A. Davis: Philadelphia; 499-508.

2. Soper JT, Mutch DG, Schink JC. Diagnosis and management of gestational trophoblastic disease: AGOG practice bulletin no. 53. *Gynecol Oncol* 2004; 93: 575-85.

3. Lurain JR. Treatment of gestational trophoblastic tumours. *Curr Treat Opin Oncol* 2002; 3: 113-24.

4. Hurteau JA. Gestational trophoblastic disease: management of hydatidiform mole. *Clin Obstet Gynecol* 2003; **46**: 557-69.
5. Tidy JA, Hancock BW, Newlands ES. *The Management of Gestational Trophoblastic Neoplasia.* The Royal College of Obstetricians and Gynaecologists: Guideline No. 38.
6. Newlands ES. Presentation and management of persistent trophoblastic disease and gestational trophoblastic tumours in the UK. In: Hancock BW, Newlands ES, Berkowitz RS, Cole LA. Gestational Trophoblastic Diseases, 2nd edn. Sheffield: International Society for the Study of Trophoblastic Diseases, 2003. (www.isstd.org/gtd/index.html).
7. Ng TY, Wong LC. Diagnosis and management of gestational trophoblastic neoplasia. *Best Pract Res Clin Obst Gynaecol* 2003; **17**: 893-903.
8. Carney ME. Treatment of low risk gestational trophoblastic disease. *Clin Obstet Gynecol* 2003; **46**: 579-92.

PROBLEMA

# 46 Tumor das Células de Merkel

## Caso Clínico

Uma senhora de 78 anos apresenta-se com nódulo vermelho no antebraço, que apareceu há 6 meses e que aumentou de diâmetro em mais de 2 cm. A biopsia de excisão revela tumor das células de Merkel com margens de excisão inferiores a 2 cm.

**Qual deverá ser a avaliação complementar para essa paciente?**
**Como o local primário do tumor deverá ser tratado?**
**Qual tratamento adjuvante deverá ser considerado?**
**Qual é o prognóstico?**
**Como a doença recorrente deverá ser tratada?**

## Fundamentos

### Qual deverá ser a avaliação complementar para essa paciente?

Essa paciente precisa de avaliação complementar para se determinar a extensão da doença. Não existe sistema de estadiamento amplamente aceito para o carcinoma das células de Merkel, nem uma classificação padronizada com base no prognóstico. Tanto o sistema do *American Joint Committee on Cancer*[1] como o estadiamento TNM (Tabela 46.1) podem ser aplicados para essa finalidade. Entretanto, o tumor é frequentemente estadiado de acordo com sua apresentação clínica, a saber[2]:

- Estádio IA: Tumor primário < 2 cm e sem evidência de disseminação para linfonodos ou locais distantes.

| Tabela 46.1 | Estadiamento TNM para carcinoma de células de Merkel |
|---|---|
| T1 | Tumor primário < 2 cm |
| T2 | Tumor primário ≥ 2 cm |
| N0 | Linfonodos regionais negativos |
| N1 | Linfonodos regionais positivos |
| M0 | Sem evidência de doença metastática distante |
| M1 | Presença de doença metastática distante |
| *Estádio* | *Critérios* |
| I | T1 N0 M0 |
| II | T2 N1 M0 |
| III | Qualquer T N1 M0 |
| IV | Qualquer T Qualquer N M1 |

- Estádio IB: Tumor primário ≥ 2 cm e sem evidência de disseminação para linfonodos ou locais distantes.
- Estádio II: Envolvimento de linfonodos regionais, mas sem evidência de metástases distantes.
- Estádio III: Presença de metástases sistêmicas além dos linfonodos regionais.

A avaliação complementar inclui investigações para determinar se existe acometimento de linfonodos. A pesquisa da doença no linfonodo sentinela fornecerá informações sobre o prognóstico e identificará também o leito da drenagem linfática para a cirurgia e para a radioterapia adjuvante.

O linfonodo sentinela é o primeiro linfonodo que é atingido pelas células malignas em processo de metástase a partir de um tumor primário. A biopsia desse linfonodo é realizada injetando-se corante azul patente e uma substância radioativa inofensiva ao redor do tumor primário várias horas antes. Durante a biopsia, o cirurgião detecta os linfonodos que estiverem corados pelo azul patente e usa um contador Geiger (que detecta radiação α e β) para avaliar qual (ou quais) linfonodo(s) absorveram a substância radioativa. O linfonodo, ou linfonodos, identificado é designado como linfonodo sentinela, e o cirurgião o remove para exame histopatológico. Procede-se a um exame de congelação para detectar a neoplasia e, se positiva, realiza-se a linfodenectomia complementar. A vantagem da identificação do linfonodo sentinela por biopsia é a de se evitar a necessidade de extirpações maiores, reduzindo-se, assim, o risco de linfedema. No carcinoma das células de Merkel, a biopsia do linfonodo sentinela demonstrou ser benéfica tanto para o prognóstico quanto para a decisão sobre o tratamento complementar.[3]

Outras investigações incluem a tomografia computadorizada (TC) que ajuda a demonstrar o acometimento dos linfonodos regionais ou metástases sistêmicas no fígado, pulmões e outros locais. A ultrassonografia também tem sido usada e pode mostrar nódulos hipoecoicos surgindo da derme.

A doença locorregional e as metástases distantes podem ser avaliadas também com a cintigrafia com receptores de somatostatina, baseada nas características neuroendócrinas do carcinoma das células de Merkel.[4]

## Discussão

### Como o local primário do tumor deverá ser tratado?

Assumindo-se que a investigação complementar não revele disseminação para os linfonodos ou metástases distantes, essa paciente terá doença em estádio IB. Não há estudos clínicos prospectivos e controlados sobre as melhores margens de excisão no carcinoma de células de Merkel. O conceito geralmente aceito é o de que margens com 2 a 3 cm de largura e 2 cm de profundidade são adequadas. Acompanhamentos anteriores recomendavam margens de 3 cm ou mais, e alguns estudos demonstraram redução na recidiva local com margens nessas dimensões.[4]

A paciente do caso clínico sofreu cirurgia com margem inadequada e precisa de excisão local mais ampla do local primário. Isso pode ser feito ou por excisão local cirúrgica convencional mais ampla ou pela cirurgia micrográfica de Mohs, uma técnica poupadora de tecido que permite ao cirurgião remover camadas finas de pele após ressecção do tumor primário até que não haja mais nenhum sinal microscópico da doença na amostra removida. Essa técnica foi considerada como o melhor método de excisão local ampla para o carcinoma das células de Merkel. Entretanto, embora seu uso tenha sido previamente avaliado, nenhum dos estudos clínicos comparando-a com a excisão local ampla tradicional demonstrou qualquer benefício adicional.[4]

### Qual tratamento adjuvante deverá ser considerado?

Assumindo-se que a paciente tenha apresentado resultado negativo na biopsia de linfonodo sentinela como parte das investigações iniciais para estadiamento, ela não vai precisar de dissecção profilática de linfonodos como parte do tratamento padrão. Entretanto, deve-se considerar a radioterapia adjuvante.

Sabe-se que o carcinoma de células de Merkel é uma malignidade subcutânea agressiva com alto risco de recorrência, apesar do tratamento. Dados recentes sugerem que o tratamento de combinação com cirurgia adequada seguida de radioterapia adjuvante pode reduzir significativamente o risco de recidiva local. Já se sugeriu também que o índice de progressão da doença do estádio I para II é acentuadamente menor após o tratamento de combinação, comparado à cirurgia isolada. Entre as pacientes com doença em estádio I e tratadas com essa terapia, foram demonstradas vantagens de sobrevida geral e específica à causa.[5]

Vários estudos se concentraram na radioterapia adjuvante após a cirurgia para carcinoma de células de Merkel, com resultados conflitantes sobre o uso desse recurso no tratamento.[4] Além disso, não há dados convincentes de estudos clínicos prospectivos; entretanto, mesmo assim a radioterapia tem sido defendida no tratamento adjuvante. Hoje em dia, esse procedimento é geralmente usado em pacientes com tumores grandes, tumores com invasão linfática, tumores que se aproximam das margens de ressecção cirúrgica e tumores localmente não extirpáveis.

Estudos sugerem que a dose total apropriada de radioterapia seja de aproximadamente 50 Gy aplicada ao leito cirúrgico e aos linfonodos regionais com drenagem, administrados em frações de 2 Gy. Doses mais altas têm sido recomendadas em tumores não extirpáveis ou naqueles com evidência microscópica de disseminação para além das margens ressecadas.[6,7]

## Qual é o prognóstico?

A maioria dos pacientes se apresenta com doença localizada (cerca de 70 a 80%), como acontece com nossa paciente. Índices de sobrevida de 5 anos na doença em estádio I foram citados em até 64%. Entretanto, apesar da excisão local adequada, os índices de recidiva local são altos, e o risco de metástases para os linfonodos regionais são ainda mais altos e geralmente ocorrem dentro de 2 anos do diagnóstico inicial. Metástases distantes podem ocorrer em até metade desses pacientes, e essa é, em geral, a causa da morte de pacientes com carcinomas de células de Merkel. Os sítios comuns de recidiva e de metástases distantes são: fígado, pulmões, ossos, cérebro ou linfonodos distantes.

O prognóstico parece ser melhor em pacientes que se apresentem sem evidência óbvia de tumor primário.[4,8]

## Como a doença recorrente deverá ser tratada?

O tratamento da doença recorrente depende muito do local de recidiva. Se houver recidiva local, o tratamento poderá incluir dissecção dos linfonodos regionais com ou sem radioterapia adjuvante, dependendo do tratamento que o paciente recebeu anteriormente. Se o paciente se apresentar com tumores recidivantes não extirpáveis, ou para aqueles pacientes que receberam dose máxima de irradiação anteriormente, a quimioterapia poderá ser considerada.

Os regimes usados mais comuns são semelhantes àqueles usados em câncer de pulmão de pequenas células, em virtude das similaridades morfológicas e imunoistoquímicas. Esses regimes incluem cisplatina e etoposida, e ciclofosfamida, doxorrubicina e vincristina. Os carcinomas das células de Merkel tendem a responder, de início, à quimioterapia, mas as respostas tendem a durar pouco, e o impacto da quimioterapia na sobrevida é incerto.[9-11]

## Conclusão

A cirurgia inicial teve margens de excisão inadequadas e, por isso, a cirurgia complementar agora é obrigatória, pois esses tumores têm alto índice de recidiva local. A biopsia do linfonodo sentinela é recomendável nessa paciente, pois ajudará a determinar o prognóstico. A indicação da terapia adjuvante ainda não tem evidência suficiente.

## Leituras Complementares

1. American Joint Committee on Cancer. *AJCC Cancer Staging Manual*. Springer, New York, 2002.
2. Aasi SZ, Leffell DJ. Cancer of the skin. In: De Vita VT Jr, Hellman S, Rosenberg SA, eds. *Cancer: Principles and Practice of Oncology*, 7th edn. Lippincott Williams & Wilkins, Philadelphia, 2005: 1717-44.
3. Gupta SG, Wang LC, Penas PF, Gellenthin M, Lee SJ, Nghiem P. Sentinel lymph node biopsy for evaluation and treatment of patients with Merkel cell carcinoma: the Dana-Farber experience and meta-analysis of the literature. *Arch Dermatol* 2006; **142**: 685-90.
4. Pectasides D, Pectasides M, Economopoulos T. Merkel cell cancer of the skin. *Ann Oncol* 2006; **17**: 1489-95.
5. Lewis KG, Weinstock MA, Weaver AL, Otley CC. Adjuvant local irradiation for Merkel call carcinoma. *Arch Dermatol* 2006; **142**: 693-700.
6. Goessling W, McKee PH, Mayer RJ. Merkel cell carcinoma. *J Clin Oncol* 2002; **20**: 588-98.

7. Marks ME, Kim RY, Salter MM. Radiotherapy as an adjunct in the management of Merkel cell carcinoma. *Cancer* 1990; **65**: 60-4.
8. Allen PJ, Bowne WB, Jaques DP, Brennan MF, Busam K, Coit DG. Merkel cell carcinoma: prognosis and treatment of patients from a single institution. *J Clin Oncol* 2005; **23**: 2300-09.
9. Tai PT, Yu E, Winquist E, Hammond A, Stitt L, Tonita J, Gilchrist J. Chemotherapy in neuroendocrine/Merkel cell carcinoma of the skin: case series and review of 204 cases. *J Clin Oncol* 2000; **18**: 2493-9.
10. Feun LG, Savaraj N, Legha SS, Silva EG, Benjamin RS, Burgess MA. Chemotherapy for metastatic Merkel cell carcinoma. Review of the M.D. Anderson Hospital's experience. *Cancer* 1988; **62**: 683-5.
11. Voog E, Biron P, Martin JP, Blay JY. Chemotherapy for patients with locally advanced or metastatic Merkel cell carcinoma. *Cancer* 1999; **85**: 2589-95.

PROBLEMA

# 47 Tumores do Cérebro

## Caso Clínico

Um homem de 62 anos apresenta-se com história resumida de cefaleias e falta de firmeza, mas sem sinais neurológicos. A investigação por tomografia computadorizada (TC) demonstra lesão com bordas realçadas no lobo parietal esquerdo, e a RM (Fig. 47.1) mostra realce intenso com gadolínio, com aspectos típicos de um glioblastoma multiforme. Os sintomas se atenuam com corticosteroides.

Quais são os aspectos prognósticos importantes e o provável resultado?

Qual é o papel da cirurgia?

A radioterapia pode trazer algum benefício?

A quimioterapia é benéfica?

Existem tratamentos disponíveis para a recidiva?

Quais abordagens experimentais estão sendo exploradas?

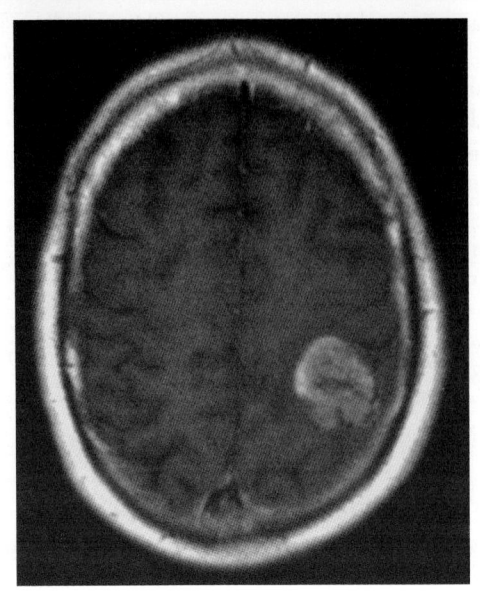

Fig. 47.1 RM axial em T1 contrastada com gadolínio, mostrando lesão em destaque no lobo parietal esquerdo.

## Fundamentos

**Quais são os aspectos prognósticos importantes e o provável resultado?**

Os gliomas de alto grau (GAG) são localmente invasivos, incuráveis e apresentam prognóstico ruim em termos de sobrevida, qualidade de vida e atividade social. Essa classe de tumores inclui: o glioma ou glioblastoma multiforme grau IV, com sobrevida média de 6 a 12 meses, e os gliomas menos comuns em grau III ou anaplásicos, com sobrevida média de 2 a 3 anos. Idade avançada e índice de desempenho reduzido são fatores de prognóstico ruim, de acordo com o *Medical Research Council* (MRC) e os estudos do *Radiation Therapy Oncology Group* (RTOG), e a idade do nosso paciente (mais de 60 anos) não é favorável a ele. Outros fatores prognósticos incluem a história de convulsões (pacientes com mais de 3 meses de história de convulsões evoluem melhor), estado mental e extensão da cirurgia.

## Discussão

**Qual é o papel da cirurgia?**

A ressecção, ao contrário da biopsia, permite o exame histológico completo e a classificação, importante para a seleção do tratamento pós-operatório. A cirurgia citorredutora também pode fornecer melhora rápida dos sintomas. Entretanto, o tumor se infiltra bem além da borda em destaque observada na investigação por imagens em corte transversal e, por isso, a ressecção cirúrgica não cura a lesão. Embora a cirurgia citorredutora máxima fosse normalmente a opção preferida para esse paciente se ele tiver convulsões e o tumor não envolver uma estrutura essencial, a evidência de estudos randomizados quanto ao benefício para a sobrevida é pequena. Em pacientes com prognóstico pior, pode ser preferível a biopsia, ou até mesmo o mais apropriado será aceitar um diagnóstico clínico e radiológico e adotar a melhor abordagem de apoio possível.

## A radioterapia pode trazer algum benefício? (Fig. 47.2 – *veja segunda contracapa*)

Os gliomas de alto grau são relativamente resistentes à irradiação, e a dose é limitada pela sensibilidade do tecido cerebral ao redor da lesão. Estudos clínicos anteriores sobre radioterapia radical sugeriram um resultado melhor, com sobrevida de cerca de 3 meses com cuidados de apoio e de 9 meses com radioterapia.[1] O benefício da sobrevida pode ser inferido a partir de estudos de fracionamento de doses. Em um estudo clínico MRC,[2] a aplicação de 60 Gy em 30 frações foi associada à sobrevida média mais longa em comparação com 45 Gy em 20 frações (12 meses *versus* 9 meses). Após a radioterapia a recorrência é inevitável e predominantemente no campo. Tentativas de melhorar o resultado usando regimes acelerados, superfracionados ou com escalonamento de doses têm se mostrado geralmente malsucedidos até o momento.

A idade e o índice de desempenho são os principais fatores prognósticos usados para selecionar pacientes com mais probabilidade de se beneficiarem da radioterapia.[3] Regimes radicais convencionalmente fracionados durante 6 semanas estão associados à sobrevida ideal e serão apropriados se o índice de desempenho pós-operatório desse paciente, de acordo com a OMS, for 0/1. Entretanto, se o índice de desempenho do paciente piorar, sua probabilidade de sobrevida será pequena, e a radioterapia desse tipo ocupará grande parte da sobrevida remanescente, com toxicidade significativa incluindo náusea, letargia e alopecia, além das múltiplas consultas ao hospital. Muitos pacientes não vivem o suficiente para desenvolver a toxicidade tardia resultante da radioterapia, a qual pode incluir prejuízo da função cognitiva e da memória. Programas mais curtos hipofracionados, como 30 Gy em 6 a 10 frações durante 2 semanas, oferecem abordagem mais paliativa, com melhora funcional em cerca de um terço dos pacientes.[3,4]

## A quimioterapia é benéfica?

Até recentemente, a quimioterapia tinha demonstrado benefícios mínimos, pois a barreira hematoencefálica limita o acesso das drogas ao cérebro. A metanálise da quimioterapia adjuvante demonstrou apenas um benefício[5] pouco significativo de sobrevida, e os efeitos tóxicos foram sentidos por muitos, para compensar qualquer benefício mínimo. Um estudo clínico randomizado, desenvolvido pela *European Organization for Research and Treatment of Cancer* (EORTC)/ *National Cancer Institute of Canada*, demonstrou, porém, sobrevida substancialmente melhorada com o acréscimo de um agente alquilante, a temozolomida, à radioterapia.[6] Um total de 573 pacientes com glioblastoma multiforme, com menos de 70 anos de idade e índice de desempenho da OMS de 0-2 foi randomizado à terapia padrão isolada (60 Gy em 30 frações) e à mesma radioterapia com o acréscimo diário de temozolomida, 75 mg/m², seguido de até 6 ciclos de manutenção de 150 a 200 mg/m² ao dia, durante 5 dias, a cada 4 semanas. A sobrevida média foi de 15 meses e de 12 meses, e a sobrevida de 2 anos foi de 26 e de 10% a favor da temozolomida. Não é possível distinguir o benefício relativo dos componentes concomitante e adjuvante. O benefício não se mostrou significativo na minoria dos pacientes submetidos somente à biopsia diagnóstica, e os pacientes com ressecção total bem visível apresentaram maiaor benefício que aqueles com ressecção incompleta, sugerindo que a remoção máxima do tumor pode ser importante para a eficácia do tratamento de combinação adjuvante. Pacientes com índice de desempenho 2 da OMS não demonstraram nenhum benefício. A análise molecular mostrou aumento no benefício de temozolomida na presença de um promotor metilado para a metilguanina metiltransferase

(MGMT), um gene de reparo de DNA. Esse biomarcador oferece o potencial de identificar pacientes com mais probabilidade de se beneficiarem do tratamento na modalidade combinada, e, no futuro, a quimiorradioterapia concomitante será provavelmente considerada como prática padronizada em pacientes elegíveis.

Para contornar o problema do acesso via barreira hematoencefálica, polímeros biodegradáveis contendo carmustina (discos Gliadel®) foram testados após deposição na cavidade cirúrgica à época da cirurgia inicial e após a cirurgia para a recidiva, e embora tenham sido observados benefícios insignificantes de sobrevida, eles se mostraram, no máximo, limitados.

As decisões de tratamento para nosso paciente serão orientadas de acordo com seu estado geral. Se ele estiver adequado para a radioterapia radical, com base em evidência de estudos clínicos, o tratamento concomitante e adjuvante com temozolomida poderá ser considerado, se o índice de desempenho da OMS para ele for de 0 ou 1.

### Existem tratamentos disponíveis para a recidiva?

A evidência dos estudos clínicos é limitada.[7] A ressecção complementar pode melhorar a qualidade de vida e, possivelmente, a sobrevida. Raramente se aplica a reirradiação em virtude do risco de se exceder à tolerância normal do cérebro. Os regimes de quimioterapia paliativa incluem: procarbazina, lomustina e vincristina (PLV) e lomustina ou temozolomida como agentes únicos. O benefício é limitado com índices de resposta inferiores a 10 e índices de sobrevida sem progressão da doença aos 6 meses de aproximadamente o dobro do índice de resposta. Um estudo clínico atual do *UK National Cancer Research Institute* está comparando temozolomida com PLV.

### Quais abordagens experimentais estão sendo exploradas?

Muitas abordagens novas estão sendo atualmente testadas para melhorar os resultados para os GAG.[7] A elaboração de perfis moleculares está em andamento para identificar marcadores que permitam prognosticar e prever a individualização do tratamento. Existe alguma evidência de atividade limitada para terapias-alvo, incluindo o receptor do fator de crescimento antiepidérmico e os agentes antiangiogênicos. Uma outra pesquisa está explorando os vírus oncolíticos, a terapia genética e as abordagens de imunoterapia.

## Conclusão

A excisão cirúrgica ou a citorredução pode ajudar a aliviar os sintomas, mas não prolongará necessariamente a sobrevida e, portanto, precisa ser discutida com o paciente. A radioterapia e a quimioterapia têm aplicação limitada, e a toxicidade pode ser um problema, especialmente dada a curta expectativa de vida, mas as opções podem ser discutidas com o paciente, individualmente.

## Leituras Complementares

1. Walker MD, Alexander E Jr, Hunt WE, MacCarty CS, Mahaley MS Jr, Mealey J Jr, Norrell HA, Owens G, Ransohoff J, Wilson CB, Gehan EA, Strike TA. Evaluation of BCNU and/or radiotherapy in the treatment of anaplastic gliomas. A cooperative clinical trial. *J Neurosurg* 1978; **49**: 333-43.
2. Bleehan NM, Stennin SP. A Medical Research Council trial of two radiotherapy doses in the treatment of grades 3 and 4 astrocytomas. *Br J Cancer* 1991; **64**: 769-74.
3. Laperriere N, Zuraw L, Cairncross G; Cancer Care Ontario Practice Guidelines Initiative Neuro-Oncology Disease Site Group. Radiotherapy for newly diagnosed malignant glioma in adults: a systematic review. *Radiother Oncol* 2002; **64**: 259-73.

4. Thomas R, James N, Guerrero D, Ashley S, Gregor A, Brada M. Hypofractionated radiotherapy as a palliative treatment in poor prognosis patients with high grade glioma. *Radiother Oncol* 1994; **33**: 113-16.
5. Stewart LA. Chemotherapy in adult high grade glioma: a systematic review and meta-analysis of individual patient data from 12 randomised trials. *Lancet* 2002; **23**: 1011-18.
6. Stupp R, Mason WP, van den Bent MJ, Weller M, Fisher B, Taphoorn MJ, Belanger K, Brandes AA, Marosi C, Bogdahn U, Curschmann J, Janzer RC, Ludwin SK, Gorlia T, Allgeier A, Lacombe D, Cairncross JG, Eisenhaucr E, Mirimanoff RO; European Organisation for Research and Treatment of Cancer Brain Tumor and Radiotherapy Groups; National Cancer Institute of Canada Clinical Trials Group. Radiotherapy plus concomitant and adjuvant temozolomide for glioblastoma. *N Eng J Med* 2005; **352**: 987-96.
7. Stupp R, Hegi ME, van den Bent MJ, Mason WP, Weller M, Mirimanoff RO, Cairncross JG; European Organisation for Research and Treatment of Cancer Brain Tumor and Radiotherapy Groups; National Cancer Institute of Canada Clinical Trials Group. Changing paradigms: an update on the multidisciplinary management of malignant glioma. *Oncologist* 2006; **11**: 165-180.

## PROBLEMA
# 48 Timoma

### Caso Clínico

Um homem de 55 anos se queixa de dor na região central do tórax, que vem aumentando lentamente nos últimos 6 meses, mas o exame não mostra achados anormais. A radiografia de tórax e a TC revelam massa na porção anterior do mediastino com extensão do tumor para pleura e do pericárdio. A biopsia confirma um timoma.

**Qual é o estádio do timoma?**

**Qual é o local da ressecção cirúrgica?**

**Quais são as opções de tratamento na presença de doença residual ou recidivante?**

**Qual é o prognóstico para esse paciente?**

### Fundamentos

**Qual é o estádio do timoma?**

Timomas são uma forma rara de câncer, respondendo por 0,2 a 1,5% de todas as malignidades. Entretanto, eles representam os tumores mais comuns do mediastino anterior, onde ocorre a maioria deles (90%). O restante surge no pescoço ou em outras áreas do mediastino. Trata-se de tumores indolentes e que são tipicamente descobertos por acaso na radiografia de tórax. Entre os pacientes sintomáticos, 40% apresentam sintomas locais de dor no tórax, tosse ou dispneia relacionadas com a compressão ou invasão do tumor, e 30% apresentam-se com sintomas sistêmicos. Podem também se desenvolver síndromes paratímicas, especialmente a miastenia grave, a hipogamaglobulinemia e a aplasia pura de eritrócitos.

Embora os timomas se apresentem frequentemente encapsulados e não invasivos, cerca de 50% dos tumores invade suas próprias cápsulas, estendendo-se para as estruturas ao redor. A extensão transdiafragmática para o interior do abdome e a metástase para a pleura homolateral e o pericárdio podem ocorrer. A disseminação hematogênica/linfogênica com metástases para fígado e ossos pode ocorrer, muito raramente.

O sistema de estadiamento mais amplamente aplicado para timomas é aquele proposto por Masaoka et al. em 1981.[1] Com base na extensão da invasão, seja micro ou macroscópica, às estruturas do mediastino, os pacientes podem ser agrupados em quatro estádios principais (Tabela 48.1).

| Tabela 48.1 | Sistema de estadiamento do timoma, de Masaoka |
|---|---|
| Estágio | Descrição |
| I | Completamente encapsulado e macroscopicamente, sem invasão capsular microscópica |
| II | Invasão macroscópica no tecido gorduroso ou à pleura mediastinal ou invasão microscópica à cápsula |
| III | Invasão macroscópica aos órgãos vizinhos (pericárdio, grandes vasos, pulmão) |
| IVA | Disseminação pleural ou pericárdica |
| IVB | Metástase linfática ou hematogênica |

Na apresentação, cerca de 40% dos timomas estão em estádio I, 25% cada em estádio II ou III, 10% em estádio IVA e somente 1 ou 2% em estádio IVB.[2] Nosso paciente apresenta-se com história clássica de dor no tórax com início lento, e a descoberta de envolvimento pleural ou pericárdico na TC classifica a doença no estádio IVA.

## Qual é o local da ressecção cirúrgica?

A cirurgia é o tratamento escolhido para timomas localizados. Pacientes com doença em estádio I submetidos à ressecção completa apresentam índices de sobrevida de 5 anos superiores a 90%. Em pacientes com doença mais avançada, a cirurgia radical visando à ressecção completa também deverá ser considerada, uma vez que a execução do procedimento completo é um fator prognóstico altamente importante em casos de timoma. Em um estudo de porte, a ressecção total foi obtida em 85% e em 42% dos pacientes com doença em estádio III e IV, respectivamente.[3] A sobrevida de 10 anos em pacientes submetidos à ressecção completa é de aproximadamente 76%, em comparação com 28% nos pacientes com ressecção incompleta ou avaliados somente com biopsia.[4]

Para os pacientes em que a ressecção completa não é viável, o papel da cirurgia de citorredução ou de ressecção incompleta permanece controverso. Estudos comparando pacientes submetidos à ressecção incompleta *versus* biopsia têm apresentado resultados incoerentes, alguns deles sugerindo benefício pouco significativo com a cirurgia e outros não. Nesse tratamento, o papel da cirurgia permanece, portanto, incerto, e o tratamento desses pacientes deverá levar em conta as outras modalidades de terapia.

## Discussão

### Quais são as opções de tratamento na presença de doença residual ou recidivante?

De modo geral, 10 a 30% dos pacientes terão recidiva da doença após a ressecção do timoma. A maioria dessas recorrências ocorre na cavidade intratorácica. As opções de tratamento a serem consideradas incluiriam uma ou mais de radioterapia, quimioterapia e outra cirurgia. Como mencionado, é difícil elaborar recomendações definitivas, dada a falta de evidência de estudos clínicos randomizados, reflexo da raridade desses tumores. Em vez disso, a literatura consiste em vários relatórios de caso e estudos prospectivos, geralmente envolvendo número pequeno (< 50) de pacientes.

Os timomas são tumores sensíveis à irradiação. Apesar da controvérsia ainda existente sobre o papel da terapia adjuvante em doença completamente ressecada, o consenso geral é o de que a radioterapia pós-operatória seja benéfica após a ressecção incompleta. Tipicamente, aplicam-se doses de 50-60 Gy, em 20-30 frações, com índices reduzidos de recorrência coerentemente informados nesses pacientes.[5,6]

A quimioterapia é uma modalidade efetiva de tratamento para timomas e tem sido usada para tratar pacientes com doença metastática, assim como tratamento neoadjuvante e adjuvante. O regime mais eficaz informado até hoje usa uma combinação de cisplatina, doxorrubicina e ciclofosfamida. Os índices combinados de remissão completa e parcial variam, nos pacientes, entre 50 e 92%, com essa combinação.[7,8] Em um estudo especificamente dirigido aos pacientes com doença metastática ou recorrente, o índice geral de resposta foi de 50%, com duração média de resposta de 11,8 meses e sobrevida média de 37,7 meses.[7] Outros agentes usados incluem os corticosteroides (que parecem atuar no componente linfocítico do tumor) e a ifosfamida. Em tumores refratários à quimioterapia, os análogos da somatostatina demonstraram resultados precoces promissores.[9]

Para a doença recorrente confinada à cavidade torácica, muitos autores defendem a abordagem cirúrgica agressiva, aparentemente suportada pelos dados disponíveis. A sobrevida de 10 anos para pacientes submetidos a uma ressecção completa fica entre 53 e 72%, em comparação com 0 a 11% naqueles submetidos à ressecção incompleta.[2] Por fim, muitos pacientes têm probabilidade de se beneficiar de uma abordagem de modalidade combinada. Por exemplo, pacientes com doença primária não extirpável demonstraram sobrevida a longo prazo usando uma combinação de quimioterapia primária, seguida por cirurgia e radioterapia pós-operatória.

### Qual é o prognóstico para esse paciente?

Os fatores mais importantes na determinação do prognóstico em pacientes com timoma são o estádio de Masaoka na apresentação e a execução completa da ressecção cirúrgica. Por muitos anos, a miastenia grave foi considerada como fator prognóstico adverso, o que não acontece hoje, em virtude dos aperfeiçoamentos nos cuidados peroperatórios.

Os índices de sobrevida geral de 5 anos para os timomas de estádio I, II, III e IV são de aproximadamente 93-100%, 70-98%, 50-89% e 50-62%, respectivamente.[1,3,4] Para nosso paciente o prognóstico será determinado, em parte, pela ressecção total à qual ele deve ser submetido. Um estudo com pacientes com doença em estádio III e IV submetidos à ressecção total apresentou índice de sobrevida de 5 anos de 93%, em comparação com 64% naqueles submetidos à ressecção incompleta.[3] Da mesma forma, Regnard et al. informaram sobrevida de 5 anos de 64% (ressecção total) comparada com 34% (ressecção incompleta) para a doença em estádio IV, embora essa diferença não tenha sido estatisticamente significativa em virtude do pequeno número de pacientes.[10] Por fim, o acompanhamento a longo prazo é necessário em todos os pacientes com timoma, pois já se sabe que esses pacientes podem apresentar recidiva (superior a 25 anos, em alguns casos) após a cirurgia inicial.

## Conclusão

A excisão cirúrgica do timoma é crucial para melhorar o prognóstico para o paciente. Mesmo se o tumor não puder ser extirpado completamente, esses tumores são, em geral, sensíveis à radio e à quimioterapia, e uma ideal estratégia pode ser a abordagem de modalidade combinada.

## Leituras Complementares

1. Masaoka A, Monden Y, Nakahara K, Tanioka T. Follow-up study of thymomas with special reference to their clinical stages. *Cancer* 1981; **48**: 2485-92.
2. Detterbeck FC, Parsons AM. Thymic tumours. *Ann Thorac Surg* 2004; **77**: 1860-9.
3. Kondo K, Monden Y. Therapy for thymic epithelial tumors: a clinical study of 1,320 patients from Japan. *Ann Thorac Surg* 2003; **76**: 878-85.
4. Blumberg D, Port JL, Weksler B, Delgado R, Rosai J, Bains MS, Ginsberg RI, Martini N, McCormack PM, Rusch V, *et al.* Thymoma: a multivariate analysis of factors predicting survival. *Ann Thorac Surg* 1995; **60**: 908-14.
5. Pollack A, Komaki R, Cox JD, Ro JY, Oswald MJ, Shin DM, Putnam JB Jr. Thymoma: treatment and prognosis. *Intl Radiat Oncol Biol Phys* 1992; **23**: 1037-43.
6. Gripp S, Hilgers K, Wurm R. Thymoma: prognostic factors and treatment outcomes. *Cancer* 1998; **83**: 1495-503.
7. Loehrer PJ Sr, Kim K, Aisner SC, Livingston R, Einhorn LH, Johnson D, Blum R. Cisplatin plus doxorubicin plus cyclophosphamide in metastatic or recurrent thymoma: final results of an intergroup trial. The Eastern Cooperative Oncology Group, Southwest Oncology Group, and Southeastern Cancer Study Group. *J Clin Oncol* 1994; **12**: 1164-8.
8. Fornasiero A, Daniele O, Ghiotto C. Chemotherapy for invasive thymoma. A 13-year experience. *Cancer* 1991; **68**: 30-3.
9. Palmieri G, Montella L, Martignetti A, Muto P, Di Vizio D, De Chiara A, Lastoria S. Somatostatin analogs and prednisone in advanced refractory thymic tumors. *Cancer* 2002; **94**: 1414-20.
10. Regnard JF, Magdeleinat P, Dromer C, Dulmet E, de Montpreville V, Levi IF, Levasseur P. Prognostic factors and long-term results after thymoma resection: a series of 307 patients. *J Thorac Cardiovasc Surg* 1996; **112**: 376-84.

## PROBLEMA

# 49 Câncer Adrenocortical – Cuidados Clínicos

### Caso Clínico

Uma senhora de 55 anos foi diagnosticada com carcinoma adrenocortical metastático. Ela não está bem e se mostra cushingoide.

Quais serão os cuidados clínicos? Quais tratamentos estão disponíveis para essa paciente?

Qual é o papel do mitotano?

Qual é o tratamento para supressão e reposição suprarrenal?

Existe lugar para a quimioterapia?

Como você controla a síndrome de Cushing?

### Fundamentos

**Quais serão os cuidados clínicos? Quais tratamentos estão disponíveis para essa paciente?**

O carcinoma adrenocortical (ACC) é um tumor raro que ocorre em qualquer idade e sexo e que responde por cerca de 0,02% de todos os cânceres.[1] A faixa etária na apresentação varia entre os 40 e os 50 anos, e a doença ocorre com a mesma frequência e igualmente em homens e mulheres (1:1). A maioria dos casos representa tumores não funcionantes.[2] Cerca de 2/3 de todos os pacientes com ACC apresenta tumores com secreção exagerada de glicocorticoides e ou de androgênios, e 1/3 dos pacientes apresenta a síndrome de Cushing clássica. Além dos sintomas de excesso hormonal, os pacientes com ACC geralmente se apresentam com massa abdominal, perda de peso e outros sintomas constitucionais.

O esteio principal do tratamento atual para ACC é a excisão cirúrgica completa à época da avaliação inicial.[3] Se a doença metastática estiver limitada, teremos o benefício aparente de uma cirurgia visando livrar o paciente da doença mensurável. O papel da radioterapia no tratamento de ACC ainda não está bem definido e é considerado geralmente como de benefício limitado.[4] Entretanto, a radioterapia paliativa para a doença metastática já demonstrou sua eficácia em uma proporção considerável de pacientes, sendo o tratamento preferido para metástases ósseas (30-40 Gy). E o mais importante, a radioterapia adjuvante pós-operatória pode ajudar os pacientes em alto risco de recidiva local.

O tratamento médico visa controlar a secreção exagerada de hormônios e – o mais importante – a remissão parcial ou completa da disseminação do tumor (Fig. 49.1).

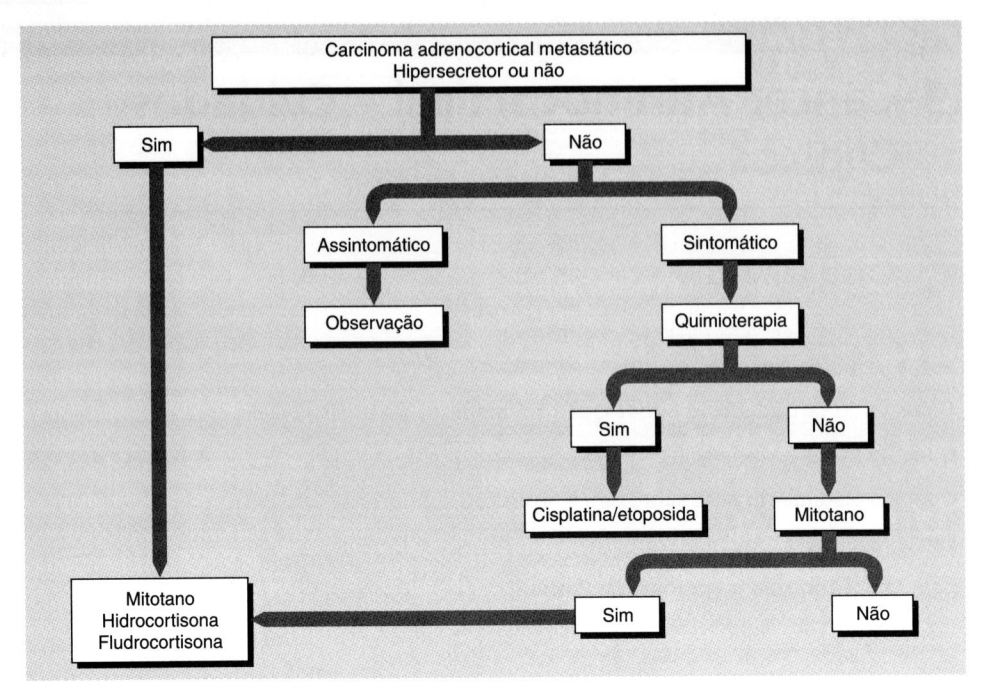

**Fig. 49.1** Algoritmo de tratamento de carcinoma cortical suprarrenal metastático.

## Discussão

### Qual é o papel do mitotano?

Mitotano é o único agente específico e disponível para o tratamento de ACC. Trata-se de um isômero (1,1 dicloro-2(O-clorofenil)-2-(p-cloro-fenil) etano) do inseticida p,p'-DDD e congênere químico do inseticida DDT. Mitotano é um composto adrenolítico com atividade específica sobre o córtex suprarrenal.[5] Os efeitos terapêuticos do mitotano dependem da transformação metabólica intrassuprarrenal, e sua eficácia clínica continua a ser questionada. Um índice de resposta de 35% já foi informado, com a maioria das respostas sendo parciais e transitórias e somente uma remissão completa ocasional. Estudos mais recentes informaram índices mais baixos de resposta.[6] O papel do mitotano como terapia adjuvante após remoção cirúrgica completa do ACC continua em debate.

Esse agente pode ser administrado em comprimidos (Lysodren, Bristol Myers Squibb, Princeton, EUA), geralmente na dose de mais de 3 g/dia ou em cápsulas de mitotano micronizado e misturado com celulose acetilftalato, com taxa de absorção menor, mas, possivelmente, melhor tolerância gastrointestinal.[6] O monitoramento da droga é importante. Já se descobriu que são necessários níveis superiores a 14 mg/L para induzir a regressão do tumor. Os índices de resposta objetiva variam entre 31 e 80% dos pacientes que chegam a esse nível, enquanto não se observa resposta nos pacientes com concentrações séricas menores. As reações adversas são, principalmente, gastrointestinais (diarreia, náusea, anorexia) ou associadas ao sistema nervoso central (letargia, sonolência, ataxia, tontura e confusão).

Em virtude da atividade adrenolítica da droga, o tratamento a longo prazo com mitotano induz a insuficiência suprarrenal. A deficiência de glicorticoides precede a deficiência de mineralocorticoides. Essa insuficiência suprarrenal, se não tratada, reforça as reações adversas induzidas pelo mitotano e reduz a tolerância do organismo a essa substância.[7]

## Qual é o tratamento para supressão e reposição suprarrenal?

A paciente precisa de reposição de glicocorticoides. A hidrocortisona é o tratamento preferido, e a reposição desses glicocorticoides é mais bem monitorada com a avaliação clínica cuidadosa e medições dos níveis de hormônio adrenocorticotrópico (ACTH) no plasma, que não deverão mostrar elevação. Pode ser necessária uma dose diária de 50 mg de hidrocortisona (20 mg, 20 mg, 10 mg) ou mais. A fludrocortisona também pode ser administrada, dependendo da pressão arterial, dos níveis de potássio sérico e da atividade da renina plasmática.[8]

## Existe lugar para a quimioterapia?

A quimioterapia citotóxica tem sido investigada para pacientes com doença localmente avançada ou metastática não acessível à ressecção cirúrgica. Vários agentes citotóxicos têm sido usados como drogas únicas ou em combinação para tratar pacientes com ACC avançado, incluindo cisplatina, doxorrubicina, etoposida, vincristina, 5-fluorouracil e estreptozocina.[9]

Embora os resultados variem, há evidência de que a cisplatina isolada ou em combinação com etoposida exerce alguma atividade sobre o ACC.[10] Bonacci *et al.* trataram pacientes com etoposida e cisplatina a cada 4 semanas e com terapia de manutenção com mitotano, obtendo resposta geral de 33%.[10] Burges *et al.*,[11] usando as mesmas drogas sem mitotano, informaram taxa de resposta de 46%. A taxa mais alta de resposta até agora foi observada em um estudo clínico multicêntrico de fase II, da Itália, que usou a combinação de etoposida (100 mg/m$^2$/dia nos dias 5 a 7), doxorrubicina (20 mg/m$^2$/dia nos dias 1 e 8) e cisplatina (40 mg/m$^2$/dia nos dias 1 e 9) a cada 4 semanas (3 a 8 ciclos) administrados junto com mitotano contínuo (dose planejada de 4 g/dia).[12] De acordo com os critérios da Organização Mundial de Saúde (OMS), foi atingido um índice de resposta geral de 53,5% (2 respostas completas e 13 respostas parciais em 28 pacientes). Em virtude das reações adversas do mitotano, a dose administrada à maioria desses pacientes foi reduzida para 2 a 3 g/dia. Recentemente, Khan *et al.* avaliaram a eficácia da estreptozocina em combinação com mitotano no tratamento do ACC. O mitotano oral (1 a 4 g/dia) foi administrado junto com estreptozocina intravenosa (1 g/dia durante 5 dias, daí em diante 2 g a cada 3 semanas). Respostas completas ou parciais foram obtidas em 36,4% (8/22) dos pacientes com doença mensurável.[13]

## Como você controla a síndrome de Cushing?

Uma vez que o excesso de hormônios (especialmente o hipercortisolismo) está associado à piora na qualidade de vida e ao aumento no risco de complicações, é essencial que os pacientes não desenvolvam a síndrome de Cushing. Drogas adrenostáticas, com exceção do mitotano, podem ser necessárias para controlar a atividade endócrina. Metirapona, cetoconazol, etomidato e aminoglutetimida são drogas que inibem as enzimas esteroidogênicas P450, como a hidroxilase 11-β e a enzima de clivagem da cadeia lateral. O cetoconazol (400-1.200 mg/dia) é usado com mais frequência e pode até exercer atividade antiproliferativa em alguns pacientes com ACC.[14,15]

No ACC o prognóstico é pior, com índice de sobrevida geral e de 5 anos em média de 14 meses e 24%. A maioria dos estudos conclui que o diagnóstico precoce e o tratamento por cirurgia radical oferecem as melhores vantagens para a sobrevida a longo prazo. O desenvolvimento de inibidores de pequenas moléculas que podem atingir vias tumorais generalizadas (como a angiogênese) ou vias de sinalização específicas para ACC sugere a possibilidade de nova esperança para pacientes com ACC metastático.

## Conclusão

Os sintomas de Cushing dessa paciente precisam ser tratados, discutindo-se a seguir os tratamentos cirúrgico, com mitotano e adjuvante.

## Leituras Complementares

1. Samaan NA, Hickey RC. Adrenal cortical carcinoma. *Semin Oncol* 1987; **14**: 292-6.
2. Mansmann G, Lau J, Balk E, Rothberg M, Miyachi Y, Bornstein SR. The clinically inapparent adrenal mass: update in diagnosis and management. *Endocr Rev* 2004; **25**: 309-40.
3. Dackiw AP, Lee JE, Gagel RF, Evans DB. Adrenal cortical carcinoma. *World J Surg* 2001; **25**: 914-26.
4. Schulick RD, Brennan MF. Long-term survival after complete resection and repeat resection in patients with adrenocortical carcinoma. *Ann Surg Oncol* 1999; **6**: 719-26.
5. Schteingart DE. Conventional and novel strategies in the treatment of adrenocortical cancer. *Brazilian J Med Biol Res* 2000; **33**: 1197-200.
6. Wooten MD, King DK. Adrenal cortical carcinoma. Epidemiology and treatment with mitotane and a review of the literature. *Cancer* 1993; **72**: 3145-55.
7. Robinson BG, Hales IB, Henniker AJ, Ho K, Luttrell BM, Smee IR, Stiel JN. The effect of o,p.'-DDD on adrenal steroid replacement therapy requirements. *Clin Endocrinol* 1987; **27**: 437-44.
8. Hahner BAS, Weismann D, Fassnacht M. Management of adrenocortical carcinoma. *Clin Endocrinol* 2004; **60**: 273.
9. Ahlman H, Khorram-Manesh A, Jansson S, Wangberg B, Nilsson O, Jacobsson CE, Lindstedt S. Cytotoxic treatment of adrenocortical carcinoma. *World J Surg* 2001; **25**: 927-33.
10. Bonacci R, Gigliotti A, Baudin E, Wion-Barbot N, Emy P, Bonnay M, Cailleux AF, Nakib I, Schlumberger M. Cytotoxic therapy with etoposide and cisplatin in advanced adrenocortical carcinoma. Reseau Comete INSERM. *Br J Cancer* 1998; **78**: 546-9.
11. Burgess MA, Legha SS, Sellin RV. Chemotherapy with cisplatinum and etoposide (UP 16) for patients with advanced adrenal cortical carcinoma (ACC). *Proc Ann Soc Clin Oncol* 1993; **12**: 188.
12. Berruti A, Terzolo M, Sperone P, Pia A, Casa SD, Gross DJ, Carnaghi C, Casali P, Porpiglia F, Mantero F, Reimondo G, Angeli A, Dogliotti I. Etoposide, doxorubicin and cisplatin plus mitotane in the treatment of advanced adrenocortical carcinoma: a large prospective phase II trial. *Endocr Relat Cancer* 2005; **12**: 657-66.
13. Khan TS, Imam H, Juhlin C, Skogseid B, Grondal S, Tibblin S, Wilander E, Oberg K, Eriksson B. Streptozocin and o,p'DDD in the treatment of adrenocortical cancer patients: long-term survival in its adjuvant use. *Ann Oncol* 2000; **11**: 1281-7.
14. Luton JP, Cerdas S, Billaud L, Thomas G, Guilhaume B, Bertagna X, Laudat MH, Louvel A, Chapuis Y, Blondeau P, Bonnin A, Bricaire H. Clinical features of adrenocortical carcinoma, prognostic factors, and the effect of mitotane therapy. *N Engl J Med* 1990; **322**: 1195-201.
15. Contreras P, Rojas A, Biagini I., Gonzalez P, Massardo T. Regression of metastatic adrenal carcinoma during palliative ketoconazole treatment. *Lancet* 1985; **2**: 151-2.

# SEÇÃO NOVE  9

# Questões Psicossociais e Controle de Sintomas

50  Abordagem aos Aspectos Psicológicos do Tratamento de Câncer
51  Transmissão de Más Notícias
52  Questões Sociais Envolvendo Pacientes com Câncer
53  Dor – Abordagem Geral
54  Alívio da Dor – um Problema Especial

## PROBLEMA

## 50 Abordagem aos Aspectos Psicológicos do Tratamento de Câncer

### Caso Clínico

Uma senhora de 42 anos, com diagnóstico recente de câncer de mama, é encaminhada para avaliação. Ela chora persistentemente desde o diagnóstico, é incapaz de cuidar da casa e se mantém chorosa durante a maioria das consultas mais recentes. O marido acredita que ela esteja deprimida e está preocupado. A história anterior inclui um episódio de depressão há 20 anos.

**Como você faz a distinção entre angústia "devido à situação" e um quadro nítido de depressão?**

**Existem fatores de risco que possam predispor à depressão?**

**Quando você deverá tratar a depressão?**

**Como você deverá tratar a depressão?**

## Fundamentos

### Como você faz a distinção entre angústia "devido à situação" e um quadro nítido de depressão?

Muitos pacientes com câncer ficam angustiados. Para a maioria, essa sensação é temporária, devido a notícias extremamente angustiantes. Para alguns pacientes, porém, esse sentimento evolui para um quadro sério de depressão. Os índices de prevalência variam muito na literatura, entre 20 e 35% para depressão em pacientes com câncer, dependendo dos estudos revisados. Embora esses estudos apresentem problemas significativos, não há dúvida de que a depressão atinge um grande subgrupo de pacientes com câncer. A distinção entre depressão e angústia é particularmente difícil nesses pacientes, pois muitos dos chamados sintomas e sinais depressivos "biológicos" não ajudam em nada. Por isso, muitos pacientes com câncer apresentam anorexia, perda de peso, insônia e má concentração por razões relacionadas diretamente com o câncer em seu organismo. Devemos, portanto, nos basear em outros aspectos da depressão para elaborar o diagnóstico, a saber:

- Na depressão, o baixo astral/angústia é penetrante, persistindo durante a maior parte do dia e sem alívio digno de valor. Esse sentimento permeia todos os aspectos da vida do paciente. Às vezes, pode ocorrer uma variação de humor durante o dia, com piora na parte da manhã e melhorando com o passar do dia.
- Os pacientes demonstram interesse e motivação reduzidos, e esses aspectos precisam ser avaliados no âmbito da incapacidade física. Entretanto, os pacientes sabem, em geral, que sua falta de interesse e de motivação não se deve somente às restrições físicas. Pode-se, porém, questionar as atividades que não exigem muito esforço físico, como ler, assistir TV ou acompanhar os jogos de seu time de futebol favorito.
- A falta de alegria é outro aspecto essencial do baixo astral. Os pacientes declaram que nada levanta seu humor, nem mesmo, por exemplo, as visitas dos amigos ou dos parentes mais próximos.
- Os pacientes se mostram frequentemente pessimistas e desanimados, sentindo que as coisas nunca vão melhorar.
- Em ocasiões raras, o paciente pode até achar que a vida não vale a pena e até possivelmente considerar o suicídio.
- Os sintomas estão presentes durante longos períodos, pelo menos de duas semanas.

### Existem fatores de risco que possam predispor à depressão?

Em geral, pacientes com episódio anterior de depressão estão em maior risco de outro episódio. Entretanto, é importante esclarecer se nossa paciente teve, realmente, um quadro de depressão e se esse quadro exigiu tratamento, se respondeu ao tratamento e se houve recidiva. Caso os pacientes precisem de esteroides como parte de seu regime de quimioterapia, essa situação também aumentará o risco de distúrbios afetivos (mania ou depressão). A história familiar de depressão também está associada ao risco aumentado de doença depressiva.

## Discussão

### Quando você deverá tratar a depressão?

Se um paciente manifestar depressão acentuada, a intervenção ativa será necessária. Por definição, a depressão envolve, além dos sintomas já mencionados, o fato de o baixo astral interferir nas atividades diárias: trabalho, família, atividades sociais ou lazer. Essas informações podem ser obtidas diretamente da paciente, se interrogada. O tratamento deverá ser iniciado imediatamente e titulado conforme a resposta.

### Como você deverá tratar a depressão?

É preciso considerar as intervenções sociais, psicológicas e farmacológicas. As circunstâncias sociais adversas precisam ser avaliadas e tratadas sempre que possível. Por isso, por exemplo, pacientes morando sozinhos, com apoio social insatisfatório ou problemas de habitação significativos precisaram da ajuda concentrada nessas áreas. As intervenções psicológicas são várias e podem envolver o cônjuge, os irmãos ou as crianças quanto ao aconselhamento e o apoio. Há vários tratamentos psicológicos disponíveis, e o mais estudado é a terapia do comportamento cognitivo (CBT).

Trata-se de uma intervenção pequena, orientada para o problema e que se concentra em uma abordagem de colaboração com o paciente. A terapia está direcionada a uma meta, com foco no "aqui e agora" e na qual os pacientes criam metas de tratamento e trabalham para atingi-las. O tratamento inclui componentes de comportamento, como um programa graduado de atividades. Os componentes cognitivos incluem o reconhecimento de "erros de pensamento", os quais são frequentemente muito relevantes ao paciente com câncer e incluem: a "catastrofização" – a atitude de assumir automaticamente o pior; "pensamento do tudo ou nada" – visualizando todos os episódios como se houvesse apenas duas possibilidades: "desastre completo" ou "sucesso completo". Quando as pessoas estão angustiadas, esses erros de pensamento são intensificados e contribuem, significativamente, para aumentar a angústia e o prejuízo funcional. A terapia cognitiva ajuda os pacientes a reconhecerem essas estratégias de pensamento, dando a eles um sentido de controle sobre seu próprio comportamento e suas emoções, o que ajuda a lidar com as crises futuras. A CBT é eficaz em vários tratamentos e especialmente útil na depressão. Os pacientes precisam estar aptos a se engajarem no tratamento e motivados para participar. Por isso, alguns pacientes com depressão séria ou psicótica não serão capazes de se engajar de início. Para eles, a abordagem combinada usando medicamentos psicotrópicos é a opção preferida. Da mesma maneira, pacientes com prejuízo cognitivo grave não terão capacidade de se engajar em uma CBT abrangente. Apesar disso, abordagens selecionadas podem ser úteis, por exemplo, o uso de componentes simples de comportamento. A CBT deverá ser desenvolvida por indivíduos com treinamento apropriado em saúde mental e nas técnicas dessa terapia como: psicólogos clínicos, psiquiatras e corpo de enfermagem especializado em saúde mental, com treinamento específico em CBT.

As terapias antidepressivas incluem os inibidores de reabsorção específicos para serotonina (IRES), os inibidores de reabsorção serotonérgicos-noradrenérgicos (IRSN) e os antidepressivos tricíclicos (AT). Os IRES/IRSN são, atualmente, os de aplicação mais comum. Em geral, eles são mais bem tolerados que os AT tradicionais – a sedação provocada é menos intensa, com menos reações adversas anticolinérgicas. Eles têm menos probabilidade de agravar quadros clínicos subjacentes, de interagir com outros medicamentos e são mais seguros em caso de superdosagem. As reações adversas mais comuns observadas com os IRES são de natureza gastrointestinal: náusea, anorexia e vômito. Todos os antidepressivos, mas especialmente os IRSN, podem causar hiponatremia. Os ATs causam reações adversas anticolinérgicas substanciais, e a tolerância dos pacientes clinicamente comprometidos a esses agentes é significativamente menor.

## Conclusão

É importante determinar se essa paciente está realmente sofrendo de depressão ou se seus sintomas são totalmente atribuídos à angústia causada pelo diagnóstico de câncer, tendo em vista sua história anterior. Se a depressão for evidente, então as intervenções apropriadas de natureza social, psicológica e/ou farmacológica deverão ser selecionadas e adaptadas às suas necessidades individuais.

## Leituras Complementares

1. Holland J, Greenberg D, Hughes MK. *Quick Reference for Oncology Clinicians: The Psychiatric and Psychological Dimensions of Cancer Symptom Management*. IPOS Press.
2. Distress management – clinical practice guidelines. JNCCN 2003; 1: 344-74.
3. National Institute for Health and Clinical Excellence. *Supportive and Palliative Care for Adults with Cancer– Clinical Guidelines*. NICE, London.

PROBLEMA
# 51 Transmissão de Más Notícias

## Caso Clínico

Uma senhora de 38 anos acompanhada do parceiro apresenta-se para a primeira consulta após completar a quimioterapia adjuvante para câncer de mama. Ela menciona náusea e dor abdominal leve, que atribui às reações adversas residuais do tratamento. Na clínica, as investigações revelam metástases no fígado e pulmão. O tratamento tinha retardado o casamento com seu companheiro de longa data, em que as filhas do casal (4 e 6 anos) seriam damas de honra. O parceiro não se entende bem com os pais dela e sempre quis protegê-la das más notícias, considerando a abordagem positiva como vital ao sucesso da companheira na batalha contra o câncer.

Qual será a sua abordagem a essa paciente?

Qual deverá ser a abordagem aos parentes adultos?

Como as notícias deverão ser transmitidas às filhas da paciente?

Como a questão de trabalho não concluído deverá ser tratada – como manter a esperança quando o tempo é limitado?

## Fundamentos

A transmissão de más notícias é uma tarefa de comunicação muito complexa. Ela envolve muito mais que simplesmente fornecer informações à paciente e seus parentes, e exige outras habilidades importantes. Algumas das tarefas que o médico enfrentará são: responder às reações emocionais da paciente; envolver a paciente na tomada de decisão; lidar com os vários membros da família e a dificuldade de manter a esperança em uma situação de prognóstico ruim.

A maneira como as más notícias são discutidas pode afetar a compreensão da paciente sobre as informações e sua adaptação psicológica. A comunicação insatisfatória poderá resultar em pacientes não devidamente informados sobre seu diagnóstico, o prognóstico e a intenção de qualquer tratamento.[1] Em uma pesquisa informal conduzida na reunião anual da *American Society of Clinical Oncology* (ASCO) em 1998, 55% dos participantes identificaram sua dificuldade mais importante como sendo "ser honesto com a paciente sem destruir a esperança", seguida de "lidar com as emoções da paciente" (25%) ao transmitir más notícias. Apenas 26% dos participantes tinham uma estratégia coerente para transmitir más notícias e 52% seguiam várias técnicas, mas não um plano geral.[2]

## Discussão

### Qual será a sua abordagem a essa paciente?

Sem dúvida alguma, essa notícia será um choque significativo para a paciente, pois ela não está preparada e atribui os sintomas atuais à quimioterapia recentemente concluída. A transição necessária de um tratamento adjuvante visando à cura para um prognóstico limitado e tratamento com intenção paliativa pode tornar-se esmagadora, tanto para a paciente quanto para o médico. Emoções fortes da paciente provocam, com frequência, sentimentos igualmente fortes de simpatia, ansiedade, culpa e falha no médico, que, em resposta, pode retribuir com falsa esperança, conforto prematuro ou prescrição de tratamentos desnecessários.[3] Para evitar essas armadilhas, os médicos podem se autoajudar refletindo sobre seus próprios sentimentos e trabalhando com "diretrizes" como a SPIKES (Tabela 51.1).[4] Esse protocolo de seis passos para a transmissão de más notícias incorpora técnicas-chave de comunicação em um plano por etapas para atingir os quatro objetivos essenciais da divulgação de más notícias:

1. Determinar a compreensão, expectativas e prontidão da paciente para receber as notícias, reunindo informações da própria paciente.
2. Fornecer as informações de acordo com as exigências e desejos da paciente.
3. Oferecer conforto para reduzir o impacto emocional sofrido pela paciente.
4. Formalizar um plano de tratamento em cooperação com a paciente.

Os críticos sugerem que todas as estratégias de transmissão de más notícias só deveriam ser consideradas como orientação, uma vez as interações reais entre médico-paciente/família são provavelmente muito mais complexas e, com frequência, surgem sem avisar: um treinamento em comunicação poderá ajudar os médicos a responder com flexibilidade às necessidades emocionais e de informação variáveis de todos os participantes em todos os estágios do tratamento.[5]

### Qual deverá ser a abordagem aos parentes adultos?

Após analisar as interações entre oncologistas, pacientes e companheiros em clínicas de oncologia para pacientes ambulatoriais, Eggly *et al.*,[5] desafiaram a premissa de que a interação de más notícias esteja limitada à díade entre paciente e médico. Eles descobriram que os companheiros faziam parte ativa da conversa e realmente perguntavam muito mais que as pacientes (62% *versus* 38%, respectivamente).

| Tabela 51.1 | SPIKES: protocolo de seis passos para transmitir más notícias[4] | |
|---|---|---|
| | | Perguntas/Observações valiosas |
| S – Marcar a entrevista (Set up) | Isto inclui ensaio mental, arranjo do local para a entrevista incluindo privacidade, envolvimento de pessoas significativas (parentes, enfermeiros), com tempo suficiente e tentando estabelecer harmonia com o paciente | |
| P – Avaliar a percepção da paciente (Perception) | Seguindo o axioma "antes de dizer, pergunte", o médico poderá definir como o paciente percebe a situação clínica, corrigir a informação incompleta e adaptar a notícia à compreensão do paciente | "O que você compreende sobre sua situação clínica?" |
| I – Obter o convite do paciente (Invitation) | Perguntar ao paciente quantas informações e até que nível de detalhes ele deseja, o que dá ao médico a oportunidade de planejar ainda mais a transmissão de más notícias | "Como você quer que eu informe os resultados dos testes, em detalhes ou apenas um resumo?" |
| K – Fornecer conhecimento e informações (Knowledge) | Antes de fornecer dados clínicos em linguagem não técnica, começando no nível de compreensão e no vocabulário do paciente, é útil alertá-lo de que as notícias não são boas. É importante também fornecer informações aos poucos e verificar a compreensão do paciente, permitindo que ele reflita e faça perguntas para esclarecimento. Evitar linguagem excessivamente pesada | "Sinto muito, mas as notícias não são boas" |
| E – Tratar as emoções com respostas que demonstrem empatia (Emotions) | Observar qualquer sinal de emoção, tentar identificar e dar nome a essa emoção. Em pergunta aberta, dizer que você não está certo(a) sobre a emoção do paciente, ou do motivo para essa reação. Dar ao paciente tempo para que ele absorva a informação e expresse seus sentimentos. Deixar o paciente saber que você captou a emoção e a razão da mesma | "Imagino como isso deve ser incômodo para você" |
| S – Estratégia e Sumário (Summary) | Um plano transparente para o futuro ajuda o paciente a se sentir menos ansioso e inseguro. Após sumarizar as informações prestadas até o momento e verificar com o paciente se ele (ou ela) está pronto para se envolver no planejamento das opções adicionais de tratamento, o médico deverá discutir as possibilidades disponíveis e incluir o paciente o mais possível na tomada de decisão. É importante estabelecer objetivo e prioridades específicos para o paciente em questão | |

Diferentes membros da família têm probabilidade de introduzir níveis diferentes na interação, que poderiam desviar médico e paciente da busca de uma estratégia para lidar com o problema atual. Entretanto, os membros da família podem representar fonte valiosa de informações, pois são sempre os principais prestadores de cuidados aos pacientes e desempenham papel essencial no suporte a eles. Por isso, o médico deverá estar ciente das estratégias para gerenciar as interações com múltiplos participantes.[6] Um dos elementos essenciais de uma consulta-a-três é reconhecer a importância da presença e das preocupações[7] do parente no contexto das preocupações da paciente, sem tomar partido de qualquer um dos lados.

Na consulta do nosso caso clínico, o médico deverá considerar as preocupações do parceiro, mas a paciente precisa continuar a ser o foco de atenção, e a confidencialidade precisa ser preservada. Pode ser necessário que o médico esclareça com o parceiro da paciente que todas as informações serão discutidas até onde a paciente quiser e no ritmo que ela determinar. Como o parceiro não tem um bom relacionamento com os pais dela, um outro nível de complexidade é acrescentado ao problema: se a paciente também valoriza as questões entre seu companheiro e seus pais, então, talvez seja útil organizar uma reunião de família, que poderia servir de fórum para a equipe de cuidados de saúde explicar os objetivos do tratamento, para deixar que a família manifeste sua vontade de ajudar nos cuidados com a paciente e para dar a todos a oportunidade de expressar seus sentimentos e esclarecer as tarefas envolvidas nos cuidados a serem prestados.[8]

### Como as notícias deverão ser transmitidas às filhas da paciente?

A confrontação com o câncer em um dos pais pode ser muito assustadora para as crianças e resultar no desenvolvimento de problemas psicossociais como: ansiedade, confusão, tristeza, raiva e sentimentos de incerteza quanto às consequências da doença. As crianças podem enfrentar muitas mudanças na rotina diária da família em virtude das repetidas internações, visitas ao hospital e cuidados com a pessoa doente em casa.[9] Ao tentar proteger os filhos, muitos pacientes podem decidir não informar sobre uma doença potencialmente fatal. Sabe-se, porém, que as crianças estão cientes, e são sensíveis às mudanças (não explicadas) na atmosfera da casa e que seu potencial para compreender a doença é, na verdade, muito mais alto que o esperado pelos adultos. A pesquisa sugere que a comunicação efetiva entre pais e filhos sobre o diagnóstico da doença dos pais melhora o ajuste psicológico e reduz a ansiedade.[9]

Em um estudo de comunicação de entrevistas qualitativas entre pais e filhos sobre o câncer de mama materno ficou evidente que muitas mães passaram por discussões valiosas com seus médicos sobre a doença, mas apenas algumas delas receberam suporte para conversarem com seus filhos; muitas pacientes teriam preferido consultar um profissional de saúde com experiência em desenvolvimento infantil para orientação sobre como comunicar notícias ruins às crianças de maneira efetiva.[10]

Para o nosso caso clínico, é, de novo, importante que o médico descubra até onde as crianças conhecem e compreendem. Os pais podem ter decidido não querer que seus filhos saibam sobre a doença da mãe, pois achavam que ao término do tratamento tudo voltaria ao normal. É importante reconhecer a abordagem do pai ao câncer da mãe, sem julgar e proteger essa postura. Entretanto, pode ser útil explicar que as crianças têm probabilidade de melhor enfrentar uma situação ameaçadora se isso for compartilhado com elas – de maneira apropriada à idade delas.

O médico deverá descobrir como os pais preferem informar às crianças sobre o câncer de sua mãe e oferecer apoio em níveis diferentes. Isso pode incluir a participação de um profissional de saúde que informe às meninas, assim como forneça à família detalhes de contato com organizações de apoio (como a equipe Macmillan, nos EUA) ou material de informação (endereços na rede mundial, folhetos, livretos). O destaque de que aceitar ajuda não é sinal de fraqueza pode ajudar no suporte da família durante esse período tão difícil.

### Como a questão de trabalho não concluído deverá ser tratada – como manter a esperança quando o tempo é limitado?

Tempo é uma questão importante, tanto para a paciente quanto para a família. Especialmente nessa situação, em que ela não é o único foco de atenção e cuidados, o tempo torna-se ainda mais precioso. A paciente precisa de tempo para se ajustar às implicações do prognóstico limitado para ela, sua família e suas filhas. Surge o pensamento insuportavelmente doloroso de não estar mais presente para acompanhar o crescimento das filhas no futuro e o conhecimento igualmente doloroso de não poder estar com elas para apoiá-las ao longo do caminho. As questões práticas na vida diária da família e os arranjos sobre, por exemplo, quem vai cuidar das crianças, agora e mais tarde, precisam ser discutidos e postos em prática. A realização de planos duradouros como o casamento e a preparação de caixas de recordações para as meninas também precisa ter sua importância reconhecida no contexto do tempo limitado disponível. Para ser capaz de lidar com todas essas questões, a paciente precisa ter uma perspectiva realista das suas probabilidades, de modo que o prognóstico precisa ser discutido com ela em algum momento. Como o médico deverá atuar de maneira pró-ativa nessa questão?

A maioria das pacientes com câncer metastático deseja ter informações prognósticas detalhadas de seus oncologistas.[11] Em vez de forçar ativamente uma conversa sobre o prognóstico, parece ser mais importante que o médico ouça e responda a quaisquer pistas da paciente.

Helft[12] considera a "conspiração necessária" como uma estratégia ética de comunicação de prognóstico e a descreve como "um estilo de comunicação que permite às pacientes ditar, ou evitar, a maior parte do fluxo das informações prognósticas". Essa "conspiração" preserva a esperança ao permitir que as informações sejam fornecidas com o passar do tempo. É preciso, porém, levar em conta que a doença pode progredir mais rapidamente que o esperado e, portanto, a equipe de tratamento tem a responsabilidade de ajudar a paciente a tomar decisões informadas, fornecendo a ela dados ajustados à sua capacidade de se enfrentar a situação.

## Conclusão

A complexidade do caso reflete a complexidade da vida real, e algumas questões foram apenas mencionadas, em vez de discutidas em detalhes. A situação descrita não pode ser tratada em uma única visita e consulta. Ela deve ser vista como o começo de uma jornada para a paciente com câncer e para sua família acompanhadas por uma equipe médica multidisciplinar.

## Leituras Complementares

1. Fallowfield L, Jenkins V. Communicating sad, bad, and difficult news in medicine. *Lancet* 2004; **363**: 312-19.
2. Baile W, Buckman R, Lenzi R, et al. *Breaking Bad News Symposium*, ASCO, 1998, presented in part at the annual meeting of the American Society of Clinical Oncology, 2000.
3. Maguire P, Pitceathly C. Key communication skills and how to acquire them. *BMJ* 2002; **325**: 697-700.
4. Baile WF, Buckman R, Lenzi R, Glober G, Beale EA, Kudelka AP. SPIKES: a six-step protocol for delivering bad news: application to the patient with cancer. *Oncologist* 2000; **5**: 302-11.
5. Eggly S, Penner L, Albrecht TL, Cline RJ, Foster T, Naughton M, Peterson A, Ruckdeschel JC. Discussing bad news in the outpatient oncology clinic: rethinking current guidelines. *J Clin Oncol* 2006; **24**: 716-19.
6. Lang F, Marvel K, Sanders D, Waxman D, Beine KL, Pfaffly C, McCord E. Interviewing when family members are present. *Am Fain Physician* 2002; **65**: 1351-4.
7. Delvaux N, Merckaert I, Marchal S, Libert Y, Conradt S, Boniver J, Etienne AM, Fontaine O, Janne P, Klastersky J, Melot C, Reynaert C, Scalliet P, Slachmuylder JL, Razavi D. Physician's communication with a cancer patient and a relative: a randomized study assessing the efficacy of a consolidation workshop. *Cancer* 2005; **103**: 2397-411.
8. National Cancer Institute. www.cancer.gov/cancertopics/When-Someone-You-Love-Is-Treated/

9. Visser A, Huizinga GA, van der Graaf WT, Hoekstra HJ, Hoekstra-Weebers JE. The impact of parental cancer on children and the family: a review of the literature. *Cancer Treat Rev* 2004; **30**: 683-94.
10. Barnes J, Kroll L, Burke O, Lee J, Jones A, Stein A. Qualitative interview study of communication between parents and children about maternal breast cancer. *BMJ* 2000; **321**: 479-82.
11. Hagerty RG, Butow PN, Ellis PA, Lobb EA, Pendlebury S, Leighl N, Goldstein D, Lo SK, Tattersall MH. Cancer patient preferences for communication of prognosis in the metastatic setting. *J Clin Oncol* 2004; **22**: 1721-30.
12. Helft P. Necessary collusion: prognostic communication with advanced cancer patients. *J Clin Oncol* 2005; **23**: 3146-50.

# PROBLEMA

## 52 Questões Sociais Envolvendo Pacientes com Câncer

### Caso Clínico

Uma senhora de 69 anos comparece à clínica para discutir o tratamento de seu câncer de mama em estádio precoce, diagnosticado recentemente. O marido, com demência leve, a acompanha e o casal é trazido à clínica por uma vizinha que precisa voltar logo para buscar as crianças na escola. A paciente expressa dúvidas sobre se poderá comparecer para o tratamento.

Como você avaliaria o desempenho da paciente com relação à sua situação atual?

Como a revisão das alternativas de tratamento devem ser avaliadas, levando-se em conta seu impacto social?

Quais são as opções de suporte?

As questões sociais deverão ser monitoradas com o tempo?

### Fundamentos

Os pacientes possuem vários níveis diferentes de conhecimentos e responsabilidades sociais variadas. O câncer e o tratamento do câncer rompem a vida diária dos pacientes e de suas famílias, e a maneira como as pessoas se adaptam a esse rompimento depende de vários fatores complexos e interligados, incluindo o tipo de câncer, as características individuais e o suporte disponível.[1] Embora o tipo de câncer forneça as informações sobre o plano de tratamento, a situação social do(a) paciente pode ter peso maior nas decisões tomadas.

## Discussão

### Como você avaliaria o desempenho da paciente com relação à sua situação atual?

Quando uma paciente com câncer é também a principal pessoa responsável pelos cuidados a um dependente, elas não só precisam se adaptar à doença como também encontrar meios de administrar suas responsabilidades atuais, mesmo diante da limitação de seu tempo e energia. Os cuidados a um dependente (criança e dependentes idosos e debilitados) representam uma preocupação comum das pacientes com câncer. Um quarto das pacientes pesquisadas demonstrou preocupação sobre o fornecimento de cuidados para seus companheiros.[2] Trinta e cinco por cento das pessoas que cuidam de pacientes com câncer informam doença prolongada ou incapacidade em si próprias.[3] Administrar uma casa é difícil para pacientes com câncer de diagnóstico recente e cada vez mais penoso para aquelas com doença avançada.[4] Essas pessoas geralmente interferem para assumir essas pequenas tarefas, e 70% informam aumento de atividades nessa área.[2] Quando o companheiro da paciente é o dependente, essa opção não existe, embora possa ser possível buscar ajuda de outras pessoas dentro de sua rede restrita de amizades.[3] Contratar suporte complementar pode ser outra opção, mas só é possível se a paciente tiver recursos para isso. Pacientes mais idosas tendem a apresentar melhor segurança financeira que as jovens, pois geralmente possuem renda estável proveniente de pensão ou hipotecas pagas sem preocupações com emprego fixo.[4] Entretanto, outros estarão atados a rendimentos limitados com muito pouca probabilidade de algum tipo de poupança. Acrescente-se a isso os custos complementares de viagens, dietas especiais, contas de alimentação e telefone, encargos de prescrição (para aqueles em idade de aposentadoria) e "serviços de babás", e a carga pode se tornar considerável.[5] Oitenta e cinco por cento dos pacientes e responsáveis por cuidados que incorreram em despesas adicionais por causa do câncer não receberam nenhum apoio financeiro de qualquer origem para isso.[2]

A avaliação da paciente do caso clínico deverá incluir o nível de dependência do marido, quais são as responsabilidades e tarefas usuais da paciente no trabalho da casa, como ela se adapta aos problemas, que tipo de suporte ela pode ter e se ela tem meios de obter suporte complementar (estádio 1, Fig. 52.1).

### Como a revisão das alternativas de tratamento devem ser avaliadas, levando-se em conta seu impacto social?

Uma vez feito o estadiamento do câncer, as opções de tratamento completo precisam ser consideradas. O plano de tratamento primário terá como base a evidência clínica. Entretanto, na presença de várias opções, essas serão discutidas com a paciente à luz das dificuldades sociais informadas. As questões que precisam ser avaliadas são:

- Duração do plano de tratamento.
- Onde o tratamento será administrado.
- Tempo de duração de cada tratamento (paciente internado, paciente em ambulatório, paciente/dia).
- Número de sessões de tratamento.
- Intensidade e reações adversas ao tratamento (fadiga, náusea etc.).
- Tempo de recuperação.

Os prós e contras de cada opção, considerando-se o tipo de câncer, o prognóstico e seu impacto social, deverão ser discutidos tendo em mente os resultados a curto e longo prazos (estádio 2, Fig. 52.1).

## Problema 52 Questões Sociais Envolvendo Pacientes com Câncer

**Estádio 1**
Avaliação social

**Características individuais**
Idade
Sexo
Estilo de adaptação
Saúde psicológica
Comorbidade
Estádio no ciclo de vida
Questões culturais

**Problemas preexistentes com:**
Família
Emprego
Relacionamentos
Finanças
Dependentes
Habitação

**Rede de apoio pessoal**
Família
Amigos
Vizinhos
Organizações da comunidade

**Rede de apoio profissional**
Serviços de saúde
Serviços sociais
Agências de voluntários
Organizações particulares

**Estádio 2**
Avaliação clínica

**Câncer**
Tipo
Estádio
Prognóstico
Sintomas

**Tratamentos de câncer**
Duração
Número de sessões
Local e horário da administração
Toxicidade/reações adversas

**Estádio 3**
Planejamento do suporte

**Atitude para aceitar ajuda**

**Serviços sociais**
Assistentes sociais
Cuidados em domicílio
Cuidados durante folgas
Serviços de babá
Aconselhamento financeiro
Cuidados residenciais

**Profissões aliadas da medicina**
Fisioterapia
Terapia ocupacional
Dietética

**Organizações voluntárias**
Grupos de apoio
Organizações e centros de informações sobre câncer
Citizen's Advice (EUA)
**Grupos Prestadores de Cuidados**

**Cuidados primários**
Clínico geral
Enfermeira em domicílio
Serviços de enfermagem em domicílio

**Cuidados paliativos**
**Enfermeiras Macmillan (EUA)**
**Cuidados diários**
**Paciente em casa de repouso (cuidados nas folgas, dos sintomas e cuidados terminais)**

**Serviços hospitalares**
Enfermeira especialista
Médicos

**Pessoal**
**Família**
Amigos vizinhos
Comunidade
Ajuda particular

**Estádio 4**
Controle

Avaliação de todos os estádios da via de tratamento

Pessoa principal para coordenar o apoio

Comunicação e documentação satisfatórias

**Processo contínuo de avaliação e reavaliação com o passar do tempo**

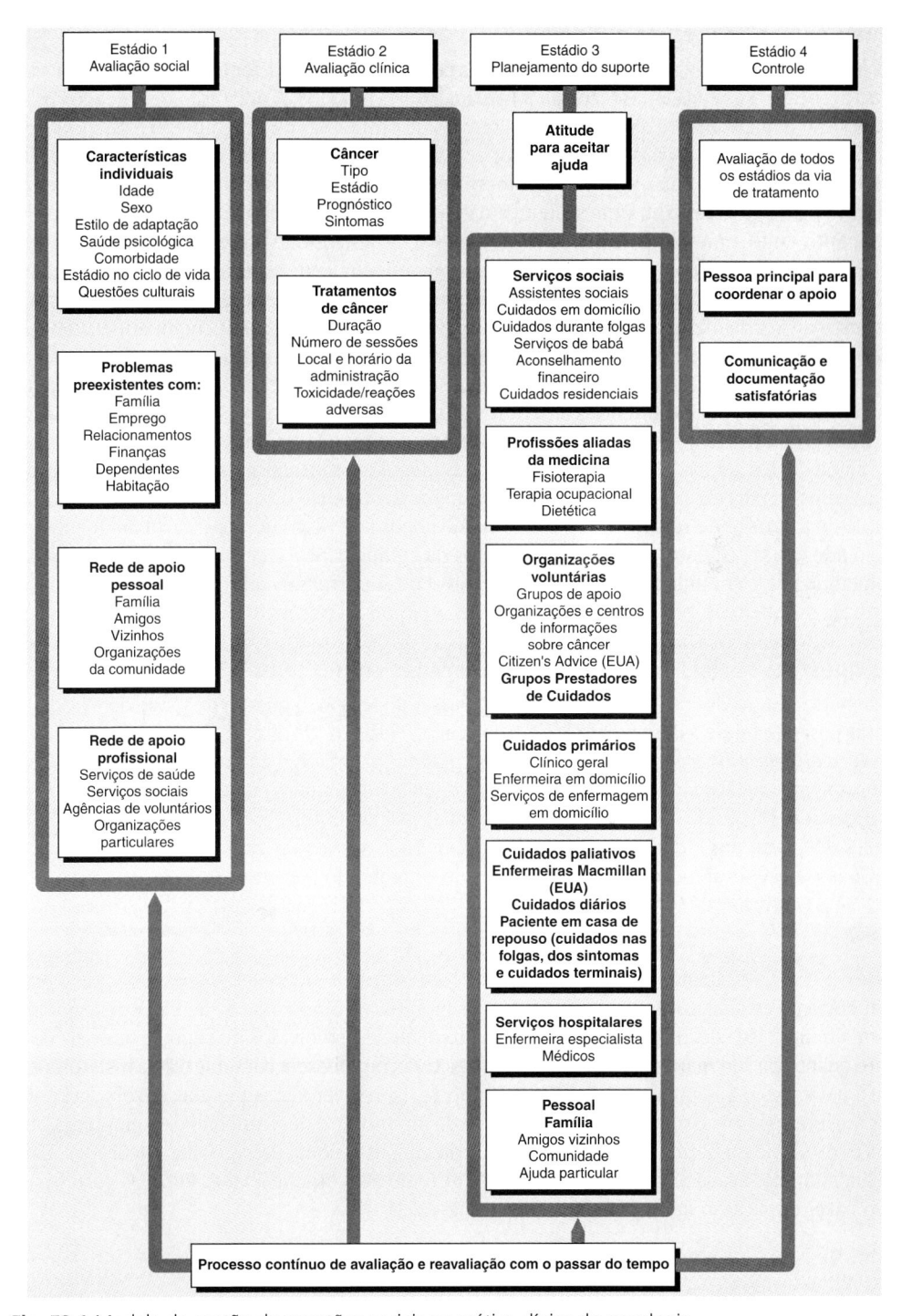

**Fig. 52.1** Modelo de gestão de questões sociais na prática clínica de oncologia.

## Quais são as opções de suporte?

Os membros da família assumem a maioria dos cuidados com os pacientes de câncer.[3] E quanto mais avançada a doença, maior a carga da prestação de cuidados. A prestação de cuidados pode influenciar negativamente a vida diária em termos de problemas de desemprego e finanças, restrições nas atividades sociais, aumento do estresse e do isolamento.[6] Se o suporte da família for limitado ou não disponível, então outras fontes de ajuda precisam ser encontradas. As redes de suporte para pacientes com câncer oferecem grande variedade de fontes e acesso a serviços locais.[7] Entretanto, normalmente existem alguns serviços básicos que podem ser convocados, e os membros de uma equipe médica mais diversificada podem fornecer orientação (estádio 3, Fig. 52.1). Nos EUA, os pacientes podem ser elegíveis ao suporte financeiro do Serviço Social (isto é, Garantia de Renda Mínima, Pensão por Invalidez) ou auxílio de entidades como, por exemplo, o *Macmillan Cancer Relief*, que pode ajudar os pacientes a "adquirirem" ajuda particular.

Esse suporte poderá ser planejado somente se nossa paciente concordar com isso. Ela pode estar influenciada por experiências anteriores de cuidados de suporte ou pela atitude do marido em relação a um arranjo diferente de prestação de cuidados. Os sentimentos dela quanto a aceitar ajuda devem ser avaliados, e ela precisa de tempo para considerar as várias opções e discuti-las com a família ou amigos. Uma vez o tratamento acordado e o suporte planejado, a coordenação de ambos pode ser arranjada, com o envolvimento de várias pessoas trabalhando juntas e incluindo nossa paciente, sua família, membros da equipe clínica e serviços de saúde, sociais e voluntários da comunidade. Dependendo do nível de suporte indicado, os arranjos podem ser formais, por meio do serviço social e de saúde, ou informal por meio de redes não oficiais.

## As questões sociais deverão ser monitoradas com o tempo?

A demência é uma doença progressiva. Com o passar do tempo, o quadro de saúde do marido da nossa paciente tende a deteriorar. O curso do câncer é incerto. Na diretriz do *National Institute for Health and Clinical Excellence* sobre melhorar os cuidados paliativos e de suporte para adultos com câncer *(Improving Supportive and Palliative Care for Adults with Cancer)*, enfatiza-se a importância da coordenação dos cuidados: "os serviços precisam trabalhar juntos para assegurar que as necessidades dos pacientes e dos prestadores de cuidados sejam tratadas sem solução de continuidade" e isso deverá valer "em todos os estágios do caminho do paciente."[2]

## Conclusão

É importante estabelecer um método efetivo de monitorar como nossa paciente se desempenha com o tempo. Isso deve ser um esforço conjunto daqueles envolvidos no suporte tanto da paciente quanto de seu marido. A avaliação contínua terá como base a comunicação satisfatória entre a paciente, sua família e os serviços de suporte. Se houver várias pessoas envolvidas, pode ser que uma pessoa assuma a responsabilidade de monitorar o desempenho de todos: essa pessoa pode ser nossa paciente, alguém da família ou um profissional das agências envolvidas. Caso sejam adotadas avaliações formais, então elas deverão ser compartilhadas entre as partes para não haver duplicação de trabalho (estádio 4, Fig. 52.1).

## Leituras Complementares

1. Corrado M, Worcester R for Ipsos MORI. The social impact of cancer: research study conducted for CANCER relief Macmillan Fund. Cancer Relief Macmillan Fund, London, 1992.
2. National Institute for Clinical Excellence. Guidance on cancer services. *Improving Supportive and Palliative Care for Adults with Cancer. The Manual*. NICE, London, 2004.
3. Payne S, Smith P, Dean S. Identifying the concerns of informal carers in palliative care. *Palliat Med* 1999; **13**: 37-44.
4. Pearce S, Kelly D, Stevens W. 'More than just money' – widening the understanding of the costs involved in cancer care. *J Adv Nurs* 2001; **33**: 371-9.
5. Thomas C, Morris SM, Harman JC. Companions through cancer: the care given by informal carers in cancer contexts. *Soc Sci* Med 2002; **54**: 529-44.
6. Wells NL, Turney ME. Common issues facing adults with cancer. In: Lauria MM, Clark EJ, Hermann IF, Stearns NM, eds. *Social Work in Oncology*. Atlanta: American Cancer Society 2001: 27-43.
7. Wright EP, Kiely MA, Lynch P, Cull A, Selby PI. Social problems in oncology. *Br J Cancer* 2002; **87**: 1099-104.

## PROBLEMA

# 53 Dor – Abordagem Geral

### Caso Clínico

Você examina um senhor de 76 anos diagnosticado com câncer de pulmão de não pequenas células há 4 meses. À época do diagnóstico, ele tinha metástases no pulmão e metástases pequenas no fígado. O tratamento inicial foi composto de 3 ciclos de quimioterapia, suspenso em virtude de ausência de resposta clínica. Agora ele se apresenta na clínica de oncologia com dores moderadas no lado direito do tórax, cada vez mais prolongadas apesar do tratamento regular com paracetamol.

**Qual abordagem você adotaria para o tratamento da dor desse paciente?**

**O que você precisará fazer se a dor não responder a essa abordagem inicial?**

**Se as investigações confirmarem metástases ósseas, que outros tratamentos deverão ser considerados?**

## Fundamentos

**Qual abordagem você adotaria para o tratamento da dor desse paciente?**

A dor é comum em cerca de 70% dos pacientes com câncer avançado, mas só pode ser controlada em aproximadamente 80% por meio da simples abordagem por etapas da escada analgésica da Organização Mundial de Saúde (Fig. 53.1).[1] O primeiro passo na avaliação da dor é sempre a obtenção de uma história precisa da dor incluindo local, intensidade, natureza e irradiação, quaisquer fatores de exacerbação ou de alívio e quaisquer fatores psicossociais ou espirituais que possam estar afetando a dor. É importante conhecer os analgésicos já usados, seu efeito sobre a dor e quaisquer reações adversas que possam ter causado. Muitos pacientes têm medo dos opioides, que precisam ser mais bem investigados antes de se iniciar um tratamento.

A escada analgésica de três degraus da OMS é a base da abordagem à analgesia. A intensidade da dor e a exposição anterior aos analgésicos determinam a potência da analgesia a ser administrada. A analgesia deverá sempre ser administrada em caráter regular, se possível por via oral e usando a abordagem lógica por etapas. Em cada degrau da escada, podem ser adicionados coanalgésicos, dependendo da natureza da fisiopatologia da dor. As drogas antiinflamatórias não esteroidais (AINES) e os esteroides podem ser úteis para aliviar a dor do câncer, especialmente aquela associada às metástases ósseas e à inflamação de partes moles, embora o risco de reações adversas graves deva ser considerado. A adição de paracetamol a opioides fracos ou potentes pode fornecer benefício adicional, mas precisa ser ponderada contra a carga de comprimidos. A dor neuropática e seu tratamento são discutidos no Capítulo 54.

Nosso paciente já tentou o uso regular de paracetamol sem sucesso, de modo que precisa ser posicionado no segundo degrau da escada. A codeína é, normalmente, o opioide fraco preferido e pode ser usada em combinação com paracetamol como co-codamol (30-500), dois comprimidos, 4 vezes ao dia, sem aumentar a carga de comprimidos. Nessa dosagem, o paciente estará ingerindo 240 g de codeína por dia. Doses superiores podem resultar em efeitos não desejá-

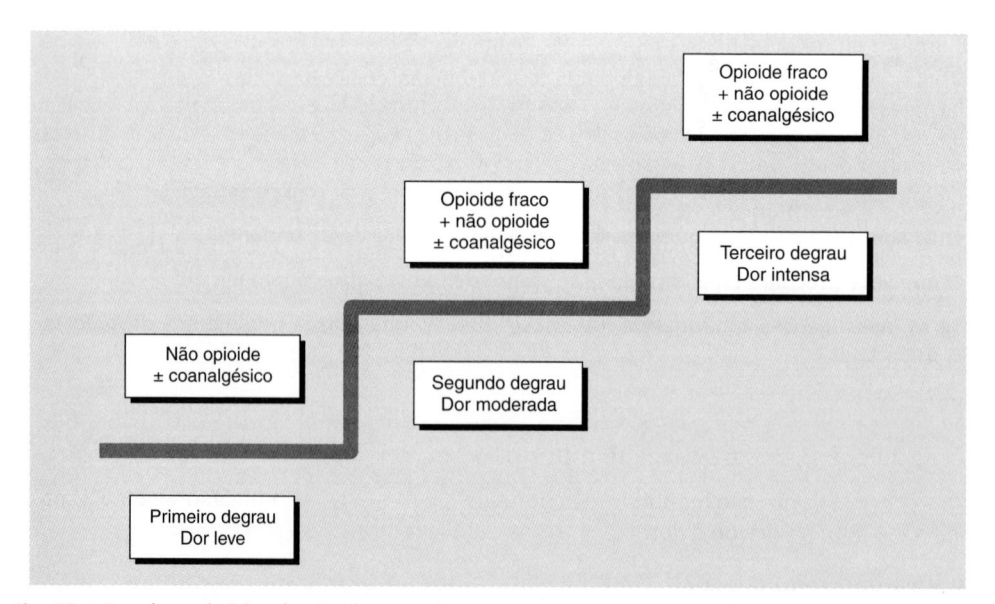

**Fig. 53.1** Escada analgésica de três degraus da Organização Mundial de Saúde.

veis como náusea, vômito e constipação, que superam qualquer efeito analgésico adicional. Ele também precisará de analgesia disponível para a dor prolongada, que deverá equivaler à liberação imediada de opioide potente equivalente a 1/6 de sua dose diária de codeína (p. ex., Oramorph 5 mg). As informações sobre tabelas de equivalência podem ser encontradas no *British National Formulary* e em textos sobre cuidados paliativos.

Se a dor ainda estiver fora de controle após 48 horas nesse regime, o paciente passará para o terceiro degrau da escada. O opioide fraco deverá ser suspenso e substituído por um opioide forte; outro opioide fraco como alternativa não oferecerá nenhum benefício de analgesia. A morfina, que é cerca de 10 vezes mais potente que a codeína, é, geralmente, o opioide potente preferido, e os outros opioides também potentes devem ser reservados para pacientes que não toleram morfina ou que exijam via não oral de administração. Ao se calcular a dose de morfina a ser usada é importante incluir doses prolongadas que tenham sido administradas nas 24 horas anteriores (Boxe 53.1).

---

**Boxe 53.1   Exemplo de cálculo**

Codeína, 60 mg, 4 × ao dia = 240 mg diariamente ≡ 24 mg morfina oral

Mais Oramorph PRN 4 × 5 g = 20 mg morfina oral

Total nas últimas 24 horas ≡ 44 mg morfina oral

Iniciar morfina oral de liberação imediata

7,5 mg 4 por hora e PRN

---

Após 24-48 horas as exigências diárias deverão ser reavaliadas e ajustadas conforme o necessário. Para conveniência, uma vez atingido o estado de equilíbrio, pode-se trocar o tratamento para uma formulação de liberação controlada, 2 vezes ao dia.

Todos os opioides, fracos e fortes, causam constipação e podem provocar náusea e vômito. Qualquer paciente em tratamento com opioides deverá receber um laxante regular, de preferência com propriedades de estimulação e amolecimento, como um co-danthramer. Eles também deverão dispor de um antiemético, embora a incidência de náusea e vômito seja pouco significativa (30%), de modo que é razoável prescrever esse agente conforme o necessário.[2] Os pacientes precisam ser alertados sobre o risco de sonolência e aconselhados a não dirigir veículos, caso sejam afetados, quando as drogas são administradas pela primeira vez ou depois de um aumento na dosagem. Entretanto, se eles estiverem em tratamento regular sem efeitos colaterais centrais, dirigir veículos não será problema.[3] Caso essas reações adversas potenciais não sejam tratadas simultaneamente ao início do tratamento com opioides, muitos pacientes não tolerarão os medicamentos e se tornarão relutantes em tentar novamente o uso desses agentes, o que os privará do principal tratamento da dor relacionada com o câncer.

## Discussão

**O que você precisará fazer se a dor não responder a essa abordagem inicial?**

Se o controle da dor não for obtido, é importante repetir a avaliação cuidadosamente. O problema pode estar associado à dor:

- Trata-se de uma dor nova?
- Qual é a fisiopatologia?

- São necessários coanalgésicos?
- São necessárias investigações complementares?

    Ou o problema pode estar no paciente:

- Ele está deprimido?
- Existem fatores psicossociais influenciando sua percepção de dor?
- Ele está tomando a analgesia prescrita?

    Ou ainda, é possível haver um problema com a prescrição:

- Será que a dose precisa simplesmente ser aumentada?
- É possível que o paciente não esteja absorvendo o medicamento?

    O paciente deverá receber uma explicação clara sobre a provável causa da dor, visando a reduzir o medo, o que, por sua vez, poderá reduzir os níveis de dor.

## Se a investigações confirmarem metástases ósseas, que outros tratamentos deverão ser considerados?

Com frequência, a dor nos ossos responde apenas parcialmente aos opioides, mas pode responder satisfatoriamente bem a outras intervenções.

### Anti-inflamatórios não esteroidais (AINES)

Se não houver contraindicações, o acréscimo de diclofenaco ou outro AINES será uma possibilidade na suspeita ou presença confirmada de metástases. Pacientes sob cuidados paliativos geralmente precisam de proteção gástrica com um inibidor da bomba de prótons, e a função renal deverá ser verificada antes e 1 semana após o início dessa terapia com AINES. Caso a função renal deteriore acentuadamente, a droga deverá ser suspensa. Se os AINES são contraindicados ou ineficazes, a dose diária de opioide poderá ser aumentada em um terço, se não houver toxicidade associada.

### Radioterapia

Em pacientes com índice de desempenho suficientemente satisfatório, a resposta à radioterapia para a dor causada pelas metástases ósseas é boa. Após a terapia, pode haver outro surto de dor antes que a situação melhore e pode levar 1 a 2 semanas para que se observe qualquer melhora significativa. Portanto, os pacientes precisam ter um prognóstico mínimo de várias semanas para se beneficiarem da radioterapia.[4]

### Bisfosfonatos

Os bisfosfonatos podem ser eficazes na dor óssea maligna e podem ser usados em pacientes com prognóstico mais curto. Após o tratamento ou com bisfosfonatos ou com radioterapia, a dor pode diminuir de maneira surpreendente, permitindo até a redução nas doses da analgesia regular.[5]

Qualquer paciente em tratamento com opioides deverá ser monitorado quanto a sinais de toxicidade, que podem se manifestar como confusão, sonolência, abalos mioclônicos, agitação, sonhos vívidos, alucinações ou sombras na periferia do campo visual. A depressão respiratória é rara em pacientes sob tratamento a longo prazo com opioides, e pupilas muito pequenas **não** são uma indicação confiável de toxicidade. A deterioração da função renal, o acréscimo de um coanalgésico ou de um tratamento de intervenção para a dor podem, todos eles, precipitar a toxicidade. Essa experiência pode ser assustadora e potencialmente fatal para os pacientes, mas em geral é reversível se diagnosticada precocemente.

## Conclusão

O melhor controle possível da dor só pode ser atingido mediante a avaliação completa do quadro. A analgesia deverá ser administrada regularmente, e uma dose prolongada deverá estar sempre disponível. Os pacientes precisam ser claramente informados sobre a causa provável da dor e das reações adversas do tratamento, que precisam ser previstas e evitadas. Se não for possível obter analgesia satisfatória para a dor, será necessário reavaliar tanto o paciente quanto a prescrição.

## Leituras Complementares

1. World Health Organization. *Cancer Pain Relief with a guide to opioid availability.* WHO, Geneva, 1996.
2. Campora E, Merlini L, Pace M, Bruzzone M, Luzzani M, Gottlieb A, Rosso R. The incidence of narcotic-induced emesis. *J Pain Symptom Manage* 1991; **6**: 428-30.
3. Drivers Medical Group, DVLA. *At a Glance.* Guide to Current Medical Standards of Fitness to Drive. DVLA, Swansea, 2006. Available at: www.dvla.gov.uk/medical/ataglance.aspx (accessed 13 May 2007).
4. Hoegler D. Radiotherapy for palliation of symptoms in incurable cancer. *Curr Prob Cancer* 1997; **21**: 129-83.
5. Mannix K, Ahmedzai SH, Anderson H, Bennett M, Lloyd-Williams M, Wilcock A. Using bisphosphonates to control the pain of bone metastases: evidence-based guidelines for palliative care. *Palliat Med* 2000; **14**: 455-61.

## Leituras Complementares Adicionais

Management of pain. In: Doyle D, Hanks GWC, MacDonald N, eds. *Oxford Textbook of Palliative Medicine*, 2nd edn. Oxford University Press, Oxford, 1998: 231-487.

Twycross R, Wilcock A. Pain relief. In: *Symptom Management in Advanced Cancer*, 3rd edn. Radcliffe Medical Press, Oxford, 2001: 17-68.

Stannard C, Booth S. *Churchill's Pocketbook of Pain.* Churchill Livingstone, Edinburgh, 2004.

Twycross R, Wilcox A, Thorp S. *Palliative Care Formulary*, 2nd edn. Radcliffe Medical Press, Oxford, 2002.

## PROBLEMA
# 54 Alívio da Dor – um Problema Especial

### Caso Clínico

Você é encarregado de examinar um senhor de 60 anos com metástases ósseas disseminadas de um câncer de próstata que não está mais respondendo ao tratamento hormonal. Ele mora sozinho e era completamente independente até alguns dias atrás, quando foi internado porque se tornou incapaz de cuidar de si mesmo. Ao examiná-lo, ele se queixa de dor no tronco, que sente dificuldade para descrever. A enfermeira do ambulatório acredita que ele está exagerando, pois ele grita mesmo quando os lençóis tocam seu abdome ou pernas.

O que essa dor pode representar?

O que deverá ser feito em seguida?

Qual deve ser a abordagem inicial à dor do paciente?

Se as drogas sistêmicas já foram esgotadas, quais são as outras opções disponíveis para tratar essa dor?

### Fundamentos

**O que essa dor pode representar?**

A dor no tronco semelhante a uma faixa em pacientes com câncer pode representar compressão maligna da medula espinal. Frequentemente, essa dor é dermatômica, correspondendo aproximadamente ao nível de compressão. A dor também pode se manifestar nos dermátomos abaixo desse nível sensorial (p. ex., irradiando-se para as pernas). A dor nos ossos ao nível de metástases da coluna vertebral é comum com a compressão da medula, mas a ausência de dor não exclui o diagnóstico.[1]

A dor causada pela compressão dos nervos ou da lesão é chamada de *dor neuropática*, em contraste com a *dor nociceptiva*, causada pela ativação fisiológica das fibras de dor por meio de estímulos nocivos, como danos aos tecidos. Os pacientes sempre têm dificuldade para descrever a qualidade da dor neuropática. Nervos *periféricos* danificados podem causar dor com queimação ou escaldante em uma distribuição dermatômica. O exemplo clássico é a neuralgia pós-herpética. A distribuição de dor proveniente de nervos *centrais* danificados tem mais probabilidade de se estender para além dos dermátomos, e a dor se apresenta como contínua ou perfurante. Em nosso caso clínico, a dor nas pernas é causada por compressão das fibras sensoriais do sistema nervoso central (SNC) na medula espinal.[2]

Quando os nervos sensoriais são danificados, as fibras da dor podem ser ativadas por estímulos não nocivos, o que chamamos de *alodinia*. Em nosso paciente, a ativação suave do dermátomo afetado com os lençóis está causando a dor, porque os nervos danificados são superexcitáveis e, às vezes, se ativam espontaneamente. Com o tempo, a dor neuropática provoca alterações químicas e fisiológicas na medula espinal, resultando em um quadro de "sensibilização central" que, uma vez estabelecido, torna a dor menos respondedora aos opioides. Portanto, é importante tratar a dor neuropática mais cedo que mais tarde.[2]

## O que deverá ser feito em seguida?

No caso clínico, é necessária uma intervenção de urgência, e o médico de plantão deve:

- Obter a história completa, incluindo qualquer alteração na função do membro e na função esfincteriana.
- Realizar um exame neurológico completo, apalpar o abdome em busca de evidência de retenção urinária e examinar o reto para avaliar o tônus anal.
- Considerar uma investigação urgente (no mesmo dia) por ressonância magnética de *toda* a coluna vertebral, pois a compressão da medula pode ocorrer simultaneamente em vários níveis.[3]

É vital termos em mente que *a compressão precoce da medula espinal pode ocorrer mesmo sem a presença de sinais neurológicos*. Além disso, quanto mais cedo a compressão for tratada, melhores serão os resultados. Uma vez perdida a função neurológica, a radioterapia geralmente ajuda a retardar a progressão, em vez de reverter a fraqueza. Entretanto, se o paciente não for adequado para tratamento dessa compressão, deve-se evitar a RM, pois é pouco provável que venha alterar o tratamento.[3]

Se houver suspeita de compressão da medula espinal, o paciente deverá receber dose elevada de corticosteroides (geralmente 16 mg de dexametasona) enquanto espera pela RM de urgência.[4] Além dos efeitos neuroprotetores, os esteroides também têm efeito analgésico, ao mediarem a redução da inflamação e do edema ao redor das metástases medulares e, com isso, aliviando a compressão dos nervos afetados. A dose elevada de dexametasona pode causar insônia e agitação. A droga deverá ser administrada em dose única pela *manhã*, para minimizar o impacto dessas reações adversas.[5] Uma vez confirmada a compressão da medula espinal, a suspensão do tratamento com dexametasona não deve ser brusca, mesmo que não haja melhora da dor.

A demonstração da compressão da medula espinal na RM deverá levar ao encaminhamento urgente para a radioterapia ou cirurgia da coluna. Como discutido no Capítulo 53, a radioterapia pode reduzir o efeito de massa de um tumor e de seu edema circundante.

Em alguns casos, os esteroides são usados para tratamento da dor neuropática, mesmo que a função dos nervos envolvidos não esteja em risco, por exemplo, a dor causada pela invasão dos nervos intra-abdominais por um câncer pancreático. Geralmente, a dose inicial da dexametasona é de 8-10 mg pela manhã. Se não houver melhora dentro de 3 a 5 dias, os esteroides deverão ser suspensos imediatamente, para minimizar os efeitos colaterais.[2] Os pacientes estarão em risco de supressão suprarrenal se receberam esteroides durante 3 semanas, ou antes se a dose foi elevada.[6]

## Discussão

### Qual deve ser a abordagem inicial à dor do paciente?

Independente do paciente receber radioterapia, os tratamentos farmacológicos deverão ser considerados. Para complementar os esteroides, os opioides são usados no tratamento inicial da dor neuropática intensa. Os princípios e armadilhas do uso de opioides já foram descritos no Capítulo 53. Alguns casos de dor neuropática são inadequadamente tratados com opioides, seja porque a dor não responde completamente ao opioide, ou porque os efeitos colaterais limitam a dosagem. Nesses casos, pode-se considerar a administração de coanalgésicos como os antidepressivos (p. ex., amitriptilina) ou anticonvulsivos (p. ex., gabapentina). Ambos causam reações adversas do SNC, especialmente a sedação. Essas drogas devem ser iniciadas em doses baixas (amitriptilina: 10-25 mg à noite; gabapentina: 100-300 mg à noite) e tituladas para cima. Elas podem ser administradas isoladamente ou combinadas entre si. Na prática, às vezes são usadas antes dos opioides, particularmente se não houver dor nociceptiva evidente. Ao decidir qual delas usar, é importante considerar as comorbidades do paciente. Por exemplo: pacientes com história de disritmias devem evitar a amitriptilina, enquanto as doses de gabapentina precisam de ajustes nos casos de prejuízo renal.[2]

Os antidepressivos e anticonvulsivos atuam:

- Inibindo diretamente as vias ascendentes da dor.
- Estimulando os nervos descendentes que inibem essas vias.

A evidência de suporte (Tabela 54.1) do uso desses agentes se baseia em estudos envolvendo pacientes com neuralgia pós-herpética e neuropatia diabética periférica.[7]

Tabela 54.1 Evidência para uso de antidepressivos e de anticonvulsivantes no tratamento de dor neuropática

|  | Número necessário para dano | IC 95% | Número necessário para tratamento | CI 95% |
|---|---|---|---|---|
| Antidepressivos | Reação adversa menor: 2,7 | 2,1-3,9 | Neuropatia diabética periférica: 3,4 | 2,6-4,7 |
|  | Reação adversa maior: 17 | 10-43 | Neuralgia pós-herpética: 2,1 | 1,7-3,0 |
| Anticonvulsivantes | Reação adversa menor: 2,7 | 2,2-3,4 | Neuropatia diabética periférica: 2,7 | 2,2-3,8 |
|  | Reação adversa maior: N/A |  | Neuralgia pós-herpética: 3,2 | 2,4-5,0 |

A pregabalina é um novo anticonvulsivantes associado à gabapentina. Esse agente pode causar menos sedação que a gabapentina e ser administrado se as reações adversas limitarem o uso da gabapentina. Observe-se que a amitriptilina não está licenciada para tratamento da dor neuropática, enquanto a gabapentina e a pregabalina têm essa licença.[6] Os anti-inflamatórios não esteroidais (AINES) são usados com frequência como adjuvantes de primeira ou segunda linha aos opioides. No caso clínico em questão, o uso de corticóides compõe o risco de ulceração péptica. Como tal, os AINES podem ser reservados para quando as outras drogas se mostrem ineficazes. A proporção risco/benefício deve ser considerada individualmente para cada paciente.

Caso a dor continue sem controle apesar das recomendações já descritas, ou se as reações adversas forem inaceitáveis, recomenda-se obter o aconselhamento especializado da equipe de cuidados paliativos ou da equipe de tratamento de dores crônicas. As seguintes drogas podem ser usadas sob supervisão de um especialista:

- Benzodiazepinas que atuem via ativação dos sistemas inibidores do ácido γ-aminobutírico (GABA) no corno dorsal da medula espinal.
- Cetamina, que atua via bloqueio do canal receptor do *N*-metil-D-aspartato (NMDA) na medula espinal.
- Metadona, que atua via bloqueio do canal receptor de NMDA e dos receptores opioides.
- Lidocaína sistêmica ou outros anestésicos locais que atuam via bloqueio dos canais de íons dependentes de sódio nos nervos periféricos.[2]

## Se as drogas sistêmicas já foram esgotadas, quais são as outras opções disponíveis para tratar essa dor?

Além do que já foi exposto, a estimulação elétrica transcutânea (EET) dos nervos também pode ser aplicada. Uma pequena caixa geradora portátil com coxins de eletrodos é usada para estimular as fibras sensoriais de grande diâmetro que inibem a transmissão nas vias da dor. O sucesso desse tratamento depende parcialmente do usuário. Os pacientes devem ter capacidade de compreender como e quando ajustar os controles simples, e devem ter capacidade física para fazê-lo. Eles deverão ser educados por alguém da família no uso da EET.[8]

A dor neuropática é, às vezes, acessível à terapia neurolítica, possibilitando a consideração de bloqueios paravertebrais para o nosso paciente. A analgesia intratecal administra opioides e coanalgésicos como clonidina e bupivacaína diretamente para a medula espinal e é, em geral, altamente eficiente. Entretanto, o procedimento é invasivo e só tem utilidade quando a dor está confinada em sentido distal. A presença de metástases na coluna acrescenta riscos específicos ao uso dessa analgesia. Em especial:

- Ao se inserir o cateter no espaço intratecal, existe o risco de trauma ao tecido do tumor, o que pode resultar possivelmente em hemorragia local, hematoma epidural e compressão adicional à medula.
- Existe aumento no risco de obstrução do fluxo do líquido cefalorraquidiano e sequestro das drogas intratecais.[4]

## Conclusão

A dor neuropática é um problema comum em pacientes com câncer. Embora seja frequentemente controlada com drogas de primeira linha, uma equipe especializada em cuidados paliativos ou em tratamento de dor crônica pode aconselhar sobre medicamentos e intervenções mais especializados.

## Leituras Complementares

1. Twycross R, Wilcock A. Neurological symptoms. In: *Symptom Management in Advanced Cancer*, 3rd edn. Radcliffe Medical Press, Oxford, 2001: 259-81.
2. Twycross R, Wilcock A. Pain relief. In: *Symptom Management in Advanced Cancer*, 3rd edn. Radcliffe Medical Press, Oxford, 2001: 17-68.
3. Spinal cord compression. In: Cassidy J, Bissett D, Spence RAJ, eds. *Oxford Handbook of Oncology*. Oxford University Press, Oxford, 2002: 573-82.
4. Caraceni A, Cinzia M, Simonetti F. Neurological problems in advanced cancer. In: Doyle D, Hanks G, Cherney N, Calman K, eds. *Oxford Textbook of Palliative Medicine*, 3rd edn. Oxford University Press, New York, 2005: 702-26.
5. Twycross R, Wilcock A, Charlesworth S. Endocrine system and immunomodulation. In: Twycross R, Wilcox A, Charlesworth S, Dickman A, eds. *Palliative Care Formulary*, 2nd edn. Radcliffe Medical Press, Oxford, 2002: 215-40.
6. Mehta D. Withdrawal of corticosteroids. In: *British National Formulary* 51. British Medical Association and Royal Pharmaceutical Society of Great Britain, London, March 2006.

7. Moore A, Edwards J, Barden J, *et al.* Chronic pain. In: *Bandolier's Little Book of Pain (An Evidence-based Guide to Treatments)*. Oxford University Press, Oxford 2003: 218-38.
8. Bercovitch M, Waller A. Transcutaneous electrical nerve stimulation (TENS). In: Doyle D, Hanks G, Cherney N, Calman K, eds. *Oxford Textbook of Palliative Medicine*, 3rd edn. Oxford University Press, New York, 2005: 405-10.

## Leituras Complementares Adicionais

Hicks F, Simpson KH. *Nerve Blocks in Palliative Care*. Oxford University Press, Oxford, 2004.

Twycross R. *Introducing Palliative Care*. Radcliffe Medical Press, Oxford, 2002.

Twycross R, Wilcock A, Charlesworth S, Dickman A. *Palliative Care Formulary*, 2nd edn. Radcliffe Medical Press, Oxford, 2002.

# Índice Remissivo

Os números em *itálico* referem-se às Figuras ou Tabelas.
Os números em **negrito** referem-se aos Boxes.

## A

Ablação
  local, 84-87
    terapia de, 84-87
      em câncer renal, 84-87
    tratamentos de, 86
    por radiofrequência, 86, *124*
      eletrodo, *124*
ACC (Carcinoma Adrenocortical), 213
  metastático, *214*
    algoritmo de tratamento, *214*
Adenocarcinoma(s)
  de diferentes órgãos, *34*
    expressão fenotípica de CK em, *34*
Adolescente(s)
  câncer em, 39-42
    questões especiais, 39-42
      controle, 40
      dinâmica familiar, 40
      irmãos, 40
      planos de vida, 41
ADT (Tratamento Hormonal), 72
Adulto(s)
  jovens, 39-42
    câncer em, 39-42
      controle, 40
      dinâmica familiar, 40
      irmãos, 40
      planos de vida, 41
      questões especiais, 39-42
AFP (α-Fetoproteína), 2
AGA (Avaliação Geriátrica Abrangente), 37
Agente(s)
  quimioterápicos, *8*
    classificação de, *8*
      pelo potencial vesicante, *8*
Ascite
  no paciente idoso, 36-37
ASCO (*Amercian Society of Clinical Oncology*), 13
ASTRO (*American Society for Therapeutic Radiology and Oncology*), 74

## B

βhCG (β-Gonadotrofina Coriônica Humana), 2
Bexiga
  câncer de, 58-61, 63-66
    avançado, 63-66
      classificação TNM de, *64*
      estadiamento do, *64*
      taxas de sobrevida, *64*
    localizado, 61
      algoritmo para tratamento, *61*
Bioquimioterapia
  no melanoma, 137
    metastático, 137

## C

Cabeça
  câncer de, 193-196
    quimiorradioterapia para, 193-196
CAN (Contagem Absoluta de Neutrófilos), 15
Câncer(es)
  colorretal, 110-113
    após cirurgia, 110-113
      tratamento do, 110-113
    metastático, 115-118, 120-124
      quimioterapia para, 115-118
      ressecção hepática para, 120-124
  da bexiga, 58-61, 63-66
    avançado, 63-66
      classificação TNM de, *64*
      estadiamento do, *64*
      taxas de sobrevida, *64*
    localizado, 61
      algoritmo para tratamento, *61*
  de mama, 157-188
    abordagem da paciente, 171-175
      com história familiar positiva, 171-175
    avançado, 167-170
      em pacientes idosas, 167-170

HER-2 positivo, 163-166
  tratamento do, 163-166
  pacientes com, *158*
    categorias de risco, *158*
  quimioterapia adjuvante em, 157-161
    indicações, 157-161
de ovário, 176-182
  recorrente, 179-182
    definições de, *181*
    quimioterapia, 179-182
  tratamento de primeira linha, 176-178
de próstata, 67-79, 81-83
  localmente avançado, 71-73
  precoce, 67-69
  recidivante, 74-76
  refratário à terapia hormonal, 77-79
  triagem em, 81-83
de pulmão, 139-156
  carcinoma, 153-155
    de pequenas células, 153-155
  diagnóstico inicial, 139-143
  exame clínico minucioso, 139-143
do colo do útero, 183-187
  quimiorradioterapia, 183-187
do testículo, 54-56
  avançado, 54-56
em adolescentes, 39-42
em adultos jovens, 39-42
esofágico, 93-98
  tratamento, *97*
  fluxograma, *97*
gástrico, 99-103
  quimioterapia para, 99-103
  tratamento, *103*
  fluxograma, *103*
gastrointestinais, 93-126
ginecológico, 157-188
pacientes com, 225-228
  questões sociais envolvendo, 225-228
pancreático, 104-109
  estudo clínico, *106*
    desenho do, *106*
    sumário dos resultados, *106*
  fatores prognósticos, **105**
  tratamento, *108*
  fluxograma, *108*
peniano, 88-91
  classificação TNM, *89*
  estadiamento, *89*

primário desconhecido, *29*
  tratamento de, *29*
raros, 189-216
  adrenocortical, 213-216
    cuidados clínicos, 213-216
  coriocarcinoma, 197-200
  de cabeça, 193-196
    quimiorradioterapia, 193-196
  de pescoço, 193-196
    quimiorradioterapia, 193-196
  GISTs, 189-192
    tratamento com imatinibe, 189-192
  timoma, 209-212
  tumor, 201-204
    das células de Merkel, 201-204
    do cérebro, 205-208
renal, 84-87
  terapia de ablação local em, 84-87
    crioterapia, 86
    embolização, 86
    por radiofrequência, 86
    ultrassom focalizado de alta intensidade, 86
tratamento de, 217-220
  aspectos psicológicos do, 217-220
  abordagem aos, 217-220
Capecitabina
  combinação com, 116
  oxaliplatina em, 116
Carcinoma
  de células de Merkel, *202*
    estadiamento TNM, *202*
  de pequenas células, 153-155
    do pulmão, 153-155
  nasofaríngeo, *194*
    algoritmo para tratamento, *194*
CCT (Carcinoma de Células Transicionais), 58
CEA (Antígeno Carcinoembrionário), 2
Célula(s)
  de Merkel, 201-204
    carcinoma de, *202*
      estadiamento TNM, *202*
    tumor das, 201-204
  germinativas, 49-53
    tumores de, 49-53
    primários, 49-53
Cérebro
  tumores do, 205-208

CHR (Reação de Hipersensibilidade), 19
  generalizadas, *20*
    sistema de classificação, *20*
Cisplatina
  extravasamento de, 8-10
    na quimioterapia, 8-10
CK (Citoqueratina)
  anticorpos monoclonais de, 33
  expressão fenotípica, *34*
    em adenocarcinomas, *34*
      de diferentes órgãos, *34*
CMME (Compressão Metastática da Medula Espinal)
  tratamento, 45
    imediato, 45
    opções de, 45
Colo
  do útero, 183-187
    câncer do, 183-187
      quimiorradioterapia, 183-187
Compressão
  da medula espinal, 44-47
Coriocarcinoma, 197-200
  avaliação de risco, *199*
    prognóstica, *199*
CPNPC (Câncer de Pulmão de não Pequenas Células), 139
  algoritmo de tratamento, *142*, *149*
  avançado, 148-151
  estadiamento, *140*, *141*
    TNM, *140*
  tratamento adjuvante, 145-147
CPRE (Colangiopancreatografia Retrógrada Endoscópica), 104
CPRM (Colangiopancreatografia por Ressonância Magnética), 104
Crioterapia, 86
CTHP (Colangiografia Transepática Percutânea), 104
CVC (Cateter Venoso Central), 15
5-FU/FA
  combinação com, 116
    irinotecan em, 116
    oxaliplatina em, 116

## D

DHL (Desidrogenase Láctica), 50
DK (Escore de Desempenho de Karnofsky), *7*
DLR (Dissecção de Linfonodos Retroperitoneais), 52
DMSO (Dimetilsufixida), *9*, 10
Dor
  abordagem geral, 229-233
    escala analgésica, *230*
      de três degraus, *230*
  alívio da, 234-237
    um problema especial, 234-237
DPOC (Doença Pulmonar Obstrutiva Crônica), 36-37
Droga(s)
  quimioterápicas, *12*
    êmese induzida por, *12*
    graus de, *12*
  reação à, 19-22
    na quimioterapia, 19-22
      sistema de classificação, *20*

## E

ECF (Combinação de Epirrubicina, Cisplatina e 5-Fluorouracil), 30
ECOG (*Eastern Cooperative Oncology Group*), 36
Eletrodo
  para ablação, *124*
    por radiofrequência, *124*
Embolização, 86
Êmese
  grau de, *12*
    induzida por drogas, *12*
      quimioterápicas, *12*
EORTC (*European Organization for Research and Treatment of Cancer*), 60
Escore
  de risco, *17*
    da MASCC, *17*
Expressão
  fenotípica, *34*
    de CK em adenocarcinomas, *34*
      de diferentes órgãos, *34*
Extravasamento
  de cisplatina, 8-10
    na quimioterapia, 8-10

## F

Fator(es)
  de crescimento, 23-25
    em quimioterapia, 23-25
      papel dos, 23-25

FEVE (Fração de Ejeção Ventricular Esquerda)
  vigilância da, *165*
FIGO (*International Federation of Ginecology and Obstetrics*), 30
Fluoropirimidina(s)
  orais, 116

## G

GAG (Gliomas de Alto Grau), 206
G-CSF (Fator Estimulador de Colônias de Granulócitos), 23
GISTs (Tumores do Estroma Gastrointestinal)
  agressividade do, *191*
    avaliação da, *191*
      abordagem de consenso, *191*
  seleção de paciente, 189-192
    para tratamento, 189-192
      com imatinibe, 189-192
Gravidez
  melanoma na, 132-134

## H

hCSF (Fatores de Estimulação de Colônias Hematopoéticas), 18

## I

IGCCC (*International Germ Cell Consensus Classification*), 55
Imatinibe
  tratamento com, 189-192
    seleção de paciente para, 189-192
      com GISTs, 189-192
IMRT (Radioterapia de Intensidade Moderada), 42
Irinotecan
  em combinação, 116
    com 5-FU/FA, 116

## L

Lesão(ões)
  mensuráveis, 4
  não alvo, *5*
    definições para, *5*
  não mensuráveis, 4

Linfadenopatia
  inguinal, 90
    importância da, 90

## M

Má(s)
  notícias, 220-224
    transmissão de, 220-224
      protocolo de seis passos para, *222*
Mama
  câncer de, 157-188
    abordagem da paciente, 171-175
      com história familiar positiva, 171-175
    avançado, 167-170
      em pacientes idosas, 167-170
    HER-2 positivo, 163-166
      tratamento do, 163-166
    pacientes com, *158*
      categorias de risco, *158*
    quimioterapia adjuvante em, 157-161
      indicações, 157-161, 163-175
Marcador(es)
  de tumor, 2, *3*
    bioquímicos, 2
    usados, *3*
  séricos tumorais, 28
    no diagnóstico do TPD, 28
MASCC (*Multinational Association of Supportive Care in Câncer*), 17
  escore de risco da, *17*
Massa
  abdominal, 31-35
    abordagem diagnóstica de, *35*
    grande, 31-35
      análise histopatológica, 33
      causas mais comuns, *32*
      tratamento de, *35*
Melanoma, 127-138
  estadiamento, *129*
    categorias de, *129*
  metastático, 135-138
    tratamento clínico do, 135-138
  na gravidez, 132-134
  primário, 127-130
    tratamento do, 127-130
  taxa de sobrevida, *129*

Merkel
  células de, 201-204
    carcinoma de, *202*
      estadiamento TNM, *202*
    tumor das, 201-204
MRC (*Medical Research Council*), 94
  estudo clínico do, *95*

## N

Náusea
  após quimioterapia, *14*
    tratamento, *14*
      com internação, *14*
  tardia, 11-14
    na quimioterapia, 11-14
Neutropenia
  como evitar, 23
  febril, 15-18
    na quimioterapia, 15-18
      incidência de, *16*
NSE (Enolase Específica para Neurônios), 30
NTG (Neoplasia Trofoblástica Gestacional), 197

## O

Oncologia
  questões gerais em, 27-48
    ascite, 36-37
      no paciente idoso, 36-37
    câncer, 39-42
      em adolescentes, 39-42
      em adultos jovens, 39-42
    compressão da medula espinal, 44-47
    grande massa abdominal, 31-35
    TPD, 27-31
      exame clínico completo, 27-31
      tratamento, 27-31
  urológica, 49-91
    câncer, 58-61, 88-91
      da bexiga, 58-61
      peniano, 88-91
    câncer avançado, 54-56, 63-66
      da bexiga, 63-66
      do testículo, 54-56
    opções de tratamento em câncer de próstata, 67-69, 71-73, 74-76, 77-79
      localmente avançado, 71-73

      precoce, 67-69
      recidivante, 74-76
      refratário à terapia hormonal, 77-79
    terapia de ablação local em câncer, 84-87
      renal, 84-87
    triagem em câncer, 81-83
      de próstata, 81-83
    tumores primários, 49-53
      de células germinativas, 49-53
Ovário
  câncer de, 176-178, 179-182
    recorrente, 179-182
      definições de, *181*
      quimioterapia, 179-182
    tratamento de primeira linha, 176-178
Oxaliplatina
  em combinação, 116
    com capecitabina, 116
    com 5-FU/FA, 116

## P

Paciente(s)
  com câncer, 225-228
    questões sociais envolvendo, 225-228
  idosas, 167-170
    câncer de mama em, 167-170
      avançado, 167-170
  idoso, 36-37
    ascite no, 36-37
Pescoço
  câncer de, 193-196
    quimiorradioterapia para, 193-196
Próstata
  câncer de, 67-69, 71-79, 81-83
    localmente avançado, 71-73
      opções de tratamento em, 71-73
    precoce, 67-69
      opções de tratamento em, 67-69
    recidivante, 74-76
      opções de tratamento em, 74-76
    refratário à terapia hormonal, 77-79
      opções de tratamento em, 77-79
    triagem em, 81-83
Prostectomia, 75
PSA (Antígeno Prostático Específico), 2
  elevado, 81, *82*
    causas do, 81, *82*
      benignas, *82*
  nível do, 81

importância do, 81
progressão do, 74
opções de tratamento, 74
testes de, **82**
resultados do, **82**
e opções de tratamento, **82**
Pulmão
pequenas células do, 153-155
carcinoma de, 153-155

## Q

Questão(ões)
psicossociais, 217-238
dor, 229-233
abordagem geral, 229-233
alívio da, 234-237
e controle de sintomas, 217-238
más notícias, 220-224
transmissão de, 220-224
tratamento do câncer, 217-220
aspectos psicológicos, 217-220
sociais, 225-228
envolvendo pacientes, 225-228
com câncer, 225-228
Quimiorradioterapia
para câncer, 183-187, 193-196
de cabeça, 193-196
de pescoço, 193-196
do colo do útero, 183-187
pré-operatória, *95*
Quimioterapia, 1-26
adjuvante, 53, 157-161
em câncer de mama, 157-161
no TCGNS, 53
clínica, 2
marcadores bioquímicos, 2
de tumor, 2
radiológica, 3
fatores de crescimento em, 23-25
o papel dos, 23-25
paliativa, 137
no melanoma, 137
metastático, 137
para câncer, 99-103, 115-118, 179-182
colorretal, 115-118
metastático, 115-118
de ovário, 179-182
recorrente, 179-182

gástrico, 99-103
toxicidade da, 8-22
extravasamento de cisplatina, 8-10
náusea tardia, 11-14
neutropenia febril, 15-18
reação à droga, 19-22

## R

Radiofrequência
ablação por, 86
Radioterapia
adjuvante, 53
no TCGNS, 53
RCC (Carcinoma de Célula Renal), 85
Reação
à droga, 19-22
na quimioterapia, 19-22
sistema de classificação, *20*
anafiláticas, *21*
algoritmo de tratamento, *21*
RECIST (Parâmetros de Avaliação de Resposta em Tumores Sólidos), 4
avaliação com, *5*
de respostas, *5*
lesões, 4
mensuráveis, 4
não mensuráveis, 4
Resposta
avaliação de, 1-7
com RECIST, *5*
em quimioterapia, 1-7
clínica, 2
marcadores bioquímicos de tumor, 2
radiológica, 3
de lesão-alvo, *4*
definições de, *4*
Ressecção
hepática, 120-124
para câncer, 115-118
colorretal, 115-118
metastático, 115-118
RTOG (*Radiation Therapy Oncology Group*), 95

## S

SAGE (Análise em Série de Expressão Genical), 28

## T

TCGNS (Tumor de Célula Germinativa não Seminomatosa), 49, *51*
  DLR, 52
  quimioterapia adjuvante, 53
  radioterapia adjuvante, 52
  terapia adjuvante, 52
  vigilância, 50, 52
Testículo
  câncer do, 54-56
    avançado, 54-56
Timoma, 209-212
  estadiamento de, *210*
    sistema de, *210*
Toxicidade
  da quimioterapia, 8-22
    extravasamento de cisplatina, 8-10
    náusea tardia, 11-14
    neutropenia febril, 15-18
    reação à droga, 19-22
TPD (Tumor Primário Desconhecido)
  diagnóstico de, 28
    marcadores no, 28
      séricos tumorais, 28
    exame clínico, 27-31
  tratamento, 27-31
TTSP (Tumor Trofoblástico do Sítio Placentário), 197
Tumor(es)
  das células de Merkel, 201-204
  do cérebro, 205-208
  marcadores de, 2, *3*
    bioquímicos, 2
    usados, *3*
  primários, 49-53
    de células germinativas, 49-53

## U

Ultrassom
  focalizado, 86
    de alta intensidade, 86
Útero
  colo do, 183-187
    câncer do, 183-187
      quimiorradioterapia, 183-187

## V

Vômito
  após quimioterapia, *14*
    tratamento, *14*
      com internação, *14*

## Z

ZDQ (Zona de Desencadeamento do Quimiorreceptor), 12

## ANOTAÇÕES

## ANOTAÇÕES

## ANOTAÇÕES